Dieter Lehner
Meridiane begreifen

Fotos: Philipp Wirth

4521 Schiedlberg/Austria, Waidern 42
E-Mail: verlag@bacopa.at, office@bacopa.at
www.bacopa.at

Printed in the European Union
2. Auflage, 2021
ISBN 9783903071346

Dieter Lehner

Meridiane begreifen

BACOPA VERLAG

Danke

- Den Kolleginnen und Freunden, die mich bei der Erarbeitung und Ausführung des Buches unterstützt haben.
- Vielen Dank auch allen, die mit Ratschlägen und Anregungen dazu beigetragen haben, dass so Vieles in diesem Buch berücksichtigt werden konnte, sodass ich selbst mit dem Resultat recht glücklich bin.
- Allen großen Dank, die mich motiviert und gedrängt haben, meine Ideen und Erkenntnisse zum Thema Meridianarbeit auf Papier zu bringen.
- Dank auch denen, die mich bestärkt haben, hier einen Punkt zu machen, um das Buch beenden zu können. Wer weiß, wie lange es sonst noch gedauert hätte, fertig zu werden.
- Dank auch denen, die sich als Modelle für die Darstellung der Meridiane zur Verfügung gestellt haben und damit einen wesentlichen Beitrag zum Gelingen des Buches beigesteuert haben.
- Besonders danke ich Philipp Wirth, meinem Fotografen, der sich viel Zeit genommen hat, meine Vorstellungen zu realisieren und mir mit Rat und Tat und Fachwissen zur Seite gestanden ist.
- Vielen Dank auch Andrea Nedwed, die sich durch meine unsägliche Orthografie gekämpft und die willkürlich verteilten Satzzeichen an Ort und Stelle gebracht hat.
- Nicht zu vergessen, vielen Dank meiner lieben Kollegin und Freundin Ulrike Danner, die den Entwurf gegengelesen und mit fachkundigem Blick Fehler und Versäumnisse gefunden hat.
- Und dann noch herzlichen Dank all jenen, die durch ihr Interesse und ihre Reaktionen verdeutlicht haben, dass es richtig war, dieses Buch zu schreiben.
- Dank denen, die mich bestärkt haben und die immer wieder nachgefragt haben, ob es bald fertig ist. Sonst hätte ich vielleicht irgendwann aufgegeben und mich von den Zweifeln überrollen lassen, die mich immer wieder heimgesucht haben. Zweifel, ob es gut genug, umfassend genug, fundiert genug, wichtig genug usw. sei.
- Die Materie es ist interessant, fundiert und wichtig. Das Schreiben hat mir viel Freude gemacht und ich hoffe, das Buch wird vielen Freude bereiten.
- Danke natürlich auch den Leserinnen, ich wünsche Euch eine spannende Lektüre.

Vorwort

Natürlich habe ich mir die Frage gestellt, warum ich dieses Buch schreiben will und warum es jemand lesen sollte.

Schreiben deshalb, weil das Thema und die Herausforderung, es verständlich zu formulieren, mir viel Freude machte. Und natürlich auch, weil ich während meiner Shiatsu-Ausbildung und auch später in der Praxis das Gefühl hatte, dass mir wesentliche Informationen zu den Meridianen fehlen und viele meiner Fragen unbeantwortet blieben. Der nächsten Generation Shiatsu-Praktikerinnen soll es da besser gehen.

Lesen deshalb, weil ich denke, dass es vielen Shiatsu-Schülerinnen und -Praktikerinnen ähnlich geht wie mir. Viele Fragen, wenige befriedigende Antworten und immer das unangenehme Gefühl, dass etwas Wesentliches fehlt.

Und natürlich deshalb, weil für Körperarbeiterinnen das Thema Meridiane immer spannend ist. Ich will mit diesem Buch auch die Möglichkeit bieten, an meinen Erfahrungen teilzuhaben und vielleicht Anstoß zu geben, die ausgetretenen Bahnen auch einmal zu verlassen. Das kann dazu führen, dass wir ein besseres Verständnis für Meridiane und damit auch für unsere Klientinnen entwickeln.

Im Vordergrund stand natürlich immer das Begreifen. Die Recherchen und Überlegungen zu diesem Thema haben mir selbst viel Klarheit und Verständnis gebracht. Es ist doch ein gewaltiger Unterschied, ob man von jemand anderem etwas annimmt, oder es anderen erklären will und sich dadurch fundiert mit dem Thema auseinandersetzt. Dabei war ich gezwungen, alles zu hinterfragen und selbst auszuprobieren, denn ich kann nur von dem überzeugt sein, was ich selbst begriffen habe. Ich war ja in meiner Shiatsu-Karriere auch mit Sätzen wie „Das ist halt so“, oder „Das haben wir schon immer so gemacht“ nicht glücklich. Es liegt nun mal so gar nicht in meiner Natur, die Dinge einfach zu akzeptieren, nur weil es irgendwer behauptet oder aufgeschrieben hat. Dann schon lieber selber erfahren und nachprüfen, nachdenken und ausprobieren – nicht nur googlen. Und auch Wikipedia ist nicht die zuverlässigste Quelle. Darum nicht nur lesen, sondern sofort ausprobieren.

Nachdem es jede Menge theoretischer Werke mit ziemlich abstrakten Darstellungen der Meridiane gibt, fehlte mir ein Buch aus der Praxis, für die Praxis. Es sollte Meridiane so darstellen und beschreiben, dass man wirklich eine Vorstellung von ihnen bekommen und damit arbeiten kann. Meridiane sind Bestandteile lebender Organismen, die sich anpassen und verändern. Sie passen sich an und wechseln bei Bedarf Zustand und manchmal auch Verlauf. Sobald wir also mit Klientinnen arbeiten, ist es sinnvoll, wenn wir in der Lage sind, den Meridianen zu folgen – auch wenn sie nicht dort zu finden sind, wo sie in den herkömmlichen Karten vermutet werden. Die Fragen, die sich mir dann unweigerlich stellen, sind „Wo sind sie hingekommen?“ und „Warum haben sie den Verlauf geändert?“.

Die Meridiane sind wie Bäche in der Landschaft und genau wie Bäche bewegen sie sich in und auf unserem Körper. Sie nutzen die Gewebe und Strukturen, suchen sich ihren Weg, umgehen Hindernisse und weichen vor ihnen liegenden Schwierigkeiten aus. Sie versuchen dabei, die ihnen gestellten Aufgaben so gut wie möglich zu erfüllen und all jene Bereiche mit Ki zu versorgen, die ihrem Funktionskreis zugeordnet sind.

Zwar mögen die Meridiane mit großer Wahrscheinlichkeit dort sein, wo sie auf den gebräuchlichen Karten abgebildet sind, aber nicht immer. Und wenn sie nicht dort sind, wo sind sie dann? Und was mache ich dann? Warum sind sie dort, wo sie eben sind? Soll ich es einfach ignorieren, oder erst besser gar nicht bemerken? Oder traue ich meiner Wahrnehmung, meiner Intuition und folge den erspürten Verläufen? Ich denke schon, dass man sich besser den tatsächlichen Gegebenheiten, also den gefühlten Verläufen, anpassen sollte. Sonst geht es einem, wie dem Autofahrer, der sich blind auf sein Navi verlässt und mit dem Auto im Fluss oder auf der Fußgängertreppe (sehr zum Gaudium der Anrainer) landet.

Also die Meridiane dort abholen, wo sie sich tatsächlich befinden und ihnen dann auf ihrem Weg folgen. Ihre Lage entspricht der momentanen Situation und den Bedürfnissen des Menschen, mit dem ich gerade arbeite. Nur durch meine eigene Wahrnehmung kann ich sicher sein, den Meridian genau dort zu berühren, wo er gerade verläuft. Und genau so, wie er es braucht. Dazu finde ich den Zen-buddhistischen Satz „Ich bin jetzt hier!“ sehr treffend. Er zeigt, dass ich mich ganz mit dem beschäftige, was gerade vor meiner Nase geschieht. Nicht halb in einem Buch vergraben oder auf einer Karte nachrecherchierend, sondern ganz im Hier und Jetzt. Ich bin eben ein Fan von Monotasking.

Dann macht es Sinn, sich mit dem Muster auseinanderzusetzen, dass zur Änderung des Verlaufs geführt hat. Nur so kann ich einen Behandlungsplan erarbeiten, sodass der Meridian wieder die Möglichkeit hat, zu seiner ursprünglichen Bahn zurückzukehren, um seine Funktionen optimal zu erfüllen.

Bei der Frage, ob sich nun die Verläufe der Meridiane verändern oder nicht, gibt es natürlich immer wieder Meinungsverschiedenheiten unter den Shiatsu-Kolleginnen. Ich finde das sehr befruchtend für die Entwicklung von Shiatsu, wenn man diskutiert und die eigenen Erfahrungen mit anderen teilt. Dabei ergeben sich oft deutliche Unterschiede in den Ansätzen oder auch in der Herangehensweise. Der eine will Meridiane nach unseren wissenschaftlichen Prämissen beurteilen, der andere folgt eher dem asiatischen Verständnis, anerkennend zu bewundern und damit zufrieden zu sein, dass Etwas wirkt und damit auch sein darf. Auch dann, wenn wir das Warum und Wie nach westlich-wissenschaftlichen Maßstäben nicht erklären können. Und damit gibt es natürlich auch keine Doppelblindstudie über die Wirkung von Shiatsu. Aber was solls? Denn wenn es zum Wohle der Klientinnen ist, sollte man auf jeden Fall den Wahlspruch „Never change a running system!" gelten lassen. Also lassen wir es doch, wenn es funktioniert und analysieren wir nicht alles zu Tode, nur um es um jeden Preis mit „objektiven" Messungen zu bestätigen und die Anerkennung eines deutlich jüngeren und oft recht fragwürdigen Systems zu bekommen. Viel schöner finde ich die Vorstellung, dass wir miteinander einen Weg finden, den Menschen gesünder und glücklicher zu machen oder zu erhalten. Manchmal reicht es auch, die Dinge wahrzunehmen und sie zu begreifen wie sie sind. Wir haben mit unserem heutigen Wissensstand sicher nicht das Ende der Fahnenstange erreicht. Damit ist klar, dass wir keine Ahnung haben, wie sich unser Weltbild morgen gestalten wird. Welche Erkenntnisse dann unsere Sicht der Dinge auf den Kopf stellen – denken wir nur an die Quantenphysik. Das hat vorher auch kaum jemand für möglich gehalten. Gerade neulich habe ich einen ganz interessanten Beitrag im Radio gehört, wo es um die Wertung fremder Kulturen in unserer wissenschaftlichen Gesellschaft ging. Dabei wurde ganz deutlich gezeigt, dass man erst in letzter Zeit begonnen hat, andere Sichtweisen, die in sich schlüssig sind, nicht unbedingt nach den Prämissen der westlichen Welt zu beurteilen, sondern versuchen sollte, sie in ihrem eigenen Umfeld zu betrachten. Tun wir das doch auch mit den Meridianen!

Ost und West haben sehr unterschiedliche Herangehensweisen. Sind die beiden Systeme überhaupt kompatibel und können wir Erkenntnisse aus Japan übernehmen? Ganz klar ist unser Leben von anderen Vorstellungen und Glaubenssystemen geprägt, als jenes der Japaner. Oft hab ich gehört „Das gibts nicht", „Das geht nicht" oder auch „Das gehört sich nicht". Vielleicht versuchen wir mal ganz einfach die ganzen Annahmen, Vorurteile, Tabus, angelernten Ansichten und Moralvorstellungen zu vergessen und nähern uns dem Thema mit Anfängergeist, so als begegneten wir ihm zum ersten Mal in unserem Leben. Große Augen, offener Mund und großes Erstaunen vor dieser Wunderwelt. So spannend kann Wahrnehmung sein. So wie ich es auch in meiner Shiatsu-Ausbildung noch gehört habe, die Sache mit dem „Wei Wu Wei" (Tun im nichts tun). Oft wird es auch als absichtsloses Tun übersetzt. Also versuche ich meine Filter so weit wie möglich auszuschalten und jede Behandlung mit neuen Augen zu betrachten, damit ich nicht in die „Das kenne ich schon"-Falle tappe.

Ohne Wertung die Probleme und Anliegen der Klientinnen anhören und behandeln. Ohne eingelerntem Wissen die Meridiane suchen und ihre Energie wahrnehmen, wo auch immer sie verlaufen, wie auch immer sie sich anspüren. Eigene Erfahrungen und Annahmen nicht auf Klientinnen zu projizieren. Das wäre doch einen Versuch wert. Wollen wir doch sehen, wohin uns das führt. Und vielleicht, zu unserem großen Erstaunen, fühlen wir uns richtig gut, wo wir dann sind. Na, wie wärs? Bereit für ein Abenteuer?

Lassen wir uns darauf ein und betrachten die Meridiane so, als wären sie ganz neu und so, als hätten wir keine Ahnung, wo sie uns hinführen werden (die wir in Wahrheit tatsächlich nicht haben). Lösen wir uns von den gelernten Vorgaben und öffnen den Geist bis zum Horizont. In großen Räumen können große Dinge entstehen.

Ich wünsche viel Freude mit dem Abenteuer „Begreifen".

Einleitung

Immer auf der Suche nach unterstützender Literatur für die Arbeit mit Meridianen fand ich entweder sehr theoretische oder medizinische oder Akupunktur-bezogene Bücher und Unterlagen. Ich wollte aber wissen, wie ich mit Meridianen am sinnvollsten arbeiten kann. Wie erreiche ich sie am besten während einer Shiatsu-Behandlung? Ist ihr Verlauf sicher bei allen Menschen gleich – und warum ist das so? Und wenn es nicht so ist, wo sind sie dann und warum? Wie spürt sich ein Meridian an und warum? Nimmt man verschiedene Meridiane unterschiedlich wahr und warum? Fühlen sich die Meridiane eines Funktionskreises bei verschiedenen Klientinnen gleich an und warum, oder tun sie es nicht und warum nicht? Gibt es auch andere Unterscheidungsmöglichkeiten als kyo und jitsu? Kann man verschieden Meridiane nur durch Berührung erkennen oder lassen sie sich nicht unterscheiden? Nehmen sie bei ein und derselben Person immer den gleichen Verlauf? Oder verändert sich dieser? Und wenn ja, warum und wie? Wie reagieren Meridiane auf Disharmonie, Erkrankung, Verletzungen, Narben, anatomische Anomalien und ähnliches? Und natürlich immer und immer wieder warum? Fast fühlte ich mich wie ein kleines Kind, das auf jede Antwort der Erwachsenen mit „Warum“ antwortet. Aber es ist auch so unendlich spannend, dieses Warum! Das hat auch nichts mit der Messbarkeit zu tun, die ich weiter oben angesprochen habe. „Warum?“ bedarf einer Erklärung und bedarf des Verständnisses, keiner Messung. Und diese Erklärung sollte für eine Shiatsu-Praktikerin natürlich Praxisgerecht sein.

Diese Fragen beschäftigten mich jahrelang und oft fühlte ich mich verunsichert, denn es gab sehr wenig Antworten darauf. Viel öfter traf ich auf die gleiche Ratlosigkeit, die ich empfand, auch wenn sie meist besser kaschiert war und nicht als so belastend empfunden wurde.

Warum es sich schwer machen? Ja, weil es eben doch nicht so einfach ist, auch dann nicht, wenn ich versuche, die Probleme zu ignorieren. Und wenn doch, vielleicht einfacher? Befriedigend? Keineswegs! Also zurück zu den Zweifeln und Fragen, und tiefer graben. Erst nachlesen, dann ausprobieren, dann nachspüren. Und natürlich gründlich nachdenken und recherchieren. Wie geht es den anderen Kolleginnen? Wie gehen sie damit um? Was spüren sie denn? Spür ich das auch? Wo sind die Schnittstellen?

Durch ein ganz bestimmtes Erlebnis wurde mir bewusst, was mich bei den Behandlungen oft irritierte, ohne mir darüber im Klaren zu sein, was es genau war.

Folgendes hat sich zugetragen: Als ich bereits Workshops zum Thema Masunaga-Meridiane abgehalten habe, passierte es, dass ich bei der Präsentation des Dünndarm-Meridians deutlich neben dem kartographierten Verlauf war und von einem Teilnehmer darauf hingewiesen wurde (Danke Jo), dass mein Verlauf nicht mit der Karte übereinstimmt, sondern eher dem des Herzkonstriktors entspricht. Aber eben nicht genau.

Das brachte mich dazu, mir die Frage zu stellen, warum ich so sicher war, dass ich gerade den Dünndarm-Meridian behandelte, obwohl er nicht dort war, wo er „sein sollte“. Erst da wurde mir klar, dass sich jeder Meridian ganz typisch anspürt, dass sie sich also deutlich voneinander unterscheiden. Dieses Erlebnis hat mir auch gezeigt, dass sie eben nicht immer dort verlaufen, wo sie „sollten“. Ich war mir einfach ganz sicher, dass ich den Dünndarm-Meridian behandelte, ohne bewusst auf seinen Verlauf zu achten. Eine ganz neue Art und Weise, Meridiane zu behandeln, tat sich auf. Spüren, welcher Meridian wo verläuft. Seinen Charakter erfassen und seine Bedürfnisse erkennen. Für mich war das sensationell und es war überhaupt keine Frage, dass das die Art der Behandlung war, die ich so verzweifelt gesucht habe.

Mit dieser Erkenntnis konnte ich mir auch erklären, warum ich mich bei manchen Behandlungen gar nicht wohl gefühlt habe und das Resultat für eher unbefriedigend hielt. Offensichtlich behandelte ich nicht den realen Verlauf des Meridians, weil ich exakt dem Kartenverlauf gefolgt bin, den ich ja ganz genau gelernt habe, in der festen Überzeugung, dass genau dort die Meridiane zu finden sind. Irgendwie spürte ich aber, dass es nicht richtig war, auch wenn ich es mir nicht erklären konnte. Intuitiv war es ganz klar, nur intellektuell nicht. Und dann kam diese Erkenntnis. Plötzlich war es so, als würden alle Puzzle-Teile auf den richtigen Platz rutschen und das Bild endlich Sinn ergeben. Es war so klar und einleuchtend. Alles stimmte zusammen. Organisch gewachsene Meridiane mit organisch gewachsenen Verläufen. Seither folge ich beim Behandeln den Meridianen dorthin, wo ich sie wahrnehme und denke gar nicht lange über den gelernten Verlauf nach. Shiatsu kann ja so einfach sein, wenn man akzeptiert, dass die Bücher auch nicht die unumstößliche Wahrheit verkünden. Vor allem dann nicht, wenn diese nicht mit der Wirklichkeit übereinstimmt. Jetzt brauchen wir nur noch unserer Wahrnehmung zu vertrauen und sie ausdauernd trainieren. Natürlich ist die Kenntnis über den Verlauf der japanischen Meridiane Voraussetzung und Hilfe bei dieser Arbeit. Wir sollten zuerst das Handwerk beherrschen, bevor wir kreativ werden können. Wie man auch beim Autofahren erst Vieles lernen muss, bis es einem in Fleisch und Blut übergeht, damit man es dann wieder vergessen kann und einfach fährt.

Dann stellte ich mir natürlich Fragen: „Ist das, was wir wahrnehmen, nur Einbildung, ist es wiederholbar und gibt es Orientierungshilfen?“, „Wo beginne ich und von wo gehe ich aus? Mache ich es richtig – und bin ich richtig, wo ich bin?"

Diese und ähnliche Fragen wurden während meiner Shiatsu-Ausbildung oft mit der Bemerkung abgetan „Sieh doch auf der Karte nach!" oder (was auch nicht wirklich hilfreich war) „Lern erst mal den richtigen Verlauf, später kannst du ja tun, was du willst!". Somit gab es immer die Unterscheidung zwischen dem, was in den Büchern steht und dem, was ich wahrgenommen habe. Zwischen dem, was ich zu lernen hatte und dem, was war. Aber was ist der richtige Verlauf? Scheinbar der, der bei der Prüfung abgefragt wird. Oder doch nicht? Der, der auf der Karte abgebildet ist oder der, den ich wahrnehme? Ist die Karte eher ein Teil des Problems oder der Lösung? Sie zeigt immer in sehr seltsamen Haltungen stehende Personen (zumindest nehme ich an, es sollten Personen sein), auf denen Meridiane abgebildet sind. Bei manchen Karten sind die Linien dicker als ein Daumen und laufen am Arm fast ineinander. In der Praxis behandle ich aber keine stehenden Klientinnen, die sich widerstandslos in jede beliebige Position verbiegen lassen. Auch lassen sie sich nicht in vorgegebene Behandlungsschablonen pressen, die erst mal mit Zirkel und Winkelmesser bestimmt werden müssen. Und erst recht nicht beim Praktikum in der Altentagesheimstätte, wo der Leiter plötzlich Kreativität und Flexibilität von uns forderte.

In der Schule ging es immer nur darum, Meridianverläufe zu lernen, nach anatomischen Maßstäben oder in Bezug zu anderen Meridianen. Erst die Meridiane der Akupunktur und dann die nach Masunaga, die sich im Verlauf schon deutlich unterscheiden. Auch hier gab es keine Erklärung, wie es zu diesen Unterschieden kommen konnte. Dann ging es um Behandlungshaltungen, Arm- und Beinpositionen und um Standards. Aber worum geht es in der Praxis und worum geht es den Klientinnen? Wohl kaum um Standards.

Und dann Überraschung: Auf der Matte sehen die Dinge ganz anders aus. Sowohl die Position der Praktikerinnen, als auch die der Klientinnen sind anders. Noch schwieriger wird es, einem Meridian zu folgen, wenn die Klientin die Hand oder den Arm dreht, oder die „übliche" Position nicht einnehmen kann. Wie finde ich also die Meridiane dann? Liegen alle Meridiane nahe der Oberfläche auf der Haut, oder tiefer? Befinden sie sich mehr in der Muskulatur? Oder verlaufen sie gar entlang der Knochen? Wie verlaufen sie bei schwer übergewichtigen, wie bei extrem dünnen Menschen? Und in welcher Position lässt sich der Meridian genau bei dieser Klientin optimal behandeln (kennt der Meridian das gleiche Buch, die gleiche Karte wie ich)?

Nie ein Hinweis darauf, wie sie sich anspüren, welche Qualität sie haben, geschweige denn, ob sie manchmal abbiegen und wie ich sie dann finden kann. Was geschieht mit den Meridianen, wenn sie ihren Verlauf ändern oder gar durchtrennt werden? Auch meine Anfrage, ob Meridiane immer dort verlaufen, wie wir es gelernt haben und warum sie in manchen Büchern anders verlaufen, blieb unbeantwortet oder wurde mit dem Hinweis auf die Schulmeinung und darauf, was ich für die Prüfung wissen sollte, abgetan. Auch fragte ich mich, ob ich denn der einzige bin, den das verwirrt und der gerne Klarheit darüber hätte, denn auch viele meiner Mitschülerinnen schien das nicht weiter zu stören, oder doch? Jedenfalls sagten sie es einfach nicht.

Nach vielen Gesprächen und Erfahrungsaustausch mit Kolleginnen und Jahre später zeigte sich, dass diese Unsicherheit in Shiatsu-Schülerinnen- und Shiatsu-Praktikerinnen-Kreisen sehr verbreitet ist und ich nicht der einzige bin, der sich mit diesen Fragen auseinandersetzt. Also fand ich es hoch an der Zeit, stimmigere Beschreibungen und Erklärungen zu veröffentlichen. Das war wahrscheinlich der größte Ansporn für mich, das Projekt „Meridianbuch" zu beginnen und bis jetzt durchzuhalten. Fast sieben Jahre später ist es soweit fertig geworden ist, dass ich es mit gutem Gewissen präsentieren kann.

Oft war die Reaktion auf meine Fragen der Rückzug auf sicheres Terrain, also eine sehr westliche Reaktion, die eher messbaren Werten und niedergeschriebenen Resultaten, als subjektiver Wahrnehmung vertraut. Damit ist auch eine Zuwendung zu den schulmedizinisch gestützten Techniken verbunden, die mehr aus der Ecke der Physiotherapie kommen und damit als Grundlage westmedizinische Ansätze haben. Natürlich ist ein blockiertes Schultergelenk immer ein blockiertes Schultergelenk. Und natürlich lassen sich anatomische Vorgaben nicht ändern (außer operativ). Ich wollte aber dieser anfänglichen Fragestellung und vor allem der Neugier als auch der Faszination von Ki nicht ausweichen, sondern mich intensiv damit auseinandersetzen. Welche energetische Ursache hat die Blockade? Warum reagiert das Gewebe so auf den Zustand des Meridians und was verändert die Harmonisierung der Meridianenergetik? Ich wollte mich meinen Fragen stellen und auch denen meiner Schülerinnen. Wenn sich der Meridianverlauf ändert, kann er ein Schultergelenk blockieren, weil er seine Aufgabe unzureichend erfüllt, oder kann er gar die Blockade dadurch herbeiführen? Ich konnte die Klientin nicht einfach auf eine Schulter-Behandlung reduzieren. Für mich war es spannender, was die betroffenen Meridiane machen und warum sie plötzlich aus weichen. Tun sie das, weil die Schulter blockiert? Oder blockiert die Schulter, weil der Meridian ausweicht? Welches Muster steckt dahinter?

Eine andere Möglichkeit besteht darin, sich ganz von der Arbeit mit Meridianen abzuwenden und intuitiv zu arbeiten. Meridiane, wer braucht die schon? Kishi Akinobu ging diesen Weg mit seinem „Seiki Soho". Aber auch hier stellt sich natürlich die Frage, ob diese Art von Arbeit wiederholbar und nachvollziehbarist. Oder ist es nur eine andere Form der Ki-Wahrnehmung, wie ich sie mit den Meridianen erlebe? Und natürlich ist es ein Unterschied, ob ein so erfahrener Praktiker wie Kishi Sensei praktiziert, oder ein junger enthusiastischer Shiatsu-Schüler, der nach einiger Zeit des „im Trüben Fischens" eher frustriert ist.

Die Beispiele, Überlegungen und Ideen, die ich in den letzten Jahren gesammelt habe, füllen jetzt ein ganzes Buch. Ich bin immer noch erstaunt, wie viel es geworden ist und wie groß die Resonanz bereits im Vorfeld war. Ich hoffe sehr, dass es für die Kolleginnen, die sich die gleichen Fragen stellen wie ich, hilfreich ist. Ich bin und bleibe auch weiterhin dankbar für Anregungen, Kritik und Berichte und Erfahrungen über Meridiane und Ki. Denn mir wird immer klarer, dass die Arbeit an und mit diesem Thema noch weitergehen muss und ich bin auch sehr gespannt, wo es mich noch hinführen wird. Anregungen, Informationen, Neuigkeiten und Diskussionsbeiträge können gerne unter „www.shiatsu-do.net" angebracht werden, Fragen und Kritik natürlich auch.

Vor kurzem gab es teils heftige Aufregung darüber, dass neue Untersuchungen widerlegt haben, dass Meridiane immer in denselben Bahnen verlaufen wie angenommen. Das fand ich nun gar nicht verwunderlich. „Ja, natürlich tun sie das nicht!" Ich finde es durchaus einleuchtend, dass natürlich gewachsene Dinge wie Meridiane individuell verlaufen und sich und ihren Verlauf auch ändern, wenn die Notwendigkeit besteht. Natürlich könnte man jetzt einen neuen Katalog auflegen, in dem all die Verläufe kartographiert werden. Aber sind das dann wirklich alle? Vor etlichen Jahren haben das die Akupunkteurinnen auch angenommen, als die ersten Karten gezeichnet wurden. Und später dann Masunaga Shizuto. Hat er seine Karte als endgültige Fassung der Meridianverläufe gesehen? Er hat viele Fragen über den anatomisch korrekten Verlauf offengelassen, vielleicht, weil ihm durchaus klar war, dass er nur eine Momentaufnahme erfassen konnte. Und jetzt Saito Tetsuro mit seinen 5-Ebenen der Meridianverläufe. Oder Rappenecker, der auch alternative Verläufe angibt. Wie viele Möglichkeiten gibt es also? Und welche treffen wann zu? Kartographieren die Buchautorinnen einfach die Verläufe, die in ihrer Praxis am häufigsten auftreten? Welchen Verlauf hat also der Meridian gerade jetzt, den ich bei meiner Klientin behandeln will? Und sind die Verläufe bei unterschiedlichen Menschen in ähnlichen Situationen, bei ähnlichen Ki-Mustern gleich?

Vielleicht brauchen wir dann, um Shiatsu zu praktizieren, ein Messgerät, welches Auskunft gibt, wo heute der zu behandelnde Meridian verläuft. Natürlich wollte ich dieser Frage auf den Grund gehen und damit die Erkenntnisse in meine Praxis integrieren. Außerdem wollte ich auch die Frage klären, was sich besser in der Praxis erweist – den Meridian nach „Vorlage" zu behandeln, oder erst zu spüren und dann eventuell den alternativen Verlauf zu behandeln – oder spielt die Reihenfolge keine Rolle? Soll ich mich erst durch ein Testprozedere dem momentanen Verlauf nähern, wie etwa bei Saitos Fingertest? Oder gibt es die Möglichkeit, den Meridianen einfach im Zuge einer Behandlung zu folgen? Noch mehr Fragen, noch mehr Unsicherheit.

Wo also sind die Meridiane tatsächlich? Meiner Erfahrung nach sind sie meist dort, wo die gebräuchlichsten Karten für Shiatsu es annehmen – aber nicht immer und nicht bei jeder Klientin.

Wie wirkt dann die Behandlung, wenn ich zwar auf dem angenommenen Meridianverlauf behandle, aber nicht auf dem tatsächlichen. Wirkt die Behandlung dann? Oder wirkt sie weniger? Ich denke, genau das ist der Punkt; Behandlungen direkt auf den Meridianen wirken einfach besser, als solche daneben. Soll ich den Klientinnen, deren Meridian nicht dem üblichen Verlauf folgt, sagen „Pech gehabt! Sie sind die Ausnahme von der Regel."? Das erscheint mir sehr unfair und auch nicht professionell. Ich möchte alle Klientinnen gleich gut behandeln und ich denke, dass sie darauf auch Anspruch haben. Deshalb ist es für mich keine Frage der Wahrscheinlichkeiten, sondern der Wahrnehmung, wo ich den Meridian behandle. Nur so kann ich sicher sein, bestmöglich zu arbeiten. Unbedingt auf das eingehen, was tatsächlich mit dem Ki des Funktionskreises gerade passiert.

Also ausprobieren, Erfahrungen sammeln und durch Versuch und Irrtum ausschließen und Schlüsse ziehen, was nun wirklich ist. Eine Annäherung an die Meridiane durch Praxis. Mit viel Übung kann man bald ganz klar sagen „Hier ist er!" und hier behandle ich ihn. Besser ist es also, sich nicht nur auf die Theorie zu verlassen, sondern die Menschen, mit denen man arbeitet, anzugreifen und zu spüren, was tatsächlich ist – sie also zu begreifen. Dafür soll das Buch eine Anregung und Hilfestellung geben.

Natürlich will ich auch neugierig machen, auf diese Art mit Meridianen zu arbeiten und dadurch mehr über ihre Qualität und ihre Zustände zu erfahren. Ich hoffe, meine Begeisterung für dieses Thema wirkt ansteckend und gibt den Anstoß, Neues auszuprobieren und das eigene Erfahrungsspektrum der Meridianarbeit zu erweitern. Dadurch setzen wir uns auch intensiver mit Ki, seinen Erscheinungsformen und Auswirkungen auseinander.

Ich habe die Meridiane, wie sie nach Masunaga verlaufen und wie sie am gebräuchlichsten sind, in Fotos abgebildet, um einen Eindruck zu vermitteln, wo sie sein können. Dann habe ich noch versucht zu vermitteln, wie sich normale Bewegungen auf die Meridiane auswirken und wie sie sich, aus Sicht der Praktikerin, darstellen. Wie sie auf äußere und innere Einflüsse reagieren, ist in weiteren Darstellungen dokumentiert. Was sie dazu bringt, den Verlauf zu verändern und welche Folgen das hat, wird auch behandelt.

Die Verläufe der abweichenden Meridiane sind nicht gestellt, sondern befinden sich tatsächlich dort, wo ich sie eingezeichnet habe. Die Auswahl der Bilder erfasst natürlich nur einen Teil der Möglichkeiten und sie sollen als Beispiele für die Vielfältigkeit der Meridianverläufe dienen.

Die Meridiane verfolgen einen ganz bestimmten Zweck. Das tun sie auch weiterhin, wenn sich ihr Verlauf verändert und sie gezwungen sind, auszuweichen.
Die alternative Route wird also durch die Aufgabe des jeweiligen Meridians bestimmt. Auf dem gewählten Verlauf kann er immer noch tun, was zu tun ist.

Nicht zuletzt geht es mir vor allem um die Fragen „Wie spüren Meridiane sich an?“ und „Kann man Meridiane durch bloßes Anfassen unterscheiden und identifizieren?“. Ich kann nach vielen Jahren der Praxis sagen „Ja, man kann und mit etwas Übung kann das jeder!“

Genau so essentiell ist natürlich die Frage „Was wollen uns die Meridiane mitteilen?“. Wie würden sie gerne berührt werden, was ist ihnen angenehm, was unangenehm und warum ist das so? Welche Wirkung hat die Behandlung und ändert sich die Wirkung einer Meridian-Behandlung durch die Art der Behandlung? Diese und mehr Fragen stellen sich mir in der täglichen Praxis und ich bemühe mich, Antworten zu finden, um den Bedürfnissen der Klientinnen gerecht zu werden und mit ihrer Energie in einen fruchtbaren Dialog zu treten. Für mich macht das den Unterschied zwischen einer anhaltenden Änderung von Disharmoniemustern und einer rein symptomatischen Behandlung aus. Kurzzeitig wird diese wohl Erleichterung bringen, aber nicht die Ursachen berühren und damit nur zu einer Aussetzung oder Verschiebung der Symptome führen. Typisches Beispiel ist, wenn nach einer erfolgreichen Carcinom-OP der Krebs in anderen Organen oder Geweben wieder auftaucht. Das passiert, wenn sich das grundlegende Muster nicht verändert, sondern nur das Symptom behandelt wird. Das Wesen dieser Erkrankung wurde nicht erkannt und damit seine Ursachen nicht behandelt. Das energetische Muster besteht weiter und bringt weitere Symptome hervor. So ist auch die Amputation gesunder Brüste, weil man Angst vor Brustkrebs hat, völliger Unsinn. Der Krebs wird sich einfach einen anderen Schauplatz suchen.

Wenn ich Workshops abhalte und die Teilnehmerinnen eine Zeit lang mit diesem System arbeiten und sich darauf einlassen, können sie nach einer Weile die Meridiane wahrnehmen. Es verlangt ein bisschen Zutrauen in die eigene Wahrnehmung. Aber dann funktioniert es. Denn wie schon beim kleinen Prinzen bemerkt wird: „Das Wesentliche sehen wir nur mit dem Herzen!“. Lassen wir uns also vom Wahrnehmungsreichtum unserer Hände begeistern und sehen wir mit dem Herzen. Ihr werdet staunen, welche Vielfalt sich uns eröffnet und wie differenziert sich die Meridiane der Funktionskreise darstellen.

Energetisch gesehen sehen meine Finger besser als meine Augen (trotz Brille) und ich erkenne die Energie von Klientinnen immer wieder, auch wenn ich ihre Gesichter vergesse. Energetische Wahrnehmungen sind sehr einprägsam und ermöglichen es uns, in einer Art und Weise mit den Klientinnen zu kommunizieren, die weit über die verbalen Möglichkeiten hinausgeht. Die Nuancen der Wahrnehmung, geben ein deutliches Bild des energetischen Musters und damit vom Zustand der Klientinnen, mit denen wir es zu tun haben. Diese Form des Gesprächs über Möglichkeiten und Zustände der Klientinnen gibt ihnen die Chance, Muster nachhaltig zu verändern und so das zu erreichen, was sie sich wünschen.

Wenn ich also besser verstehe, was der Meridian oder Funktionskreis gerade braucht, kann ich meine Behandlung eher nährend, füllend, sedierend, beruhigend oder anregend gestalten. Damit wird der Zustand, der Probleme verursacht, effektiver und meist auch angenehmer behoben.

Meridiane begreifen eröffnet uns eine neue Qualität der Shiatsu-Berührung und der energetischen Behandlung. Es ermöglicht bei der Arbeit mit Meridianen ein tiefes energetische Verständnis und Einfühlungsvermögen, das die Qualität der Arbeit wesentlich verbessert und das Verständnis für unsere Klientinnen vertieft.

Durch intensive Beschäftigung mit der Energie der Menschen konnte ich das Verständnis der Vorgänge soweit schulen, dass es zu einer Selbstverständlichkeit wurde, Ki wahrzunehmen und auf Veränderungen im energetischen System direkt zu reagieren. Das schließt Irrtümer natürlich nicht aus und manchmal täuscht mich auch der Filter meiner Wahrnehmung. Aber meist sind meine Klientinnen dafür recht dankbar, da es ihnen eine Form der Entwicklung ermöglicht, die weit über die bloße Abwesenheit von Krankheit hinausgeht und den Raum offen und frei macht. Im Fokus dieses Prozesses steht die Gesunderhaltung und Entwicklung auf allen Ebenen der menschlichen Existenz. Es gibt den Klientinnen damit die Möglichkeit, ihre eigenen Muster unter neuem Blickwinkel zu betrachten und, wenn sie das wollen, andere Wege zu gehen und alternative Lösungen zu finden. Im besten Fall lösen sich damit Disharmonien, das energetische System wird durchgängiger und damit besser mit Ki versorgt. Lang anhaltende Mangel- und Füllezustände können sich lösen und dadurch kann ein harmonischer Ki-Haushalt erreicht werden. Anders ausgedrückt: Wir können gesund und glücklich sein!

Hier ist also das Resultat meiner Überlegungen zu den Fakten, die ich in den letzten Jahren gesammelt habe.

1. Meridiane – was sie tun und wozu sie dienen

Meridiane dienen dem Ki unseres Körpers als Leitbahnen. In diesen Leitbahnen bewegt sich der feinstoffliche Anteil von Ki. Sie sind Kreisläufe, die teils im Inneren des Körpers und teils auf der Körperoberfläche zu finden sind. End- und Anfangspunkte der gebräuchlichen Darstellungen sind lediglich die Stellen, wo Meridiane an die Körperoberfläche treten oder wieder nach innen verlaufen. So ist auch zu erklären, warum sie direkt auf Organe, Gewebe und Sinnesorgane wirken und untereinander eine innige Beziehung haben, auch wenn die äußeren Verläufe nicht darauf schließen lassen. Sie verlaufen überall dort, wo sie Funktionen zu erfüllen haben. Damit wird Ki überall dorthin geleitet, wo es gebraucht wird und auch in der Form, die sinnvoll ist. Das beantwortet auch gleich die Frage, wann Meridiane ausweichen und wohin. Sie ändern den Verlauf immer dann, wenn sie ihre Funktionen auf den alten Pfaden nicht mehr erfüllen können und weichen dorthin aus, wo das möglich ist.

Ki ist im asiatischen Verständnis nicht nur Energie, sondern alles, was existiert. Was wir als Materie bezeichnen, ist der feststoffliche Anteil von Ki. Energie, Gedanken und Funktionen sind die feinstofflichen Anteile. Beide Teile hängen untrennbar zusammen und sind voneinander abhängig. Wie eben Yin nicht ohne Yang existieren kann. Nie kann das Eine ohne das Andere sein.

Oft erscheinen Yin und Yang im Widerspruch, doch sind sie letztendlich nur zwei Erscheinungsbilder der Selben Sache – Ki. Untrennbar verbunden, denn nur zusammen ergeben sie ein Ganzes. Deshalb ist es auch nicht verwunderlich, dass sie sich anziehen und das Bestreben haben, sich zu ergänzen. Yin sucht Yang und Yang sucht Yin, wie die zwei Pole eines Magneten. Beide sind ohne einander nicht denkbar und streben aufeinander zu. Damit ist auch klar, dass keine Aktion isoliert betrachtet werden kann. Alles hat Konsequenzen und verändert das gesamte Bild.

Dies erinnert frappierend an die Erkenntnisse „unserer" Physiker in der Quantenphysik und -mechanik. Für manches brauchen wir eben ein bisschen länger.

Jeder Meridian liegt zwischen einem Blutgefäß und einem Nervenstrang. Diese stehen für die beiden Anteile von Ki, fest- (Blut) und feinstofflich (Nerven). Damit hängt auch zusammen, dass die erste Wahrnehmung bei der Suche nach dem Meridian meist der Puls ist. Außerdem ist auch die Bewegung von Blut untrennbar mit dem Ki der Meridiane verbunden. Erst danach nimmt man Wärme, Spannung, Kribbeln usw. wahr. In der TCM wird zwischen Ki und Blut nicht so genau unterschieden. Die beiden sind auch verbunden, da Ki das Blut hervorbringt und Blut die Mutter von Ki ist. So brauchen sie sich gegenseitig zur Bildung und Funktion.

Meridiane befördern Ki dorthin, wo es gerade gebraucht wird (Muskulatur, Gehirn, Organe usw.). Sie sind mitverantwortlich für die Qualität und Quantität des Ki, das an seinem Bestimmungsort ankommt. Damit hat der Zustand der Meridiane direkt Auswirkungen auf die Funktionen des Ki. Ist dieser blockiert oder behindert er den Fluss, so kann es zu ungenügender Versorgung kommen.

Adern befördern Blut dorthin wo es gebraucht wird und um zu nähren, zu schützen und den Wärmehaushalt zu unterstützen. Auch sie müssen offen und durchlässig sein. Die Blutbewegung wird durch das Ki der Meridiane gesichert.

Ki bewegt das Blut und Blut nährt das Ki.

Eine weitere Aufgabe der Meridiane ist es zu verbinden: Das Innen mit dem Außen, links mit rechts, oben mit unten. Diese Eigenschaft ist bei der Behandlung, z.B. nach Verletzungen, besonders hilfreich, da man die betroffenen Körperpartien nicht direkt berühren muss, um sie zu behandeln. So erreichen wir auch Organe und Körperbereiche oder Gewebe, die schlecht oder gar nicht zugänglich sind. Meridiane sind somit unsere Straßen, auf denen wir Ki zu den Bereichen schicken, um Funktionen auszuführen und die Botschaften zu übermitteln, wenn nötig. Ich finde dieses Bild der Straße auch bei der Behandlung sehr hilfreich, da es uns dem Verlauf leichter folgen lässt und auch Abweichungen besser verstanden werden können.

Ähnlich wie bei den neuen Navigationsgeräten sollten wir nicht blind den einprogrammierten Karten vertrauen. Folgen wir besser der neuen Straße, die sich vor uns ausbreitet, als dem, was das Navi uns vorschreibt. Vielleicht ist es doch nicht auf dem neuesten Stand. Sonst landen wir am Ende im Fluss oder in einer Sackgasse.

Wie alle Wege folgen sie einfachen Verläufen. Ihre Erbauer arbeiten lösungsorientiert und vermeiden zu umständliche Trassenführungen. Sie passen die Straßen den natürlichen Gegebenheiten an und vermeiden gewaltsame Einschnitte, wenn sie nicht unbedingt nötig sind. Ist ein Weg blockiert, so wird er umfahren und dann kehrt man wieder auf die alte Straße zurück und nutzt ihre Ressourcen. Die Straßen dienen der Verbindung von Anlaufstellen und als Versorgungswege.

Die Meridiane kommen also überall dort hin, wo Ki gebraucht wird. Sie machen keine Abstecher wegen der schönen Aussicht, oder weil sie immer schon mal den Nabel besuchen wollten. Ihr Verlauf ist rein funktional unabhängig von ästhetischen oder ethischen Gesichtspunkten. Dies zu verstehen ist bei der Arbeit mit Meridianen ganz wesentlich. Das Ki der Meridiane wird sich für uns nur öffnen, wenn wir ohne Vorgaben an sie herantreten. Meridiane stimulieren Gewebe, Organe, usw. zu Reaktionen. So fördern sie die Durchblutung, ziehen Hautanteile zusammen (Gänsehaut), stellen Haare auf usw. Die westliche Medizin geht davon aus, dass Nerven die Meldungen ans Gehirn liefern und von dort Reaktionen initiiert werden. Die Traditionelle Chinesische Medizin geht den Weg über die Meridiane. Sie sorgen dafür, dass Impulse weitergeleitet werden und für die Reaktionen, indem sie Ki dorthin tragen, wo es gebraucht wird. So motiviert Ki, den Nerven zu melden, wenn der Arzt mit dem Hammer auf Reflexpunkte klopft. Das Auslösen dieses Reflexes sorgt dafür, dass der Leber-Funktionskreis Ki zur Bewegung des Knies zur Verfügung stellt, welches der Gallen-Meridian zum Knie befördert und dafür sorgt, dass das Bein zuckt. Also einfach Bewegung von Ki, ausgelöst durch einen kleinen Impuls.

Meridiane schützen über die Funktion des Wei-Ki den Organismus, indem sie das Außen stärken und damit das Eindringen von äußeren krankheitserregenden Einflüssen (EPF – externen pathogenen Faktoren) verhindern. Wei-Ki dient zum Schutz vor Krankheiten, innerlich und äußerlich. Die Meridiane bilden nach außen hin ein Wei-Ki Schild, damit keine Krankheitserreger über die Poren eindringen können. Aber auch in die Organe wird Wei-Ki geleitet, um die innere Immunabwehr anzuregen (vor allem in Lunge und Magen, die direkt mit EPF konfrontiert sind).

Meridiane kommunizieren mit der Außenwelt. Sie leiten Empfindungen der Sinnesorgane und Nervenenden zu den zugehörigen Funktionskreisen, damit diese angemessen reagieren können. So stimulieren sie den Herzkonstriktor, die Durchblutung anzuregen, wenn es kalt wird. Oder sie aktivieren den Sympathikus bei Gefahr, damit unsere ganze Aktivität in Flucht oder Angriff geleitet wird.

Meridiane übernehmen einen Teil der Funktion des Funktionskreises, dem sie angehören (Ki-Transport, Ausgleich, Abwehr, Verbindung, usw.) und leiten Informationen von A nach B, damit uns nichts entgeht.

Funktionskreise bestehen aus Meridianen, Organen, Ki, Gewebe, Körperflüssigkeiten, Sinnesorganen, Emotionen, Psyche, Funktionen und Geschmäckern. Ihr Zusammenspiel macht die Qualität des Funktionskreises aus und bestimmt damit auch den Weg der zugehörigen Meridiane.

Funktionskreispaare finden sich in den Wandlungsphasen zusammen:

- Leber und Galle in der Wandlungsphase Holz
- Herz, Dünndarm, Herzkonstriktor und Dreifacherwärmer in der Wandlungsphase Feuer
- Milz und Magen in der Wandlungsphase Erde
- Lunge und Dickdarm in der Wandlungsphase Metall
- Niere und Blase in der Wandlungsphase Wasser

Die gemeinsame Arbeit der Funktionskreise wird in der Wandlungsphase zusammengefasst. Dabei ergeben Anteile von Yin und Yang die gesamte Bandbreite von Ki. Jede Wandlungsphase hat einen bestimmten Charakter und damit auch besondere Vorlieben. Das sollten wir bei der Behandlung der Meridiane im Auge behalten, da sie sich besser berühren lassen, wenn man darauf Rücksicht nimmt.

Meridiane versorgen besonders die angrenzenden Strukturen (Gefäße, Nerven, Knochen, Muskel, Haut, usw.) entlang ihres Verlaufs. Disharmonien führen dadurch oft zu Problemen im Meridianbereich (Rötungen, Trockenheit, Entzündungen, Durchblutungsstörung, usw.). Das nutzen wir auch zur Befundung, da sich dabei der Zustand des Funktionskreises äußerlich zeigt. Mit Hilfe der Meridiane sehen wir das Ki an der Oberfläche und das ermöglicht eine genauere Zustandsbeschreibung und hilft damit, die Befundung zu komplettieren. Dabei dürfen wir aber nicht vergessen, dass das Ki in den Meridianen nicht eins zu eins den energetischen Zustand im Funktionskreis wiedergibt, sondern nur ein Teil des Ganzen ist.

Das Ki der Funktionskreise ruft auch Emotionen hervor. Mit Hilfe der Meridiane motiviert es Organe zu Reaktionen, wie etwa Hormonausschüttung, Öffnung der Poren, Schweißausbrüche, usw., die zur jeweiligen Emotion gehören. Jeder Funktionskreis hat eine ihm eigene Emotion. Wenn jemand nicht in der Lage ist, diese zu empfinden oder nicht damit umgehen kann, liegt das eventuell an einer Störung im jeweiligen Meridian.

Weiters beeinflusst das Ki unsere Stimme, unseren Körpergeruch, die Art, wie wir sprechen und uns präsentieren, die Ausstrahlung und unseren Allgemeinzustand.

Meridiane verbinden Gewebe und Organe miteinander und ermöglichen ihre Zusammenarbeit. Dazu gehören etwa die Regelung des Wärme- und Flüssigkeitshaushaltes, aber auch Duftstoffausschüttungen sowie die Funktionen der Sinnesorgane mit den Leitungen und Reaktionen des Gehirnstoffwechsels.

Diese Verbindung kann aber auch zu Problemen führen, wenn etwa ein Bereich verletzt wird, der eine direkte Verbindung zu anderen Bereichen oder Organen hat. Diese können sehr empfindlich auf die Verletzungen reagieren und Symptome entwickeln. So konnte ich in der Praxis einmal beobachten, wie eine Verletzung nahe eines Blasen-Tsubos am Fuß zu massiven Augenproblemen führte. Sobald die Eiterung zurückgegangen war, stellte sich wieder normales Sehen ein.

Meridiane verbinden auch die Sinnesorgane mit den dazugehörigen Funktionskreisen und Wandlungsphasen.

Meridiane leiten Hitze und Kälte von Innen nach Außen und umgekehrt. Und sie schaffen bei Bedarf den thermischen Ausgleich. Falls es in dieser Funktion Störungen gibt, kommt es zu Innerer-Hitze und Äußerer-Kälte oder Innerer-Kälte und Äußerer-Hitze. Hitze und Kälte sind in der Traditionellen Chinesischen Medizin Bezeichnungen für energetische Muster, die, wenn sie zu lange bestehen, körperliche und/oder psychische Symptome hervorrufen. Das sind IPF (interne pathogene Faktoren). Diese werden auch durch EPF (externe pathogene Faktoren) verstärkt oder hervorgerufen.

In der energetischen Arbeit nutzen wir die Meridiane, um die dazugehörigen Funktionskreise zu behandeln. Organe werden von außen stimuliert oder beruhigt. Ausgleich zwischen Kyo- und Jitsu-Bereichen wird geschaffen, Stauungen werden gelöst. Wir behandeln quasi das Innen durch das Außen. Innen und Außen sind eins. Wenn ich eines berühre, berühre ich auch das andere. Ki trennt nicht das Eine vom Anderen.

Bei der Arbeit mit Ki gibt es keinen Unterschied zwischen Innen und Außen, da Ki beides ist und damit auf beides wirkt. Wenn wir Ki behandeln, beeinflussen wir alle seine Ausprägungen.

Damit der Ausgleich dort stattfindet, wo wir es wollen und die Reaktionen genau die sind, die wir anstreben, sollten wir eine genaue Vorstellung von den Meridianen und den Funktionskreisen sowie ihren Beziehungen zueinander haben.

Ein Beispiel dafür ist ein Problem mit dem Flüssigkeitshaushalt: Der Bereich unterhalb des Knies hängt bei einigen Meridianen mit ihren Aufgaben bezüglich Flüssigkeiten im Körper zusammen. Falls eine Klientin also Ödeme am ganzen Körper hat, kann ich den Milz-Meridian besonders im Bereich unter den Knien intensiv behandeln, denn eine der Milzfunktionen ist es, Feuchtigkeit aus dem Gewebe abzutransportieren; der Körperbereich unter dem Knie hat einen direkten Bezug zu Wasser. Oder aber, das Problem hat mit einer Disharmonie der Nieren-Energie zu tun, dann behandle ich den Yin-Bereich des Nieren-Meridians. Zwar ist auch die Meridian-Behandlung am Rest des Verlaufs hilfreich, doch besonders effektiv ist es, mehr Aufmerksamkeit auf die passenden Zonen zu legen.

Mit Hilfe der Meridiane ist es uns möglich, alle Bereiche des Menschen zu erreichen und damit Ki-Stagnationen, Kyo oder Jitsu zu behandeln. Dabei ist es wichtig, die Sprache des jeweiligen Meridians zu sprechen, da sonst die entsprechende Reaktion ausbleibt oder nur ungenügend ist. Arbeit mit Meridianen und Ki ist nonverbale Kommunikation. Diese ist abhängig vom Verständnis. Deshalb finde ich es auch so wichtig, dass wir uns mit dem Ausdruck, quasi der Sprache von Ki beschäftigen. Nach dem Motto „Sprechen sie Lunge?".

Außer den 12 Haupt-Meridianen gibt es auch noch Sonder- und Verbindungs-Meridiane. Es sind mehr als 350. Zur Behandlung werden jedoch meist nur die Haupt-Meridiane und die sogenannten Wunder-Meridiane genutzt.

Wunder-Meridiane dienen zur Behandlung ganzer Themenkreise (wie Schwangerschaft, Vitalitätsmangel, Kinderwunsch und ähnliches mehr) und sind deshalb in der Praxis sehr effektiv. Ihre Qualität ist nicht so klar, da sie eine Vielzahl von Meridianen einbinden oder deren Funktionen zusammenführen. Viele erfahrene Praktikerinnen bedienen sich der Wunder-Meridiane, da sie bei manchen Problemen unmittelbarer wirken und ihre Einbeziehung weniger aufwendig ist, als über die konventionellen Meridiane zu behandeln.

In diesem Buch beschränke ich mich auf die Haupt-Meridiane und deren Qualität, da sich die komplexen Funktionen der Wunder-Meridiane von ihnen ableiten und sie keinen zugehörigen Funktionskreis haben. Sie sind auch nicht in der Form wie die Haupt-Meridiane wahrzunehmen und zu begreifen. Vielmehr sind sie Teile einzelner Meridiane, die gemeinsam ein Thema behandeln.

Die Beziehungen der Funktionskreise zueinander zeigen sich natürlich auch in den Beziehungen der Meridiane zueinander. Als Beispiel seien Lungen- und Nieren-Funktionskreis angeführt. Sie regeln die Atmung – die Niere atmet ein, die Lunge atmet aus. Die Niere produziert Dampf, um die Atemluft zu befeuchten. Die Lunge verteilt die Feuchtigkeit über die Haut im Körper. Dann erfasst das Nieren-Ki die kondensierte Feuchtigkeit und „entwässert" so die Lunge. Der Yin-Faktor Feuchtigkeit sinkt mit der Nierenenergie ab. Niere 27 ist ein wichtiger Tsubo dieser Verbindung. In diesem Bereich schneiden sich Lungen- und Nieren-Meridian. Wir sehen also, dass funktionelle Zusammenhänge oft auch durch örtliche Nähe oder Überschneidungen zu erkennen sind. Niere 1 ist ein stark yinisierender Tsubo auf der Fußsohle. Er bringt das Ki nach unten und stärkt unsere Verwurzelung. Wir können uns gut vorstellen, wie von ihm die Wurzel tief in den Boden reichen.

Im Mittelpunkt der Meridianbetrachtung stehen die Funktionen. Das entspricht der Sicht und Vorgehensweise der Traditionellen Chinesischen Medizin, die alle Erscheinungsformen von Ki anhand deren Funktionen beschreibt, ebenso wie Störungen. Man könnte es auch so beschreiben: „Sage mir, was du tust und ich sage dir, wer du bist."

In Mitteleuropa vergessen wir oft, dass unsere grundlegende Geisteshaltung sich sehr von der asiatischen unterscheidet und wir machen den Fehler, östliche Ansätze mit westlichen Augen zu sehen und zu interpretieren. Deshalb ist es wahrscheinlich die größte Herausforderung, bei dem Unterfangen, Meridiane zu begreifen, unser Denken auf östlich umzuschalten und die Welt aus der Sicht einer immer weiterlaufenden Spirale zu betrachten und immer das Ganze im Auge zu behalten, damit wir uns nicht in Details, die wir Europäerinnen so lieben, verlieren. In diesem Sinn denken wir dann wirklich ganzheitlich.

Masunaga Shizuto Sensei fand bereits nach seiner Ausbildung, dass das Wesen des Ki und die Kommunikation mit den Meridianen zu kurz kommen und hat gemeinsam mit Schülerinnen und Praktikerinnen sein Verständnis von Meridianen und der Wirkungsweise von Ki vertieft. Gehen wir doch einfach den nächsten Schritt und vertiefen unser Verständnis für Meridiane. Verfeinern wir unsere Wahrnehmung von den Ausprägungen von Ki im menschlichen Körper. Lauschen und verstehen wir, was Meridiane mitzuteilen haben, wie sie gerne behandelt werden möchten und was ihre Anliegen sind. Meridiane sind nun mal die für uns am leichtesten zu erreichende Ausprägung der Funktionskreise und damit unser direkter Zugang zur Ki der Klientinnen. Vielleicht eröffnet uns das ein Verständnis der Probleme, die Disharmonien in den Meridianen bereiten und warum sie überhaupt entstehen.

Wenn wir also unsere Auseinandersetzung mit den einzelnen Bereichen der Befundung abgeschlossen und das energetische Muster gefunden haben, das den Problemen der Klientin zugrunde liegt, beginnen wir eine Zwiesprache mit dem Meridian, den wir gerne behandeln wollen. Wie öffnet er sich uns und wie finden wir gut Zugang zu ihm und damit zum Funktionskreis?

Wir beschäftigen uns also damit, was Meridiane tun und warum sie manchmal nicht tun, was sie tun sollen. Welche Möglichkeiten haben wir dann, ihnen zu helfen, sich ihrem Wesen gemäß zu verhalten. Disharmonien entstehen aus einem guten Grund. Sie schützen uns oder verhindern größere Schäden und Verletzungen. Wir müssen den Grund aufspüren und das auslösende Muster behandeln. Dabei sind die Meridiane und ihre Tsubos unser Werkzeug. Natürlich nur dann, wenn wir auch in der Lage sind zu verstehen, was sie uns mitteilen wollen und wie sie wirken. Wie können wir verstehen, was uns Ki und Meridiane sagen wollen? Wie lernen wir ihre Sprache und wie deuten wir ihre Reaktionen richtig?

Das Medium dieser Kommunikation sind unsere Finger, deren Wahrnehmung es zu trainieren gilt. Dadurch können wir den Meridianen „zuhören" und mit ihnen „sprechen". Der westliche Weg ist das Auswendiglernen der Verläufe und Einzeichnen auf Karten und Darstellungen. Und dann natürlich der Spruch „Ausnahmen bestätigen die Regel!". Warum nicht die Regeln ändern, dass es gar keine Ausnahmen mehr gibt. Neue Regel: Meridiane verlaufen dort wo sie wollen.

Wenn wir aber nicht in der Lage sind, die Meridiane zu fühlen und ihren Zustand zu erkennen, können wir sie nicht wirklich behandeln. Sie entziehen uns dann ihre Aufmerksamkeit und sprechen dadurch nicht oder nur mangelhaft auf unsere Berührung an. Meridianen geht es wie uns selbst: wenn wir uns nicht verstanden und angenommen fühlen, verlieren wir rasch das Interesse und wenden uns anderen Dingen zu. Wenn sich jemand aber für uns interessiert, wir uns ernstgenommen und sicher fühlen, fällt es uns wesentlich leichter, uns zu öffnen und die Behandlung zuzulassen, respektive uns darauf einzulassen. Jede Form der Kommunikation ist abhängig von Vertrauen, Verständnis und Offenheit. Wenn dies nicht gegeben ist, stockt der Austausch sehr rasch und verflacht in Plattheiten und uninteressanten Nebensächlichkeiten. Das wäre dann so etwas wie energetischer Smalltalk.

Deshalb sollten wir uns intensiv mit Meridian-Kommunikation auseinandersetzen und damit die Qualität der Behandlungen und das Verständnis für die Zustände und Bedürfnisse der Klientinnen verbessern. Verbal ist es oft sehr schwierig, energetische Zustände zu beschreiben. Die Klientinnen können selbst oft nicht genau beschreiben, wohin sie wollen und was ihnen auf dem Weg dorthin hilfreich ist. Und selbst wenn die Klientinnen dazu in der Lage sind, bedeutet das noch lange nicht, dass ich sie richtig verstehe und mit den Informationen auch etwas anfangen kann. Die Sprache der Meridiane ist eindeutig und braucht keine Interpretationen. Dadurch funktioniert Kommunikation mit Meridianen viel direkter, da sie bereits ein Teil der Behandlung ist. Mir hat es sehr geholfen, um die Muster der Klientinnen besser zu verstehen und die Behandlungen genau auf den Punkt zu bringen, da ich immer direkte Rückmeldungen von den Meridianen erhalten habe. Dabei gibt es keine sprachlichen oder Erfahrungs-Filter.

In diesem dauernden Zwiegespräch bleiben wenige Fragen unbeantwortet und wenige Probleme unangesprochen. Das Ki entwickelt seine Muster unabhängig davon, ob es später somatische oder psychische Ausprägungen gibt. Dies eröffnet auch die Möglichkeit einzuwirken, bevor die Probleme an die Oberfläche kommen.

Sowohl die Klientinnen als auch ich empfanden diese Art der Behandlung viel kompletter. Ich konnte besser darauf eingehen, was die Meridiane für Bedürfnisse hatten und es bewirkte, dass sich Muster wie von selbst ändern konnten.

Sie war auf jeden Fall effektiver und für die Klientinnen angenehmer, da nie der Eindruck entstand, ich wüsste nicht, was ich da tue. Damit gelang es, Sicherheit zu vermitteln und die Klientinnen konnten sich wesentlich besser entspannen und fallen lassen.

2. Wie fühlen sich Meridiane an?

Das ist wohl die am häufigsten gestellte Frage, wenn ich in meinen Seminaren meine Schülerinnen auffordere, dem Verlauf eines Meridians blind zu folgen oder nur durch Berührung zu erkennen, um welchen Meridian es sich handelt. Das erfordert Konzentration und Feinfühligkeit sowie einen offenen Geist. Wenn wir nur an das glauben, was wir sehen, werden wir nicht in der Lage sein, unsichtbare Meridiane, die noch dazu unter der Haut liegen, zu finden – geschweige denn, effektiv zu behandeln. Wir müssen unseren Fingern trauen und dem, was sie wahrnehmen, genauso wie unseren Augen und Ohren. Sie sind genauso effektiv. Sie sind in der Lage, genau zu differenzieren, wie sich etwas anfühlt, wie es beschaffen ist und wie es sich durch Berührung verändert. Damit wir diese Wahrnehmungen jederzeit Abrufen und Vergleichen können, müssen wir uns angewöhnen, die Empfindungen genau zu benennen und natürlich auch, sie genau zu beschreiben. Mit zunehmender Praxis wird es uns immer leichter fallen, Meridiane zu begreifen und auch von verschiedenen Klientinnen Ähnlichkeiten und Unterschiede wahrzunehmen.

Sicher ist, dass ein Meridian, der sich wie der Gallen-Meridian anfühlt, wie der Gallen-Meridian reagiert und die Funktionen vom Gallen-Meridian erfüllt, der Gallen-Meridian ist. Also warum bezweifeln dann so viele Menschen ihre Wahrnehmung und dass es ihn überhaupt gibt, dass sie ihn spüren? Meridiane zu Begreifen ist keine Frage des Glaubens, sondern der Wahrnehmung und der Erfahrung. Ich kann es mir nur so erklären, dass die Menschen der eigenen Wahrnehmung nicht trauen, solange sie nicht von „objektiven" Kriterien untermauert oder von anderen Menschen bestätigt werden. Ohne Messwerte keine Wahrnehmung oder keine ernstzunehmenden Aussagen. Sind wir so weit, dass wir uns selbst weniger trauen als Maschinen? Es ist wie beim Arzt, der, ohne den Blick vom Bildschirm zu lösen, eine Diagnose erstellt und ein Rezept schreibt. Er traut der eigenen Wahrnehmung weniger als den Daten seines PCs. Und was, wenn keine Maschine und kein Strom da ist, wenn wir auf unsere fünf Sinne angewiesen sind? Unsicherheit, Chaos, Hilflosigkeit?

Dabei haben wir doch immer alles zur Verfügung, was wir brauchen. Wir haben Augen, Ohren, Nase, Mund und Finger. Damit können wir sehen, hören, riechen, fragen und tasten, also befunden. Und dennoch fühlen sich viele Spezialistinnen ohne ihre Apparate verloren.

Das steht im krassen Widerspruch zu der oft gestellten Forderung, sensibler zu sein und die Dinge zu spüren, wie etwa in einer Beziehung. Auf der einen Seite ist es ganz selbstverständlich, zu spüren und zu fühlen – keiner zweifelt an Liebe, wenn er frisch verliebt ist, oder an Trauer, wenn ein nahestehender Mensch stirbt. Auf der anderen Seite weigern wir uns, Dinge anzunehmen, wenn es keine objektiv messbaren Beweise gibt.

Davon abgesehen sind Beweise immer nur nach unserem heutigen Wissenstand zu werten. Wer kann sagen, ob unsere „Beweise" morgen noch Gültigkeit haben? Es ist noch gar nicht so lange her, dass wir glaubten, die Sonne bewegt sich um die Erde, die eine Scheibe ist. In Wirklichkeit können wir immer nur von Wahrscheinlichkeiten ausgehen und diese werden mit zunehmender Erfahrung immer höher.

Die Fähigkeit, etwas zu begreifen, hatten wir schon immer. Früher vielleicht noch ausgeprägter, da wir mehr darauf angewiesen waren. Wir können immer schon spüren und empfinden. Und die grundsätzlichen Prinzipien der TCM haben sich schon ein paar tausend Jahre nicht geändert.

Die Betrachtungsweise der TCM richtet sich auf die Funktion. Wenn also der Meridian eine Funktion erfüllt, muss er existieren. Anhand dieser Funktion wird er auch beschrieben und definiert. Er ist auch in einen Funktionskreis eingebunden. Diese Funktionskreise erfüllen gemeinsam die Aufgabe, unsere Existenz zu ermöglichen und uns gesund und glücklich zu erhalten. Erst anhaltende energetische Störungen machen krank und unglücklich.

Zwar ist es mittlerweile gelungen, mit Millivolt-Messungen die Existenz von Tsubos und Meridianen zu beweisen und auch ihre Position zu bestimmen, doch die reine Existenz sagt noch nichts über ihre Qualität aus. Diese kann nur durch subjektives Fühlen festgestellt werden und sie wird immer durch den persönlichen Filter der Praktikerin oder Klientin wahrgenommen. Verändert sich also die Qualität des Meridians durch die Praktikerin oder nicht? Ist die Behandlung des Meridians nur durch den mechanischen Druck eine Behandlung, oder wirkt das energetische Feld der Praktikerin auch als Behandlung? Und wie weit kann die Praktikerin ihr Feld beeinflussen? Ist es „schädlich", wenn das Ki der Praktikerin nicht harmonisch fließt?

Davon ausgehend, dass sich die Energien von Klientin und Praktikerin in geschlossenen Kreisläufen bewegen, vermischen sie sich nicht, aber sie beeinflussen sich gegenseitig, indem sie miteinander kommunizieren. Die Qualität des Meridians verändert sich dadurch nicht, aber sein Zustand kann sich verändern. Das ist aber auch gewollt, denn sonst blieben die Behandlungen ohne Wirkung. Es besteht keine Möglichkeit, der Klientin zu „schaden", wenn es ihre Energie nicht zulässt. Nur mechanische oder psychische Gewalt ist in der Lage zu schaden.

Trotzdem wirkt die Behandlung deutlich besser, wenn die Behandlerin sich ihrer Sache sicher ist und ohne Absicht ganz auf die Behandlung des Meridians konzentriert ist. Ist sie unsicher oder ängstlich, nimmt das die Klientin und auch ihr Meridian wahr.

Wie also finden und erkennen wir Meridiane und was bewirken die Behandlungen?

Nähern wir uns dem Thema doch systematisch. Zuerst das Erkennen. Die grundsätzliche Unterscheidung ist die in Yin- und Yang-Meridiane. Diese Unterscheidung ist leicht zu treffen. Beim Berühren erst Yin-Atmung (durch das Dan Tien ein – zum Ming Meng – der Wirbelsäule entlang nach oben zum Prominens – durch die Yang-Hand aus) und dann Yang-Atmung (über das Scheitelchakra ein – die Wirbelsäule entlang zum Ming Meng – vor zum Dan Tien – durch die Yang-Hand aus) ausprobieren. Wir werden sehen, dass die Meridiane auf die passende Atmung viel intensiver reagieren, als auf die nicht passende. Yin-Atmung spricht also Yin-Meridiane, Yang-Atmung Yang-Meridiane an.

Dann sollte es uns auch möglich sein, den energetischen Zug nach oben oder unten wahrzunehmen. Yin-Meridiane verlaufen von den Füßen nach oben und genau so bewegt sich das Ki in den Meridianen. Yang-Meridiane verlaufen von den Händen nach unten und so verläuft auch das Ki der Yang-Meridiane.

Etwas schwieriger wird es, die einzelnen Funktionskreise zu erfühlen. Noch schwieriger ist es, sie zu beschreiben, da das energetische Empfinden für jeden Menschen anders ist, sobald es über warm oder kalt, rau oder glatt hinausgeht. In den Meridian-Beschreibungen habe ich trotzdem angeführt, wie es sich für mich anspürt. Das soll vermitteln, wie eine Beschreibung der Meridiane aussehen kann. Die Vergleiche spiegeln aber natürlich meine ganz persönlichen Erfahrungen und Prioritäten.

Das „wie spürt er sich an?" hat immer auch mit der Funktion des jeweiligen Meridians zu tun. Es ist aber ganz wichtig, dass jede für sich eine Terminologie findet und diese zur Beschreibung konsequent anwendet. Nur so ist es möglich, Meridiane bei verschiedenen Menschen wieder zu erkennen. Genauso, wie wir Harabefundung bei verschiedenen Menschen machen und trotzdem auf den jeweiligen Zustand schließen können. Es fühlt sich ein Kyo immer wie ein Kyo an und ein Leber-Meridian immer wie ein Leber-Meridian, unabhängig von der Person.

Was helfen mag, ist, wenn man daran denkt, was der Funktionskreis bewirkt, zu dem der jeweilige Meridian gehört. Ist er eher aktiv, so wird das Ki im Meridian eher aktiv sein, ist er ruhig, so wird es das Ki im Meridian widerspiegeln. Ist die Aufgabe des Funktionskreises eher dem Parasympathikus zugeordnet, wird sich der Meridian mehr nach innen wenden, ist sie dem Sympathikus zugeordnet, richtet sich der Meridian nach außen. Deshalb werden auch die Beschreibungen eher funktional sein. So ist die TCM mehr an den Funktionen der Organe interessiert als an der genauen anatomischen Lage. Nicht umsonst sprechen wir von Funktionskreisen und Wandlungsphasen.

Ich habe in den Beschreibungen der Meridiane auch erklärt, wie sich die Meridiane für mich anspüren, um einige Beispiele zu geben, wie das aussehen kann. Trotzdem ist es wichtig, eigene Erfahrungen mit Meridian-Kommunikation zu machen. Wir sind nicht sehr geübt darin, energetische Vorgänge zu beschreiben. Jede sollte eigene Benennungen für das Erfahrene entwickeln, die dabei helfen, Muster wieder zu erkennen. Das subjektive Empfinden ist für jede etwas anders. Es geht nicht darum, dass sich der Meridian so anfühlen muss, wie ich ihn beschreibe, sondern dass jede ihn nach der eigenen Erfahrung wiedererkennt, wenn man ihn bei einem anderen Menschen berührt. Mit der Zeit lernen wir, hinter welcher unserer Wahrnehmungen welcher energetischer Zustand steht.

Es empfiehlt sich, die Meridiane zu erfühlen, da uns das wertvolle Informationen gibt und unser Vertrauen in die Fähigkeit, „Unsichtbares" wahrzunehmen, stärkt. Dieses Vertrauen brauchen wir bei der Energiearbeit unbedingt. Unsere Sicherheit bei der Behandlung beeinflusst das Ki in hohem Maße. Wenn ich immer unsicher bin, ob etwas wirkt oder nicht, ob ich am Meridian bin oder nicht, ob mein Druck fest genug oder zu fest ist, blockiert das meinen eigenen Ki-Fluss und die Behandlung kann nicht wirklich effektiv sein. Mein Ki und das der Klientinnen treten in Beziehung und Kommunikation. Wenn ich diese Beziehung durch meine Unsicherheit belaste, kann sie sich nicht vertrauensvoll entwickeln und wachsen. Durch das Erfühlen der Ki-Ströme im Körper, kann ich ganz direkt verfolgen, was sich verändert und wie sich die Veränderungen auf die Klientinnen auswirken.

Die Sensibilität zu entwickeln, die Meridian-Qualität zu spüren, ist Übungssache. Dabei ist es nicht nur wichtig, die Technik an sich zu üben, sondern auch Körper- und Atemübungen zu machen und sich anständig zu nähren, um den eigenen Energiekreislauf sauber und in Schwung zu halten. Wenn wir selbst mit Jaki (schmutziger Energie) belastet sind, ist es fast unmöglich, die feinstofflichen Schwingungen der Meridiane bei anderen wahrzunehmen. Also hängt unser Vermögen, Meridiane zu begreifen, einerseits von der Übung und andererseits von unserer eigenen Ki-Qualität ab. Jaki ist eine Bezeichnung für schmutzige Energie, quasi energetischen Müll. Wenn wir zu viel davon in uns haben, behindert das unseren Ki-Fluss und damit unsere Wahrnehmung. Deshalb sollten wir darauf achten nicht zu viel Jaki anzusammeln und uns regelmäßig davon zu reinigen. Dafür kann man Übungen wie Qi Gong, Do In oder Tai Qi anwenden, oder es von einer Praktikerin ausleiten lassen. Schlechte Nahrungsmittel, zu wenig Bewegung und schlechtes Atmen fördern das Ansammeln von Jaki und ist deshalb zu vermeiden. Meine Shiatsu-Lehrerin sagte: „Alles, was eine Shiatsu-Praktikerin tun muss, ist Kochen, Putzen, Üben." Ich denke, das trifft es ganz genau. Ordentlich essen, Innen und Außen für Sauberkeit sorgen und immer wieder Üben, um die Praxis zu verbessern.

Je klarer und harmonischer unser eigenes energetisches System ist, desto klarer wird unsere energetische Wahrnehmung. Natürlich hilft auch Übung und Erfahrung. Obwohl ich auch schon Schülerinnen hatte, die es auf Anhieb beherrschten. Also gibt es auch im Ki-Fühlen Naturtalente. Aber auch, wenn man nicht zu diesen gehört, sollte man weiter üben. Menschen, die gar nicht in der Lage sind, Ki und die Qualität von Ki zu spüren, sind ganz selten. Es ist jedoch nicht „schädlich" zu behandeln, wenn das eigene Ki in Disharmonie ist, es erschwert die Sache aber deutlich. Sowohl was die Wahrnehmung als auch die Kommunikation betrifft.

Wenn wir die Meridiane berühren, dürfen wir das „wer" nie mit dem „wie" verwechseln. „Wer?" fragt nach der Meridian-Qualität (Wer bist Du?), „Wie?" will wissen, wie der Zustand des Meridians ist (Wie geht es Dir?). Die Meridian-Qualität ist unabhängig vom momentanen Zustand, ob Kyo oder Jitsu ob Stagnation, Hitze oder Xue-Leere usw., es bleibt immer derselbe Meridian. Woran wir arbeiten ist der Zustand des Meridians, nicht an seiner Qualität, die bleibt immer gleich. Nur so ist es uns möglich, verschiede Menschen zu berühren und die Meridiane zu erkennen.

Das Eine nutzt dem Anderen. Verstehen wir die Qualität des Meridians und finden damit auch einen Weg, mit ihm zu kommunizieren, dann fällt es uns wesentlich leichter, seine Zustände wahrzunehmen und sich auf sie einzustellen. Es macht es auch einfacher zu beurteilen, ob das, was ich spüre, dem normalen Zustand dieses Meridians entspricht, oder ob es auf eine Inbalance zurückzuführen ist.

Meridianqualität hat mit der Funktion und dem Wesen des Meridians zu tun. Der Gallen-Meridian, dessen Hauptaufgabe es ist, die Dinge auszuführen, anzupacken und Projekte umzusetzen, wird wesentlich aktiver und gespannter sein, als der Nieren-Meridian, der unsere Lebensbasis in sich trägt und aus der Ruhe Kraft gibt und schöpft. Der Nieren-Funktionskreis ist einem Samenkorn ähnlich, das die Kraft der ganzen Pflanze in sich hat, aber ganz in sich ruht. Die Gallenenergie gleicht mehr dem Keimling, der zum Licht strebt und wächst und vorwärts drängt.

Voraussetzung ,um etwas zu spüren, ist natürlich auch die eigene Haltung bei der Behandlung. Diese sollte nicht unbequem, nicht schmerzhaft aber dennoch aufrecht sein, damit unsere Atmung und unser Ki ungehindert fließen können. Die innere Haltung soll neutral, erfüllt von „Wei Wu Wei" sein. Wenn unser Geist für alles offen ist, sind wir in der Lage, bestmöglich zu beurteilen, welchen Mustern die Energie der Klientinnen folgt. Wenn wir an Schmerzen oder Verspannungen leiden, stört das unsere Konzentration. Die Schmerzen zeigen ein Disharmoniemuster unseres Ki. Damit kann unsere Behandlung nicht optimal sein. Auch die Klientin sollte sich so wohl wie möglich fühlen, da Entspannung bei einer Ki-Behandlung sehr hilfreich ist. Verspannungen leiten die Energie wieder in Bereiche, wo wir sie nicht haben wollen.

Beim Erfühlen der Meridiane sollte man unbedingt Wertungen vermeiden. Meridiane und Ki sind weder gut noch böse. Sie sind, wie sie sind und rufen dadurch Reaktionen von Organen, Gewebe, Gelenken, Psyche, usw. hervor. Es ist ganz natürlich, dass sich Funktionskreise manchmal im Kyo oder Jitsu befinden. Dies entspricht dem dynamischen Gleichgewicht, das von der Funktion, die sie gerade ausführen, bestimmt wird.

Es wäre gar nicht so gut, wenn wir von einem wilden Tier bedroht werden, sich unser Ki aber gerade intensiv mit Verdauung beschäftigt und damit keine Zeit zum Flüchten hat. Einmal hat der eine Funktionskreis mehr Ki zur Verfügung, dann wieder der andere.

Harmonie können wir uns also so vorstellen, dass auf eine Phase der Anspannung eine Phase der Entspannung folgt. Ebenso folgen auch in den Funktionskreisen Anspannung und Entspannung, Aktivität und Ruhe aufeinander. Im Gesamten sollte das Ki sich ausgeglichen bewegen und alle Funktionskreise, je nach ihrem Bedürfnis versorgen. Das Ki sollte ungehindert dorthin gelangen, wo es momentan gebraucht wird.

3. Verlauf von Meridianen

Meridiane liegen im Spannungsfeld von feststofflicher und feinstofflicher Energie. Feststoffliches wird durch Blutgefäße manifestiert, Feinstoffliches durch Nerven. Die Meridiane verlaufen also zwischen einem Blutgefäß und einer Nervenbahn. Darum nimmt man üblicherweise als erstes den Pulsschlag wahr, wenn man einem Meridian folgt. Erst dann stellen sich Empfindungen wie Kribbeln, Ziehen, Brennen, Frösteln, Spannung, usw. ein.

Die Lage im Körper hat meist mit ihrer Funktion zu tun. So dienen Meridiane in der Körpermitte auch zur Aufrichtung, die an den Seiten zur Stütze. Yin-Meridiane liegen gerne innen oder vorne, da sie an dieser Position leichter zu schützen sind. Yang-Meridiane liegen außen oder hinten, da sie uns schützen und mit der Umwelt in Interaktion treten.

Meridiane, die eher mit der Funktion des Wei-Ki verbunden sind (Lungen-, Magen-Meridian), liegen nahe der Oberfläche, also unter den äußeren Hautschichten. Solche, die Ki für die Fortbewegung und Aktivität transportieren (Leber-, Gallen-Meridian), befinden sich meist in der Muskulatur, oder den umgebenden Faszien. Die Meridiane, die sich mit unseren inneren Essenzen beschäftigen (Herz-, Nieren-Meridian), verlaufen tiefer, näher bei den Knochen, da sie mehr Schutz bedürfen als andere. Man könnte auch sagen, dass die Meridiane einer Familie,in etwa auf einer Ebene liegen.

Also hat der Verlauf in der Tiefe des Körpers wieder mit der Funktion der Meridiane zu tun. Die Milz, die dafür sorgt, dass die Dinge an ihrem Platz bleiben, bewegt sich Großteils in den Faszien, die Muskulatur und Organe umschließen.

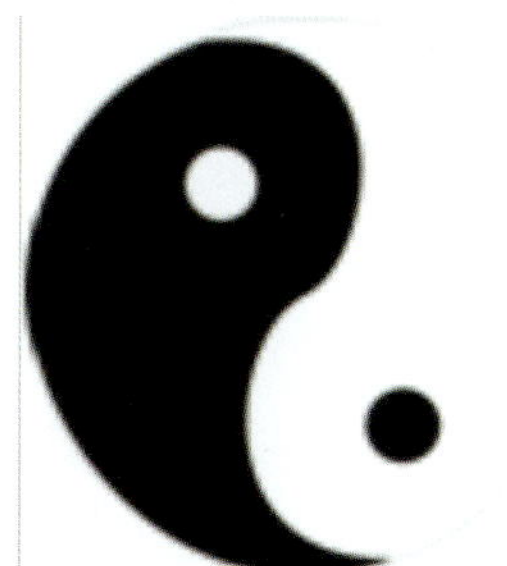

Im Großen unterscheiden wir zwischen Yin- und Yang-Meridianen. Yin-Meridiane verlaufen vom Fuß zum Kopf, respektive zur Hand. Yang-Meridiane verlaufen von der Hand und dem Kopf zum Fuß.

- Yin-Meridiane verlaufen von unten nach oben, also von den Füßen zu den Händen, respektive zum Kopf.
- Yang-Meridiane verlaufen von oben nach unten, also von den Händen, respektive vom Kopf, zu den Füßen.

Yin steht auch für das Ki der Erde und das weibliche Prinzip, Yang für das Ki des Himmels und das männliche Prinzip. Yin-Meridiane transportieren Yin-Ki und verlaufen deshalb von der Erde zum Himmel, Yang-Meridiane transportieren Yang-Ki, verlaufen also vom Himmel zur Erde. Yin und Yang sind Anteile von Ki. Wir finden in den Yin-Meridianen ebenso Yang-Anteile, wie in den Yang-Meridianen Yin-Anteile. Im Funktionskreis kommen sie im besten Fall zu gleichen Teilen. Diese Einheit stellt auch das Symbol „Tai Qi“ dar. Ein Zyklus hat gleiche Anteile an Yin und Yang.

Wenn dem nicht so ist, sprechen wir von einer Disharmonie. Wenn diese Disharmonie chronisch wird, sprechen wir von einem Muster. Das ist es, womit wir uns in der Praxis vorwiegend beschäftigen, mit energetischen Mustern. Wenn diese Muster zu lange bestehen, führen sie zu schwerwiegenden Symptomen, die sich sowohl psychisch, als auch somatisch äußern können.

Die Ki-Bewegung in den Meridianen gleicht einer Spirale. Diese folgt dem körpereigenem Spinn ihres Wirts; das bedeutet, dass das Ki in den Meridianen von Frauen im Uhrzeigersinn rotiert (Yin-Bewegung) und von Männern gegen den Uhrzeigersinn (Yang-Bewegung). Bei kleinen, Meridian anregenden Rotationen während der Behandlung sollte man unbedingt diese Richtungsvorgabe beachten.

Meridiane haben auch immer einen inneren Verlauf, den wir mit Shiatsu nicht direkt berühren können. Trotzdem muss uns klar sein, dass Meridiane Kreisläufe sind, die mit den Organen, Sinnesorganen, Geweben, Körpersäften usw. interagieren. Damit berühren wir nicht nur den außen liegenden Anteil des Meridians, sondern das ganze System. Dies wird auch ganz deutlich, wenn wir uns die Indikationen der Tsubos in der Akupunktur ansehen. Sie haben direkt Einfluss auf Organe, Gewebe, Säfte, Emotionen, usw. Die Tsubos finden sich auf den chinesischen Meridianen.

Der grundsätzliche Unterschied zwischen chinesischen und japanischen Meridianen kommt aus ihrer Entstehungsgeschichte:

Die chinesischen haben ihren Ursprung in der Akupunktur. Nach dem Auffinden der Punkte wurden jene, die auf einen Funktionskreis wirken, verbunden. Diese Verbindungen bezeichnete man als Meridiane und sie laufen gerade von einem Punkt zum nächsten. Damit ist auch klar, warum die chinesischen Meridiane oft Ecken, Kreise oder Spitzen haben. Diese geometrischen Formen sind in der Natur nicht zu finden. Da jedoch bei der Behandlung der chinesischen Meridiane vor allem die Tsubos aktiviert werden, ist auch die Behandlung entlang dieser Meridiane wirkungsvoll. Chinesische Meridiane verlaufen entweder nur an den Armen oder nur an den Beinen – je nachdem, wo sich Tsubos der jeweiligen Funktionskreise befinden.

Die japanischen Meridiane kommen aus der manuellen Therapie und wurden nach ihrem Verlauf unabhängig von den Tsubos erfühlt und kartographiert. Dadurch folgen sie exakter dem energetischen Verlauf und sind am ganzen Körper zu finden und nicht nur dort, wo auch Tsubos sind. Jeder japanische Meridian verläuft sowohl an den Armen, Beinen und am Körper, meist auch am Kopf. Sie verbinden also den Austritts- und Eintrittspunkt eines Meridians.

Die Meridiane verlaufen jedoch nicht zwingend dort, wo sie in den Karten eingezeichnet sind. Sie sind organisch gewachsen und passen sich dem Körper und seinen Gegebenheiten an. Störungen im Meridian können den Verlauf ändern. Auch Narben, Verletzungen, Traumata usw. führen oft zu Abweichungen.

Deshalb ist es immer gut, die Meridiane zu spüren und sich nicht auf die vorgegebenen Verläufe zu verlassen. Dann findet man den Meridian, auch wenn er von der Karte abweicht.

Den Meridian zu spüren, ermöglicht auch eine bessere Kommunikation mit dem Ki der Klientin und schärft die Wahrnehmung energetischer Vorgänge. Spüren gibt Auskunft über die Qualität des Meridians, seine Lage, aber auch über seinen genauen Zustand und die Störungen im Funktionskreis. Meridiane können heiß oder kalt sein, ruhig oder aktiv, stagniert oder hektisch, locker oder gespannt aber auch offen oder verschlossen. Mit dieser Information kann ich meine Behandlungstechnik dem jeweiligen Zustand besser anpassen und so effektiver behandeln. Außerdem fällt es mir viel leichter, den Zustand meiner KlientIn zu beurteilen und mich einzufühlen.

Während meiner Ausbildung zum Shiatsu-Praktiker stellte ich fest, dass in verschiedenen Büchern verschiedene Meridianverläufe zu finden sind. Tetsuro Saitos „Shin So Shiatsu“ geht davon aus, dass die Meridiane, je nach Tiefe ihrer Störung, den Verlauf ändern. Jeder Meridian hat laut Saito fünf verschiedene Zustände und damit auch fünf verschiedene Verläufe in fünf verschiedenen Ebenen. Viele Menschen, die mit Ki arbeiten, machen ähnliche Erfahrungen und beschäftigen sich intensiv mit dem Verlauf von Ki im Körper. Das zeigt deutlich, dass Meridiane nicht fix sind, sondern unterschiedliche Wege im Körper finden.

Wenn ein Weg versperrt ist, sucht sich der Meridian einen anderen. Das muss auch so sein, sonst würden oft ganze Bereiche des Körpers nicht mit Ki versorgt werden; wenn etwa der Verlauf durch Verletzungen, Stagnationen, Operationen oder Ähnliches eingeschränkt oder unterbrochen ist. Das ist auch der Grund, warum Narbenentstörungen ein wichtiges Hilfsmittel sind. Sie ermöglichen dem Ki, seine alten Bahnen wieder zu benutzen oder nur kleine Umwege zu gehen und dann wieder in den normalen Verlauf einzuschwenken. Nicht nur die äußere Beschaffenheit einer Narbe ist ausschlaggebend, auch der innere energetische Zustand ist wichtig und führt, wenn er zu lange gestört ist, zu äußeren Symptomen, wie etwa Knoten, Jucken, Schmerzen, usw.

Wir erkennen daran, dass auch die Meridiane sehr individuell sind und sich Normierungen entziehen. Sie reagieren auf äußere und innere Umstände und passen sich bestmöglich an. Diese Aussage trifft ja auch irgendwie auf alles zu, was organisch gewachsen ist. Hier zeigt sich auch, dass Meridiane natürlich gewachsen und nicht künstlich aufgesetzt sind. Sie entstehen im Zuge unseres Heranwachsens genauso wie Knochen, Muskeln, Nerven, Blutbahnen, usw. Sie definieren sich über ihre Funktionen und lassen sich gut behandeln, wenn wir Zugang zu ihnen finden. Sie helfen uns, mit unseren energetischen Zuständen und Bedürfnissen zu kommunizieren und zu verstehen, was in unserem Inneren vorgeht und was wir brauchen, damit es uns gut geht. Sie gewährleisten die energetische Grundversorgung und leiten auch im Falle von besonderen Aufgaben das Ki in die richtigen Regionen und auch in der richtigen Menge. Sie starten alle Bewegungen und folgen den Geweben des Körpers.

Zum Veranschaulichen noch ein Bild der Meridiane bei gedrehtem Unterarm (Abb. 002/003).

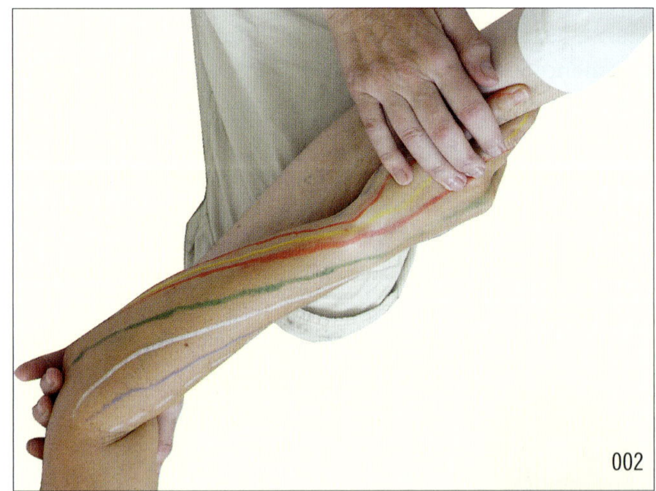

002

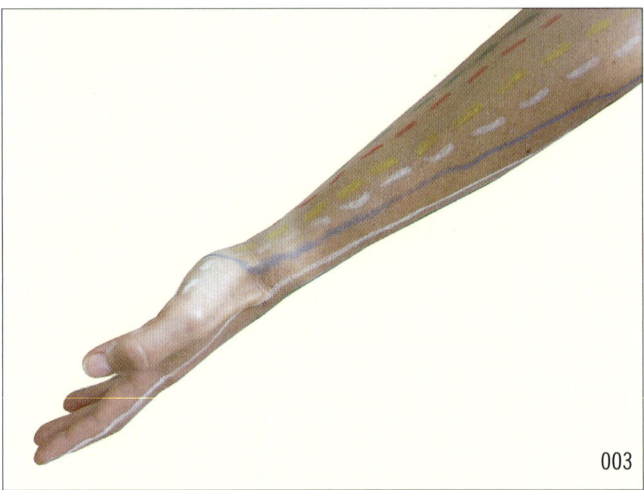

003

4. Meridian-Behandlung

Ganz egal, in welcher Form wir das Ki der Klientinnen berühren, müssen wir 100%ig bei der Sache sein. Eine Behandlung kommt einer Form der Meditation gleich, bei der man sich auch auf eine Sache konzentriert und jeden ablenkenden Gedanken und jede Emotion eliminiert, um Eines zu tun – ganz und gar. Nur in dieser Form ist es uns möglich, die Ausprägungen von Ki zu erfassen.

Einige Kolleginnen sind in den letzten Jahren ganz oder teilweise von der Arbeit mit Meridianen abgekommen und haben sich dem meridianfreien Shiatsu zugewandt. Wozu also überhaupt noch Meridiane behandeln? Sicher eine verlockende Idee, ganz der Intuition zu vertrauen und zu behandeln, wo es einen hinzieht.

Auch Masunaga hat schon meridianfrei gearbeitet und sich der Behandlung von Bereichen gewidmet. Er hat seine Schülerinnen aufgefordert, um Problemzonen herumzuarbeiten und die auffälligen Bereiche genauer zu berühren und auszugleichen -eine durchaus sinnvolle und effektive Herangehensweise, wie mir scheint.

Schwieriger ist es, wenn wir uns mit chronischen inneren energetischen Vorgängen auseinandersetzen. Auch die Lösung alter energetischer Muster ist nur dann möglich, wenn sie uns auch bewusst sind und wir über die Ebene der Meridiane Zugang finden.

Auch die Aufgabe, ein energetisches Muster zu lokalisieren, macht Sinn. Würden wir das nicht tun und uns nur darauf verlassen, wo es uns hinzieht, besteht die Gefahr, dass wir genau das Muster bedienen, das die Ursache der Symptome ist. Wir kennen das ja auch bei Kyo und Jitsu, dass sich hinter dem lauten, vordringlichen Jitsu-Bereich oft ein leises, inneres Kyo liegt. Solange wir das nicht berühren, wird sich am Zustand des Ki nicht so viel ändern. Es verschiebt sich nur, oder geht nach innen.

Erst dann, wenn wir uns für eine Vorgehensweise entschieden haben, beginnen wir den Dialog mit den Meridianen, um die beste Art und Weise zu finden, den Meridian zu behandeln und damit den Klientinnen zu helfen, ihre Muster dauerhaft zu ändern.

Wir müssen uns auch die Frage stellen, ob das Kyo respektive Jitsu wegen der momentanen Aufgabe des Meridians gebraucht wird, oder ob es Folge eines Disharmoniemusters ist. So brauchen Meridiane, die mit Verdauung zu tun haben, nach dem Essen mehr Ki. Besonders, wenn der Körper in Ruhe ist. Also sollte man bei MA-, MI-, DU-Jitsu nachfragen, wann das letzte Mal gegessen wurde.

Deshalb stellt sich für mich die Frage nicht, ob es Sinn macht, sich genauer mit der Arbeit mit den Meridianen auseinanderzusetzen und vor jeder Behandlung eine ausführliche Befundung der Klientin zu machen.

Ist das Gleichgewicht gestört, so sind manche Funktionskreise dauerhaft im Kyo oder Jitsu, oder stagnieren. Wenn dieser Zustand zu lange anhält, kann das zu Problemen führen. Die Aufgabe der Energiearbeiterinnen ist es, diese Disharmonien auszugleichen und den Fluss von Ki anzuregen. So kommt es erst gar nicht zu Problemen, denn die Selbstheilungskräfte können besser damit fertig werden und ausgleichen, bevor ein Symptom entsteht. In der Arbeit mit Ki ist es nicht wichtig, ob die Symptome psychisch oder somatisch sind. Die energetische Disharmonie besteht lange vor der symptomatischen Ausprägung. Die Symptome verändern sich auf Grund der energetischen Behandlung, weil ihnen die Grundlage entzogen wird. So ist die Behandlung nicht symptombezogen, sondern arbeitet an den energetischen Ursachen des Ist-Zustandes. Ich denke, Symptome zu behandeln, macht dann Sinn, wenn sie Klientinnen behindern oder schmerzen. Dies zieht natürlich auch die Funktionskreise in Mitleidenschaft und sollte rasch behoben werden. Nach dieser „Erstversorgung" sollten wir uns aber wieder dem Muster widmen.

Die TCM behauptet, dass es sieben Jahre dauert, bis sich eine Disharmonie in einem psychischen oder somatischen Symptom äußert. Da ist es doch viel besser, bereits in diesem Zeitraum dafür zu sorgen, dass die Disharmonie aufgelöst wird, anstatt später mit viel Aufwand und fragwürdigen Erfolgschancen an den Symptomen zu arbeiten, ohne auf ihre energetischen Ursachen einzugehen. Damit wird auch nicht verhindert, dass das Problem erneut auftritt, oder einfach nur den Schauplatz wechselt.

Dies setzt natürlich auch einiges an Eigenverantwortlichkeit für die Gesundheit voraus. Ich glaube nicht, dass es viel einfacher, bequemer und praktischer ist, diese Verantwortung einem Arzt oder Heilerin zu überlassen; trotzdem ist das die gängige Praxis. Aber spätestens, wenn man ernsthaft krank ist, ist es gar nicht mehr einfach, bequem und praktisch. Dann ist es mühsam, frustrierend und oft sehr schmerzhaft, oft auch irreversibel. Die übliche Taktik, das „Problem" Gesundheit auf die lange Bank zu schieben und zu hoffen, dass es einen selbst nie erwischt, ist in unserer Gesellschaft weit verbreitet; ein fragwürdiges Spiel mit hohem Risiko und ebenso hohem Einsatz. Dieses Spiel spielen wir auf vielen Ebenen wie Ernährung, Stress, Medikamentenmissbrauch, Sucht- und Genussmittel, aber auch in unserem Sozialverhalten und im Umgang mit unserer Umwelt. Oft habe ich das Gefühl, dass viele denken, wir haben noch irgendwo einen Reserveplaneten in petto, den wir besiedeln, wenn wir diesen zugemüllt haben. Würden wir unsere Erde so behandeln, wie eine verantwortungsvolle Medizinerin ihre Patientinnen, würden wir in eine wesentlich rosigere Zukunft blicken. Wir können uns aber nicht darauf verlassen, dass und die Spezialistinnen alle Arbeit und Verantwortung abnehmen und genauso agieren, wie wir es uns wünschen und wie es gut für die Erde und uns ist.

Übertragen wir dieses Prinzip auf die Meridian-Behandlung, bedeutet es einen sorgsamen und verantwortungsbewussten Umgang mit den Klientinnen, der ihnen hilft, sich selbst mit ihren energetischen Mustern auseinanderzusetzen und den Grundstein zur eigenen Gesundung zu legen. Wir sollten sie dorthin begleiten, wo sie hinwollen.

Wichtig ist zudem, vor jeder Behandlung eine Abgrenzungsübung zu machen. Wir wollen ja nicht die Muster unserer Klientinnen übernehmen. Deshalb müssen wir uns und unseren Ki-Kreislauf schützen. Meine bevorzugte Übung besteht darin, zwischen der Klientin und mir einen blühenden Rosenbusch wachsen zu lassen. Die Dornen schützen mich, aber er ist nicht so dicht, dass ich mit der Klientin nicht mehr interagieren kann. Außerdem sind die Blüten wunderschön. Wenn man diese Übung vor jeder Behandlung macht, geht sie einem in Fleisch und Blut über und wird zum festen Bestandteil jeder Behandlung.

Als nächstes müssen wir Kontakt zur Klientin und ihren Meridianen aufnehmen. So stellen wir sicher, dass wir dieselbe „Sprache" sprechen und einander verstehen. Der erste Schritt dabei ist sicher, dass sich die Behandlerin ihrer Klientin zuwendet. Dies ist auch eine Art von Respekt den Klientinnen und natürlich auch den Meridianen gegenüber. Bei einem Gespräch drehe ich meinem Gegenüber auch nicht den Rücken zu und rede gegen die Wand.

Voraussetzung ist, dass die Klientin bequeme Naturfaserbekleidung trägt oder, wie bei manchen Shiatsu-Stilen üblich, nackt ist. In der energetischen Arbeit ist der Verzicht auf Kunstfaser, Metallbügel, Lederoutfits oder stark einengende Bekleidung unerlässlich. Manchmal ist diese Bekleidung sogar schädlich. Wenn etwa durch BH-Bügel Tsubos andauernd stimuliert werden (wie etwa Magen 18). Eng anliegende Kunstfaser isoliert uns auch von unserer Umgebung und behindert den Austausch. Ebenso wirken sich natürlich auch Piercings und Tattoos auf das Ki in den Meridianen aus. Nabelpiercings sind sehr nahe an Ren Mai 8, solche unter der Lippe an Ren Mai 20. Deshalb sollte man es sich sehr genau überlegen, ob und wo man „Dauernadeln" setzt. Klientinnen, die bereits gepierct sind, sollte man über die möglichen oder bereits eingetretenen Folgen aufklären. Vor allem und unbedingt dann, wenn sie sich bereits im energetischen Muster bemerkbar machen oder auch Symptome ausprägen. Diese Aufklärung bringt den Klientinnen besseres Verständnis für die Vorgänge in seinem Körper und die Konsequenzen jeglicher Eingriffe in sein energetisches System.

Viele Klientinnen haben auch Probleme damit, die üblichen Behandlungspositionen dauerhaft einzunehmen. Manchen ist es auch gänzlich unmöglich, auf dem Bauch oder Rücken zu liegen. Dann ist es wichtig, die Meridiane auch in unorthodoxen Haltungen zu finden und zu behandeln. Manchmal eignet sich ein Stuhl ganz gut, um entspannt zu arbeiten. Bei allen Meridianen, die am Oberkörper an der Vorderseite laufen, ist das gut möglich. Dabei muss man gut darauf achten, dass beim Druck immer eine ausreichende Stütze vorhanden ist. Nur so kann verhindert werden, dass die Klientin ihre Extremitäten selbst halten und Gegendruck ausüben muss.

Bei der Meridian-Behandlung haben wir im Großen und Ganzen zwei Möglichkeiten, uns den Meridianen zu nähern.

Die eine besteht darin, dass mechanischer Druck energetischen Gegendruck erzeugt. Der Druck sollte aus dem Hara kommen und tief in den Körper wirken, mit jedem Ausatmen etwas tiefer. Oder aber wir nutzen den Druck, um Jitsu und Spannungen abzubauen, indem wir rhythmischer und bewegter arbeiten. Das wirkt in vielerlei Hinsicht schnell und direkt. Symptome können dadurch gut behandelt werden und der Yang-Bereich des Ki wird aktiviert. Aber es ist eine manipulative Form der Behandlung, die weniger mit einem Dialog, als vielmehr mit Befehlen zu tun hat. Befehle sind einfach nicht nachhaltig. Sie eignen sich aber gut, körperliche Beeinträchtigungen nach Unfällen zu behandeln. Auch für Wei-Ki-Themen sind sie manchmal gut zu gebrauchen.

Weniger wirkungsvoll sind sie in der Behandlung energetischer Muster. Dabei sollte es nicht darum gehen, dass das Ki schnell etwas repariert. Es geht mehr darum zu fragen, wie ich helfen kann, damit das Ki-Muster so wird, wie es seinem Wesen entspricht. Wir machen den Raum für das Ki weit, öffnen das Muster und ermöglichen Veränderungen. Dabei achten wir darauf, keine Richtung vorzugeben. Wieder mal Wei Wu Wei.

Die andere Methode will in die Yin-Ebene des Funktionskreises vordringen, so sollte ich meine Berührung weniger fordernd, eher lauschend gestalten. Kombiniert mit Atemtechnik und dem Bewusstsein des Wei Wu Wei gelingt es besser, Yin-Themen zu begreifen und zu anhaltenden Lösungen von Disharmonien beizutragen. Energetische Muster manifestieren sich oft über längere Zeit und brauchen gute Argumente und jede Menge Einfühlungsvermögen, damit sie sich ändern.

Dies ist auch viel mehr im Sinn einer Shiatsu.Behandlung, die begleiten soll – nicht manipulieren. Sie eignen sich hervorragend für chronische Probleme und können Ki-Muster bereits in ihrer Entstehung wirkungsvoll beeinflussen.

Ist das Ki nicht in der Lage, Disharmonien auszugleichen, unterstützen wir es mit Meridian-Behandlungen.

Wir tonisieren Ki-Leere, sedieren Ki-Fülle und lösen Stauungen. Dadurch kommt Ki wieder in Fluss und entwickelt keine Symptome; respektive die bereits bestehenden Symptome vergehen.

In meiner Shiatsu-Praxis wähle ich die Richtung meiner Behandlung meist von der Fülle weg in Richtung Mangel. Das hat sich bewährt und ich halte es für sehr hilfreich.

Beispiel: Beim Blasen-Meridian am Oberkörper etwa

1) ist die Fülle unten respektive der Mangel oben, arbeite ich vom Hara weg nach oben.
2) ist die Fülle oben respektive der Mangel unten, arbeite ich in energetischer Richtung nach unten.

Bei Yin-Yang-Ungleichgewicht kann man sich auch mit den Behandlungsrichtungen helfen. Hin zum Yin, bei Yin-Mangel, ist nach unten und hin zum Yang, bei Yang-Mangel, ist nach oben. Weg vom Yin, bei Yin-Überschuss, also nach oben und weg vom Yang, bei Yang-Überschuss, nach unten. Die einzige Richtung, die ich nie benutze- ist zum Hara, gegen die energetische Richtung des Meridians.

Diese Art der Behandlung hat sich als sehr nützlich und effektiv erwiesen. Die energetische Bewegung kommt dadurch schneller in Gang und es passiert ein natürlicher Ausgleich der Inbalance.

Natürlich gilt das immer nur für den Bereich der Meridiane, wo ich die Wahl habe. Also bei Yin-Meridianen an den Beinen, beziehungsweise bei Yang-Meridianen an Oberkörper, Kopf und Armen.

Behandlungen zum Hara hin gegen die Ki-Richtung haben sich nicht bewährt und wurden von den Klientinnen als sehr unangenehm empfunden. Diese Behandlungsform wird auch in keiner Literatur über Shiatsu erwähnt. Daraus ergibt sich, dass man entweder in Ki-Richtung oder vom Hara weg behandelt. Dies folgt dem natürlichen Bestreben der Meridiane, sich energetisch aus dem Hara zu versorgen und das Ki in ihrer Verlaufsrichtung zu transportieren.

Die Form der Behandlung ist von den Bedürfnissen der Klientinnen abhängig und kann sehr stark variieren. Die Klientinnen sollten in der Lage sein, die Behandlung anzunehmen und als sinnbringend zu empfinden.

Oft wird etwa die Lage der Gliedmaßen bei der Behandlung sehr genau be- bzw. vorgeschrieben. Ich bin der Ansicht, dass diese Positionen von Klientin zu Klientin sehr unterschiedlich sein können. Sie sind davon abhängig, in welcher Lage sich der Meridian am besten öffnet. Das ist leicht feststellbar, wenn wir uns angewöhnen, die Meridiane zu spüren. Dann spüren wir auch, wenn sich der Meridian öffnet – also welche Position die optimale ist. Das verhindert auch, dass Klientinnen in Positionen gezwungen werden, die ihnen unangenehm sind. Ist eine Haltung für die Klientin nicht möglich, ist das ein klares Anzeichen dafür, dass sich der Meridian so nicht öffnet und die Energie nur ganz schwer ins Fließen gebracht werden kann. Oder mehr noch, dass gerade diese Position vielleicht den Fluss verhindert. Also liegt es an uns als Praktikerinnen, eine Position zu suchen, die den Klientinnen und dem Meridian ermöglichen, sich zu entspannen.

„Möge die Übung gelingen".

5. Behandlung der Wandlungsphasen

Jeder Meridian ist nicht nur Teil eines Funktionskreises, sondern auch einer Wandlungsphase. Daraus resultieren auch Eigenarten, die mit der jeweiligen Wandlungsphase zusammenhängen. Das Typische einer Wandlungsphase spiegelt sich auch in den Funktionskreisen und in deren Vorlieben und auch Abneigungen bei den Behandlungen wider.

Die Meridiane des Holzes bevorzugen kräftigere, teilweise auch sehr aktive Behandlungen. Menschen, die solche Behandlungen lieben, sind oft sportlich und haben eine gut entwickelte Muskulatur. Gallen- und Leber-Meridian sind gut entwickelt, damit sie diesen Muskel-Apparat gut mit Ki und Blut versorgen können.

Vor allem auf den Gallen-Funktionskreis als aktiveren Part trifft das zu. Der Leber-Funktionskreis spricht auch auf sanfte Berührung an – vor allem, wenn es um die Unterstützung von emotionaler Verarbeitung geht.

Die Meridiane des Feuers sind selbst so heiß und aufgeregt, dass jede hektische, unwirsche Berührung sofort zum Rückzug führt. Hektik und Unruhe sind also Dinge, die den Feuer-Meridianen gar nicht behagen.

Vor allem der Herz-Funktionskreis, der von zwei Funktionskreisen geschützt wird, schreckt entweder zurück und igelt sich ein, oder er wird „hysterisch" und verliert den Boden unter den Füßen, wenn er zu unwirsch angegriffen wird. Deshalb ist anzuraten, erst bei Herzkonstriktor und/oder Dünndarm nachzufragen, bevor direkt am Herz gearbeitet wird. Der Dünndarm-Meridian mag es klar und ehrlich. Zwar ist auch er ob seiner Schutzfunktion vorsichtig, doch wenn die Gründe für die Behandlung und auch das Ziel eindeutig sind, bewegt er sich gerne und lässt sich auch gut behandeln.

Die Meridiane der Erde mögen es ihrem Wesen nach eher gemütlich. Sie lassen sich gerne berühren, brauchen dabei aber das Gefühl der Zuwendung. Sie wollen sicher sein, dass sie gemocht werden und dass die Praktikerin für sie sorgt. Das beginnt bereits bei der Einrichtung der Praxis und endet in der Art der Berührung.

Das gilt sowohl für den Milz-Meridian als auch für den Magen-Meridian. Der Magen tut sich oft ein bisschen schwer mit dem Genugkriegen. Er neigt dazu, dass er immer mehr will und dann noch mehr. Und wenn er das nicht bekommt, ist er unzufrieden. Also ist es gut, auf Details sowie auf ein gutes Ende zu achten.

Die Meridiane des Metalls bevorzugen professionelle Distanz und Genauigkeit. Sie wollen nicht zu sehr umsorgt oder gar überrumpelt werden. Exakte Vorgehensweise ist ihnen wichtiger als Wohlfühlambiente.

Vor allem der Lungen-Meridian mag es eher, wenn die Praktikerin den Verlauf genau verfolgt und auch jede Abweichung wahrnimmt und sofort darauf eingeht. Wichtig dabei ist, sich als PraktikerIn der Sache ganz sicher zu sein. Suchen und Herumstochern können Metall-Meridiane gar nicht leiden.

Die Meridiane des Wassers brauchen vor allem Sicherheit und Tiefe. Unsichere oder zaudernde Berührungen machen schnell eine effektive Behandlung von Niere und Blase zunichte.

Die Niere ist dadurch natürlich mehr irritiert, da sie der Sitz der Emotionen Angst und Mut ist. Dadurch fühlt sie die Unsicherheit anderer besser und ist dadurch auch deutlich irritiert. Vor allem, wenn die Klientin unter einem Angstmuster, wie etwa einem Trauma, leidet. Die Blase wird dadurch mehr gestört, wenn sie das Gefühl hat, dass man nicht hinter ihr steht und sie zu unterdrücken versucht.

Ich rate, auf diese Eigenheiten der Funktionskreise einzugehen, da dadurch die Qualität der Behandlung und das Wohlbefinden der Klientinnen deutlich verbessert werden. Dies mag auch der erste Schritt zu einer einfühlsamen Meridian-Behandlung im Sinne eines Dialogs sein.

6. Zonen

Vor der Behandlung der Meridiane empfiehlt es sich, die Hara (Abb. 004) und Rückenzonen (Abb. 005) anzusehen und zu erspüren. Am Hara spiegelt sich der akute Zustand des Ki und am Rücken der chronische oder organische Zustand wider. Achtung, die Zonen zeigen den Ki-Zustand des Funktionskreises und nicht des Meridians. Deshalb können diese fallweise unterschiedlich sein.

Die Harazonen eignen sich auch ganz hervorragend, um die energetische Qualität der Meridiane zu erspüren und auch, um die Meridiane im direkten Vergleich mit ihrer Zone zu finden.

Die Größe der Zonen kann von Mensch zu Mensch unterschiedlich sein, ihre Position ist konstant.

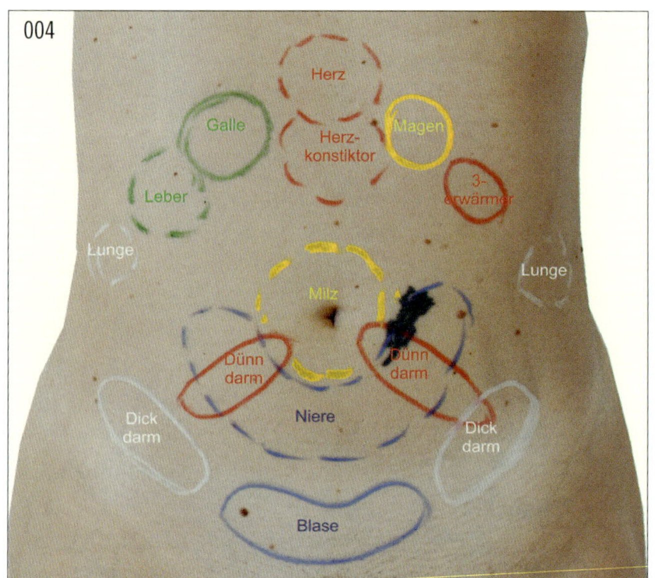

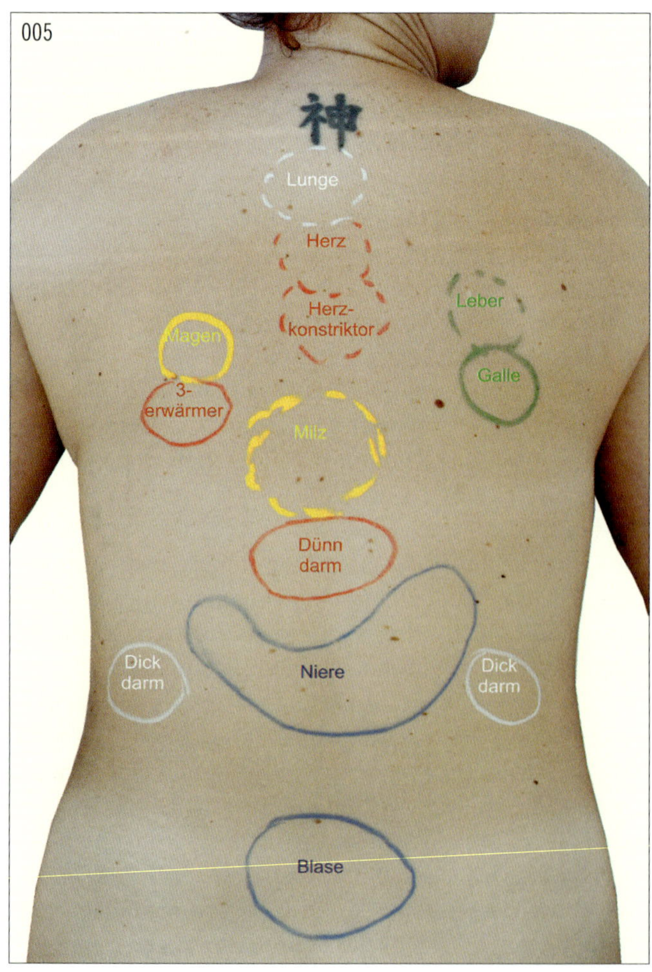

7. Antworten

Auf einige der vielen Fragen, die ich mir selbst oder die Schülerinnen mir gestellt haben, habe ich die Antworten noch einmal zusammengefasst.

- Meridiane ändern ihren Verlauf, wenn es die Umstände erfordern; wenn sie durch äußere Einflüsse gezwungen sind, Umwege zu gehen, wie etwa bei Verletzungen oder Störungen ihres ursprünglichen Verlaufs, oder wenn innere Umstände es nötig werden lassen.
- Meridiane können ihren Verlauf öfter ändern und auch wieder in ihre ursprünglichen Bahnen zurückkehren.
- Manchmal bleiben Meridiane auf den geänderten Verläufen, wenn es ihre Funktionen nicht beeinträchtigt oder für den reibungslosen Ablauf des Ki-Musters nötig ist.
- Meridiane ändern ihren Zustand. Sie werden also kyo oder jitsu, stagnieren oder sind harmonisch. Sie ändern jedoch nie ihre Qualität, ihren Charakter. Dadurch sind sie immer und bei jeder Klientin zu finden und zu erkennen.
- Meridiane tun alles, was nötig ist, um ihre Aufgaben zu erfüllen. Deshalb ist es bei der Behandlung wichtig zu erkennen, ob ein Kyo- oder Jitsu-Zustand der momentanen Beanspruchung des Funktionskreises entspricht, oder von einem Disharmoniemuster herrührt.
- Die Qualität des Meridians und auch sein Verlauf sind immer funktionsabhängig.
- Wahrnehmung geht vor Bücherwissen. Die aufgezeichneten Verläufe können nie das gesamte Spektrum der natürlichen Möglichkeiten abdecken. Meridiane nutzen jede Gelegenheit, um ihre Funktion bestmöglich zu erfüllen. Es liegt an uns als Praktikerinnen, sie dabei bestmöglich zu unterstützen.
- Ob ich mir nur einbilde, was ich spüre, beantwortet die Wirklichkeit. Wenn es funktioniert, ist es echt, wenn nicht, hab ich mich geirrt und möglicherweise mein eigenes Muster projiziert.
- Meridiane bei Kindern haben ihren endgültigen Verlauf noch nicht gefunden. Sie brauchen teilweise bis zum Ende der Pubertät, bis sie sich festgelegt haben.
- Meridiane bei älteren Menschen folgen denselben Verläufen, die sie schon ein Leben lang benutzen. Wir wissen, dass ältere Menschen Veränderungen nicht so schätzen, bei Meridianen ist es genauso. Energetische Muster sind wesentlich ausgeprägter und damit ungleich schwieriger zu verändern.
- Wie sich Meridiane anspüren, ist sehr stark von ihrer Funktion abhängig.
- Genauso wie die Signatur von Meridianen unverwechselbar ist, teilen sie sich auf ihre ganz eigene Weise mit und so lassen sich ihre Bedürfnisse und Probleme leichter eruieren.
- Wie tief die Meridiane unter der Haut liegen, hängt davon ab, welches Gewebe dem Funktionskreis zugeordnet ist und welche Funktion er erfüllt. Dementsprechend reagieren Meridiane bei Verletzungen unterschiedlich, je nachdem wie tief die Wunde geht.
- Bei Abweichungen, die durch äußere Faktoren verursacht werden, bemühen sich Meridiane trotz ihrer Funktionen bestmöglich nachzukommen.
- Nach der Beseitigung des Problems, dass zu Verlaufsänderungen geführt hat, kehrt der Meridian nicht automatisch in seine ursprüngliche Bahn zurück. Er verbleibt quasi in einer Schonhaltung, die ihrerseits zu Problemen führen kann und deshalb behandelt werden sollte. Das ist quasi wie eine energetische Rehabilitation.
- Meridiane haben nicht immer denselben Zustand wie die Hara-Zone. Das liegt daran, dass die Zonen den energetischen Status des Funktionskreises anzeigen. Dieser hängt aber nicht nur vom Meridian ab. So kann es bei organischen Problemen, wie etwa einer Entzündung, der Fall sein, dass der Meridian im Kyo ist, auch wenn die Hara-Zone Jitsu ist.
- Das Gleiche gilt auch für Rückenzonen und Körperzonen.
- Energetische Arbeit mit den Meridianen kann nicht zu Verletzungen der Klientinnen führen, da sich das System soweit selbst schützt, dass es keine Ki-Bewegungen zulässt, die bedrohlich sind. Schlimmstenfalls treten leichte Stoffwechselstörungen oder Zunahme eines bestehenden Unwohlseins auf.
- Der Abstand zwischen den Behandlungen sollte dem Ki-Muster Zeit geben, sich an die neue Situation zu gewöhnen und diese in das Gesamtsystem zu integrieren. Außerdem kann die Praktikerin dann besser beurteilen, ob noch andere Faktoren im Spiel sind, die auf das Muster einwirken.

8. Leber-Meridian (Abb. 006) – Gan Mai, Yin-Meridian

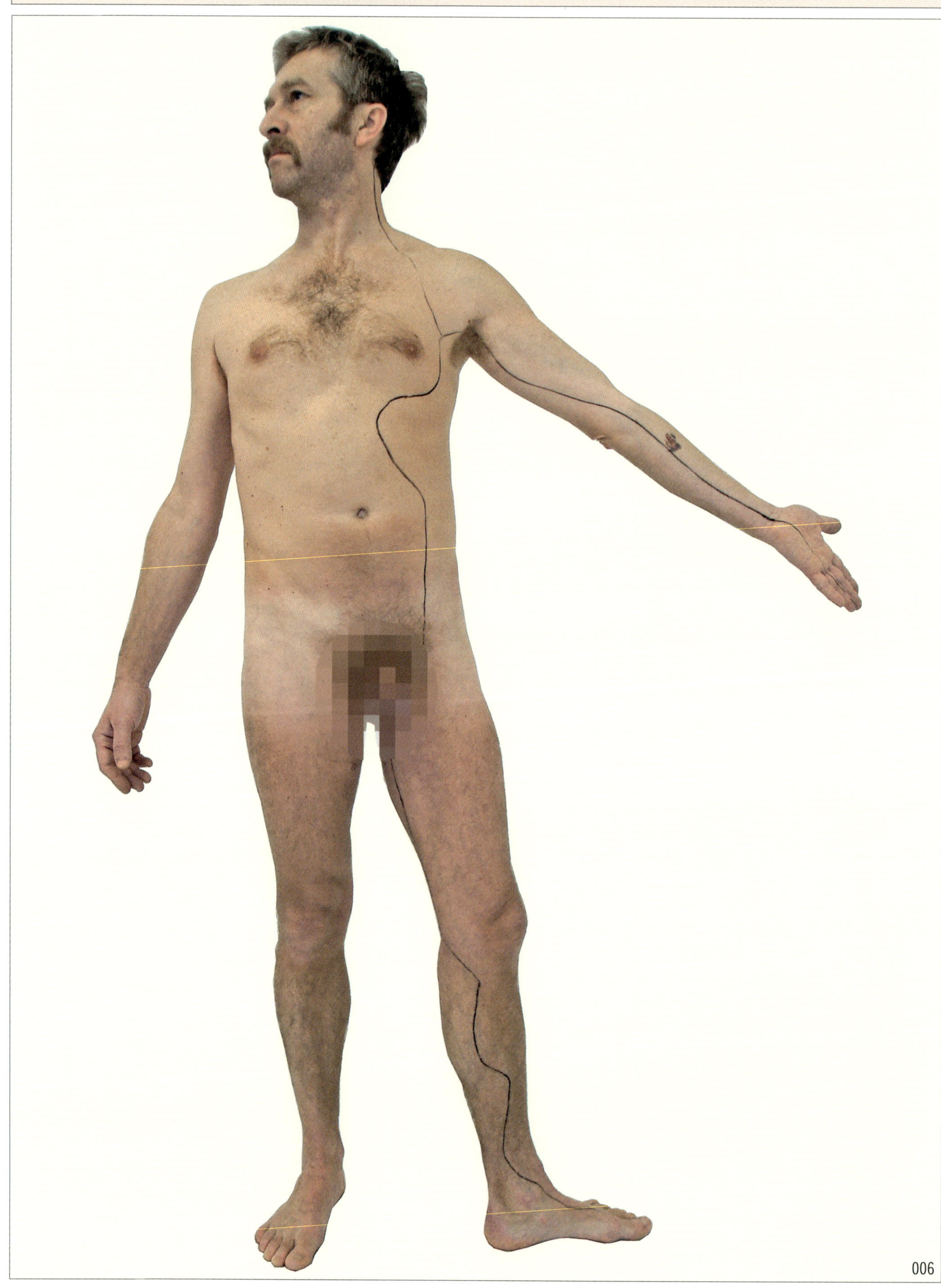

006

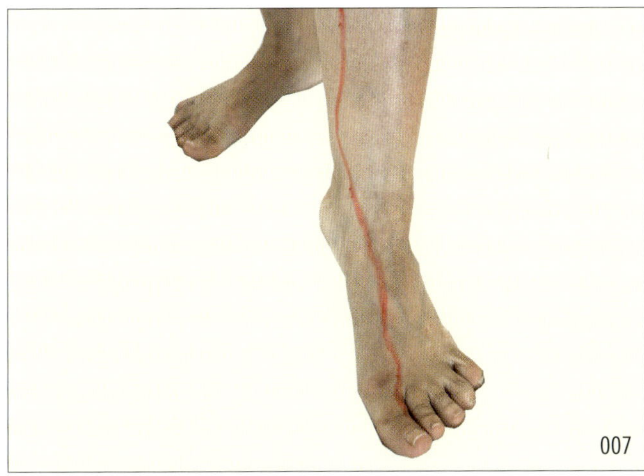
007

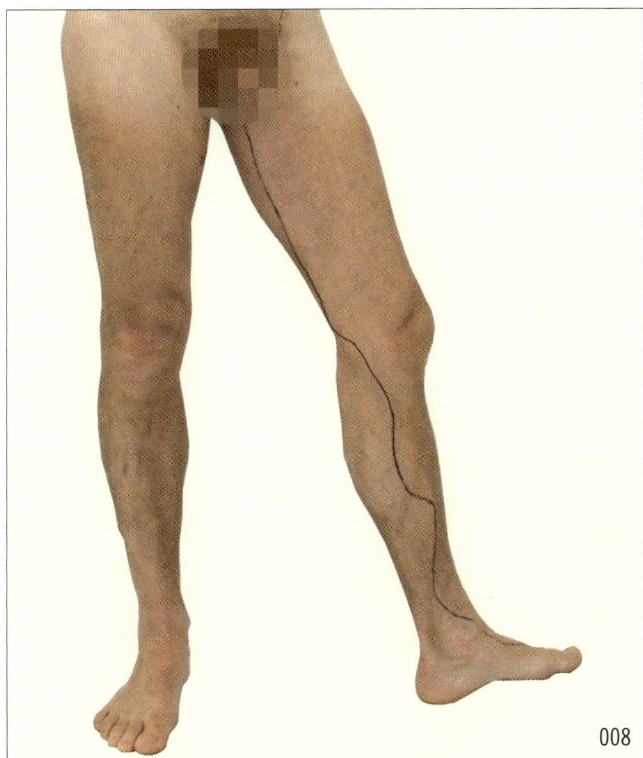
008

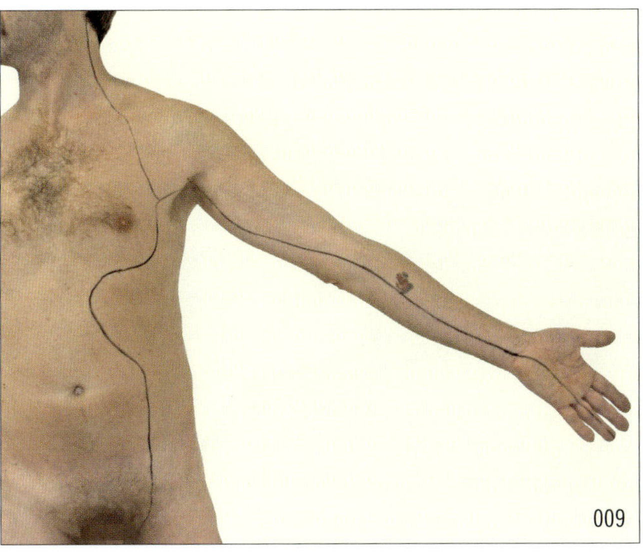
009

8.1 Verlauf

Verlauf an Fuß und Bein (Abb. 007/008)

- Vom lateralen Nagelwinkel der großen Zehe
- entlang des medialen Randes des 2. Mittelfußknochens (Os metatarsale zwei) am Fußrücken
- vor dem inneren Knöchel (medialer Maleolus) knapp vorbei und dann mit einem kleinen Bogen zu Milz-6 [3 cun über dem Knöchel in der Rinne zwischen Schienbein (Os tibia) und Wadenmuskel (M. gastrocnemius)]
- an der inneren Schienbeinkante (medialen fossa tibialis) 6 cun nach oben zur Mitte des Schienbeins
- in einem Bogen über den inneren (medialen) Anteil des Zwillingswadenmuskels (M. gastrocnemius)
- zur maximalen Beugefalte des Knies
- über den Innenroller am Kniegelenk (M. sartorius)
- entlang des langen Heranziehers (M. adductus longus) und auf der Sehne der heranziehenden Muskeln des Beines (Adductorengruppe) bis zur Leiste
- gerade zum oberen Rand des Schambeins (Os pubis)

Verlauf an Oberkörper, Arm und Hand (Abb. 009)

- Vom oberen Rand des Schambeins (Os pubis)
- entlang des Hüftknochens (Os ischias) zu einem Punkt, der 1 cun innerhalb des vorderen oberen Darmbeinstachels (medial der Spina iliaca anterior superior) liegt
- weiter steil nach oben bis zur 11. Rippe (Os costa)
- in einem Bogen nach innen entlang des Rippenbogens bis in Höhe der 8. Rippe
- über die Rippen zum 6. Zwischenrippenraum (Intercostalraum)
- bis 6 cun von der Mittellinie nach außen (lateral)
- hinauf bis zum 3. Zwischenrippenraum [parallel zum Milz-Meridian]

1. Ast

- Am Arm über den inneren (medialen) Anteil des Armbeugers (M. biceps brachii)
- zwischen der Sehne des Armbeugers (M. biceps brachii) und dem inneren Oberarmknöchel (Epicondylus medialis humeri)
- zum Fingerbeuger (M. flexor digitorum superficialis)
- über das Handgelenk
- über die Beugersehne, die zum Ringfinger führt
- mittig über den Ringfinger
- zum Fingerballen des Ringfingers

2. Ast

- Führt vom 3. Zwischenrippenraum (Intercostalraum) senkrecht nach oben über das Schlüsselbein (Clavicula)
- über den inneren, vorderen Anteil (medial, anterior)

des Kopfwenders (M. sternocleidomastoideus)
– zum Warzenfortsatz des Hinterhauptrandes (Processus mastoideus)

Der Leber-Meridian soll im Zuge seines Weges durch den Körper erkennen, welche Bereiche der Muskulatur mehr oder weniger Ki und Blut brauchen. Daher ist es naheliegend, dass er sich im Muskelgewebe bewegt. Er lässt sich also nicht mit der Haut und dem Bindegewebe verschieben. Wenn sich der Muskel auf dem knöchernen Anteil verschiebt oder verändert, hat das direkten Einfluss auf den Leber-Meridian.

Am Bein folgt er der sehr präsenten Sehne der Adduktoren, die für die Stabilität und Kraft der Beine mitverantwortlich ist. Sprunggelenke, Knie, Hüfte, Handgelenke, Ellbogen und Schultern liegen auf dem Weg des Leber-Meridians. Dadurch hat er die Möglichkeit, sie zu stabilisieren und zu kräftigen. In der Leiste kreuzt er die Beinaorta und unterstützt sie in ihrer Arbeit.

8.2 Behandlungsposition

Übliche Behandlungsposition ist in Rückenlage (Abb. 010/011/012/013/014). Dabei kann der gesamte Leber-Meridian gut erreicht werden. Beachte, dass der Winkel der Beine und Arme zum Körper davon abhängt, in welcher Lage sich der Meridian am besten öffnet und welche von der Klientin gut eingenommen werden kann. Das Knie sollte bei ungedehnteren Klientinnen auf jeden Fall unterfüttert werden. Das kann durch dein Bein oder auch durch einen Polster geschehen. Zu viel Spannung in der Sehne führt dazu, dass sich der Meridian nicht öffnen kann, weil die Muskulatur durch die Beanspruchung und den Schmerz kontrahiert. Der Meridian entwickelt dann eher Widerstand gegen die Behandlung und er wird so rasch wie möglich seinen ursprünglichen Zustand wieder einnehmen. Auch die Arm-Behandlung über dem Kopf wird von vielen Klientinnen als sehr angenehm empfunden.

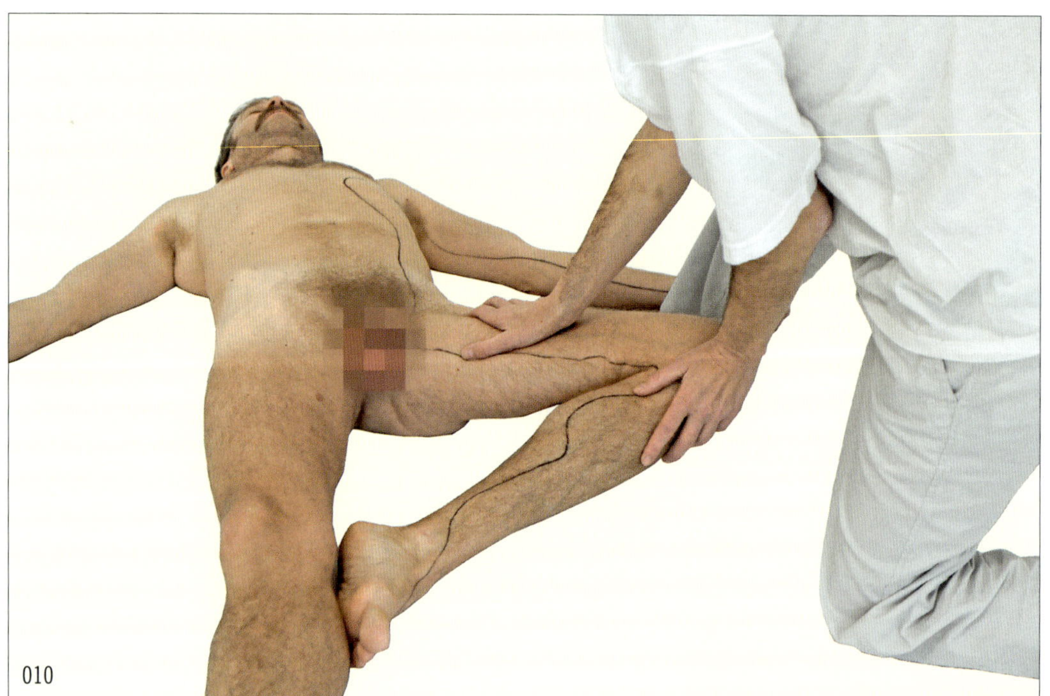
010

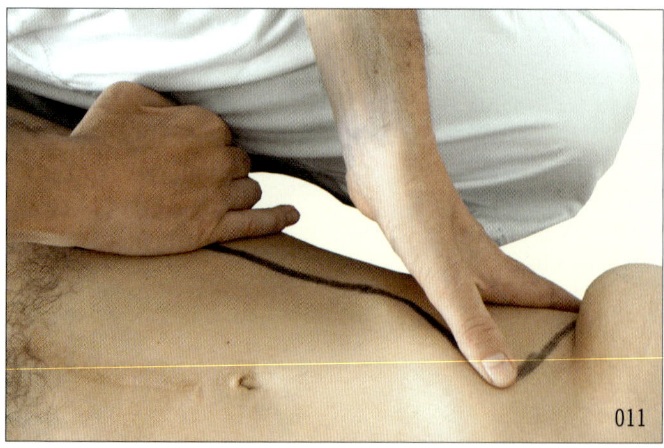
011

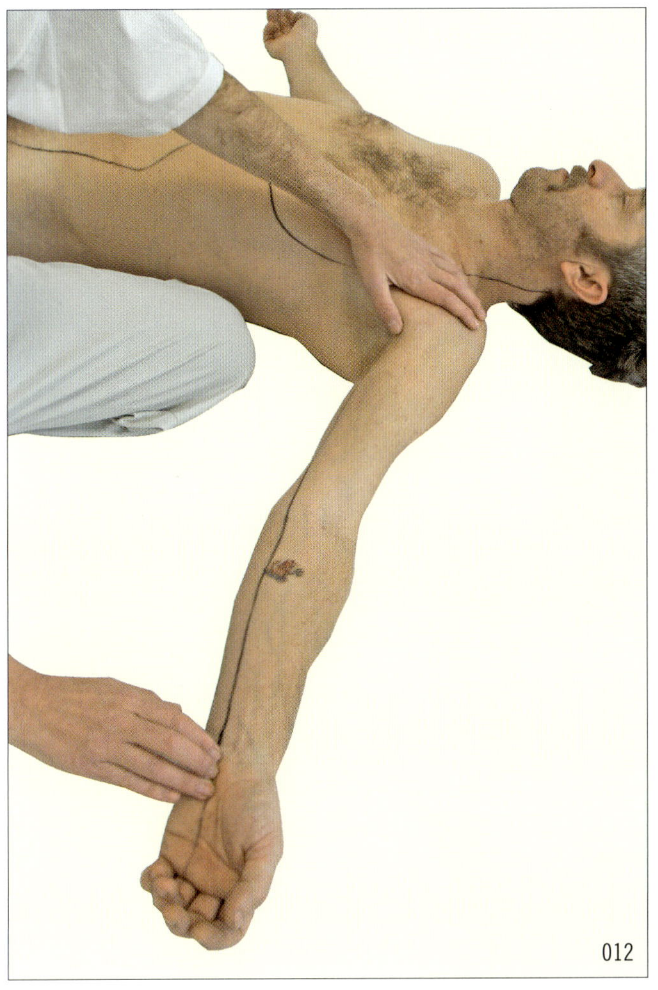
012

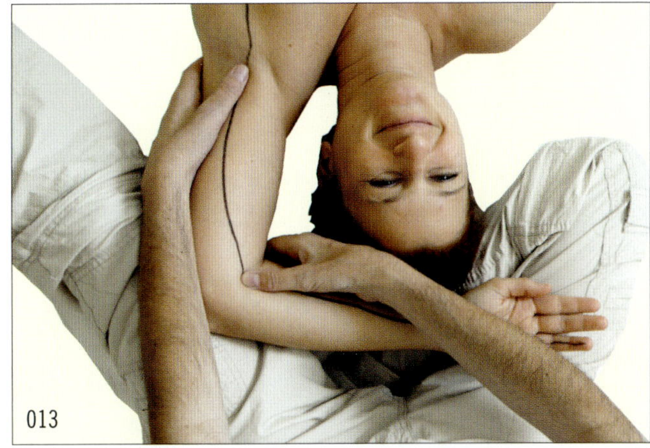
013

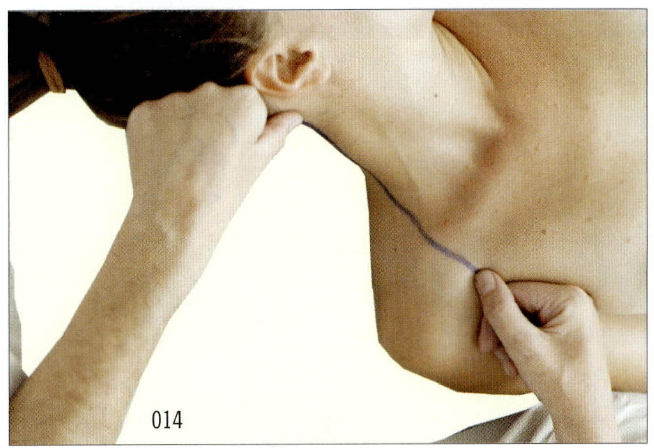
014

8.3 Alternative Positionen

Die Leber-Meridian-Behandlung am Bein in Seitenlage ist gut auszuführen, auch wenn der Meridian nicht gespannt und dadurch präsentiert wird (Abb. 015). Einziger Nachteil besteht darin, dass der Verlauf am Oberkörper und Arm nur auf der anderen Körperseite erreicht wird (Abb. 016).

Auch die Behandlung des Arms in Seitenlage ist angenehm, wenn man den Arm am eigenen Bein ablegt (Abb. 017).

Klientinnen mit starken Unterrückenbeschwerden können leichter auf der Seite liegen als am Rücken (Abb. 018).

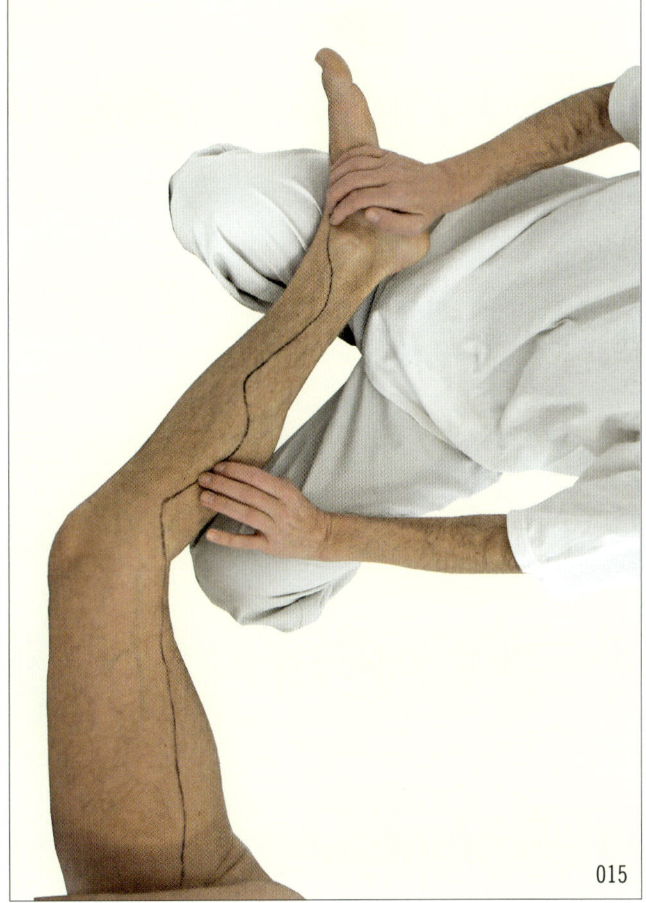
015

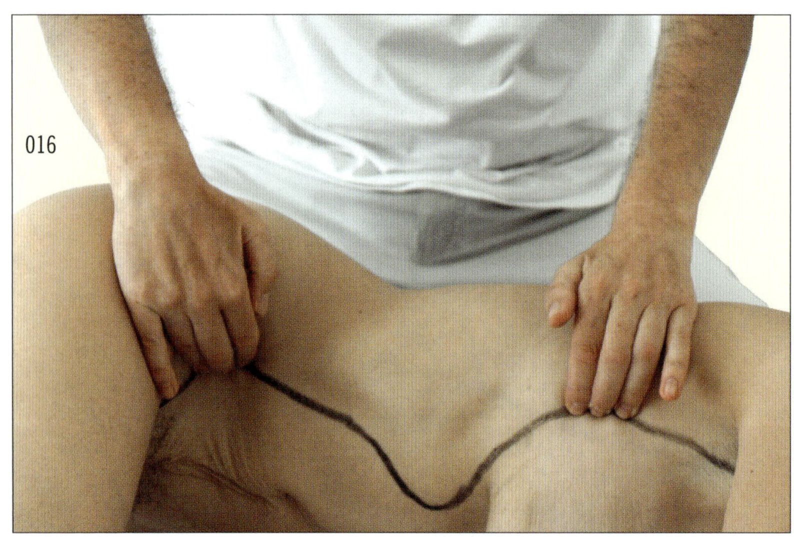
016

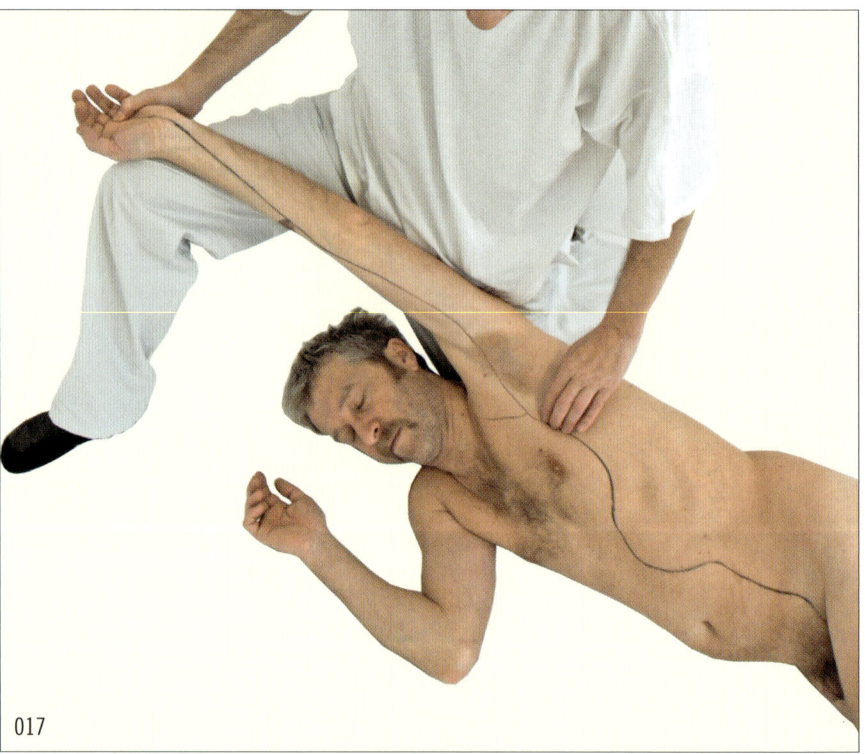
017

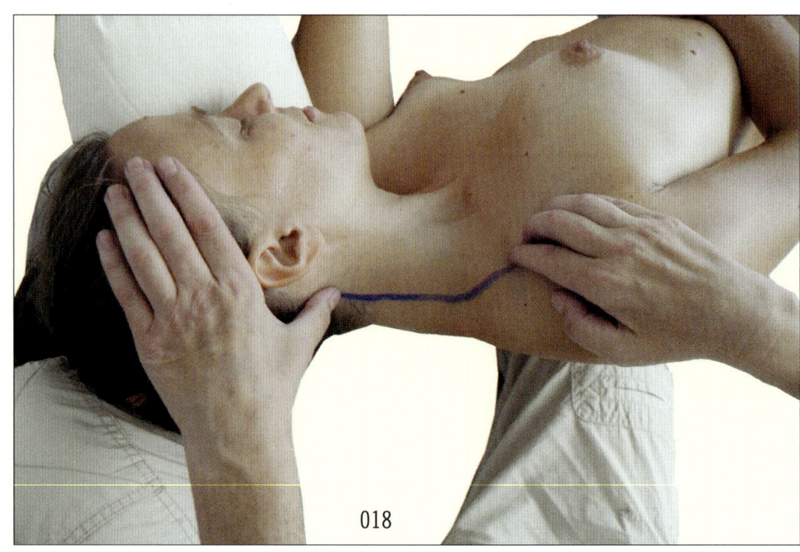
018

8.4 Zonen

Hara-Zone: liegt rechts seitlich, Höhe 8./9. Rippe am Rippenbogen
Rücken-Zone: rechts unter dem Schulterblatt, Höhe 10. Brustwirbel
Gesicht Zone: zwischen den Augen mittig über der Nasenwurzel

Leber-Ki zeigt sich im Gesicht und in den Augen. Röte ist ein Zeichen für Yang-Überschuss oder Yin-Mangel im Leber-Funktionskreis. Er dominiert die Sehnen und Gelenke. In ihnen zeigt er auch seinen Zustand wie durch Steifheit, Unbeweglichkeit oder Hypermobilität.

8.5 Tsubos

Le 2: Der Zwischenraum des Gehens | Feuerpunkt

1 cun körperwärts vom Nagelfalz
- Verteilt Leber-Ki
- Beruhigt Wind
- Kühlt das Blut und führt Hitze ab
- Bei pulsierenden Kopfschmerzen mit Rötung des Gesichts; Migräne
- Bei geröteten schmerzenden Augen

Le 3: Die mächtige große Straße | Quellpunkt

2 cun körperwärts vom Nagelfalz, wo sich der erste und zweite Mittelfußknochen treffen
- Öffnet den Meridian und harmonisiert Ki
- Reguliert die Menstruation bei Leber-Blut-Stagnation
- Beruhigt den Geist
- Entfernt Wind
- Meisterpunkt der Muskeln – entspannt Muskeln; bei Krämpfen; kombiniert mit Hk 6 entspannt er alle Muskeln
- Unterstützt den gleichmäßigen Fluss des Leber-Ki

Le 8: Die Quelle an der Krümmung | Blutpunkt

An der maximalen Beugefalte der Kniekehle
- Nährt das Yin
- Nährt das Blut
- Vertreibt Feuchtigkeit aus der Blase und aus dem Unteren-Erwärmer (z.B. Ausfluss, Jucken, Brennen – vor allem bei emotionalen Problemen)

Le 13: Die dekorierte Pforte | Front-Mu-Punkt der Milz

Vor der Spitze der 11. Rippe
- Harmoniert Leber und Milz
- Verteilt und reguliert Leber-Ki
- Unterstützt Magen und Milz; löst Stagnationen auf
- Harmonisiert Leber und Milz (z.B. Verdauungsprobleme, seitliche Schmerzen, Aufstoßen, Völlegefühl, etc.)

Le 14: Zusammenkunft der Leber | Front-Mu-Punkt der Leber

Im 6. Zwischenrippenraum auf der Mamillalinie (4 cun von der Mitte)
- Verteilt und harmonisiert Leber-Ki
- Stärkt das Blut und zerstreut Ansammlungen
- Harmonisiert Leber und Magen (z.B. rote juckende Hautprobleme)

8.6 Funktion

Aufgaben des Meridians
- Sorgt für die Versorgung mit Ki und Blut in der Muskulatur
- Entspannt Muskeln und Gelenke, oft in Zusammenarbeit mit der Herzkonstriktor Funktion. Hier übernimmt die Leber die Entspannung der unteren Extremitäten und der Herzkonstriktor die der oberen
- Der Meridian öffnet sich in die Augen; damit kontrolliert er die Sehfähigkeit
- Hält die Gelenke, Bänder und Sehnen geschmeidig und flexibel
- Stärkt die Muskulatur und hält sie einsatzfähig
- Er verleiht uns Stabilität
- Ist für die reibungslose Funktion der Gelenke verantwortlich
- Sorgt für Wachstum und Entwicklung

Aufgaben des Funktionskreises
- Macht uns und unseren Geist flexibel, damit wir auf alle Situationen angemessen reagieren können
- Die Leber macht Lebenspläne und begeistert sich für Neues
- Sie hält den Geist offen, um Neues zu lernen und zu rezipieren
- Reinigt das Blut und ist damit neben den Nieren unsere zweite große Entgiftungsstation
- Speichert Blut während der Nacht, sodass darin das Shen zur Ruhe kommt
- Gibt das Blut am Morgen für die Funktionen frei; wenn jemand unter Leber-Blut-Stagnation leidet ist er ein „Morgenmuffel“
- Lässt uns Emotionen erkennen, annehmen und verarbeiten

8.7 Qualität des Meridians

Die Leber ist der ruhigere Partner der Galle. Leber-Ki neigt dazu, nach oben zu gehen. Er soll Ki aber im ganzen Körper verteilen. Die Leber ist für gleichmäßigen harmonischen Ki-Fluss verantwortlich. Und genauso fühlt sie sich an – gleichmäßig und harmonisch, doch mit einer leichten

Tendenz zum Hochschießen und Heißwerden, wie eben trockenes Holz rasch verbrennt und Hitze entwickelt, wenn es nicht ausreichend mit Wasser versorgt wird. Indem die Leber die Muskeln und Gelenke beherrscht, ist sie auch für unser materielles Vorankommen verantwortlich. Sie bewegt sich gerne, treibt also auch Sport. Oft kompensiert die Leber emotionale Probleme mit Bewegung (Abreagieren). Holz steht auch für Entwicklung und Wachstum. Der gleichmäßige Fluss von Ki im Leber-Meridian macht uns geschmeidig und flexibel. Ebenso geschmeidig ist auch die Bewegung im Leber-Meridian. So können wir uns den Gegebenheiten des Lebens anpassen und schnell auf Veränderungen reagieren.

Galle und Leber sind unsere Angriffs-Funktionskreise, damit dominieren sie auch die Hüfte und die Kraft der Beine, damit wir schnell lossprinten können.

Wandel der Umstände werden auch über den Leberfunktionskreis wahrgenommen, da die Augen die Sinnesorgane der Leber sind. Die Leber fasst Pläne. Sie kann gut mit Veränderungen umgehen und führt sie zum Teil auch herbei. Sie plant in groben Umrissen, wo wir uns hin entwickeln und was wir vorhaben. Ruhig sitzen und zusehen ist so gar nicht die Art der Leber.

8.8 Wie er sich anfühlt

Der Meridian ist kraftvoll und etwas angespannt, so als wäre er immer auf dem Sprung, bereit für neue Taten und begierig, Neuerungen aufzunehmen. Das Leber-Ki geht in alle Richtungen, da es bei Bedarf die Muskeln und Sehnen mit Ki versorgt und es steht in einem Spannungsfeld zwischen Anstrengung und Ruhe. Leber-Ki hat etwas von einer Raubkatze, die erst ganz ruhig im Gras liegt, um dann blitzschnell loszuspringen und die Beute zu reißen. Sie hat auch die Tendenz, nach oben zu schießen, was deutlich zu spüren ist. Ich vergleiche sie gerne mit einer Saite eines Cellos – im Ton ruhig und tief, aber immer gespannt. In Balance ist der Meridian harmonisch und das Ki bewegt sich gleichmäßig, nicht zu schnell. Der Puls im Leber-Meridian ist deutlich, da er das Blut wie das Ki begleitet und dorthin schickt, wo es gebraucht wird. So verteilt die Leber nicht nur feinstoffliches Ki, sondern auch feststoffliches Xue. Bei Problemen (z.B. Narben) weicht der Meridian leicht und geschmeidig aus, ohne dass der Ki-Fluss beeinträchtigt wird. Er reagiert rasch und direkt auf Berührung; in etwa so, als würde man einem Rennpferd über den Hals streichen.

8.9 Meridian-Kommunikation

Der Leber-Meridian will Berührung wahrnehmen, sei es mechanisch oder sei es energetisch. Er ist Teil eines sehr emotionalen Funktionskreises und dementsprechend reagiert er sehr rasch und unverblümt auf jegliche Art der Berührung. Erlaubt sich die Praktikerin einen Fehler, ist er rasch eingeschnappt und reagiert unwirsch. Damit ist der Leber-Meridian natürlich auch leicht zu verletzen. Bei der Leber-Behandlung sollte man besonders achtsam sein. Er ist sehr emotional und wenn seine Verbindung zum Herzen gut ist, drückt er das auch aus. Das ist eine seiner Stärken und hilft der Praktikerin dabei, ihre Behandlung genau nach den Bedürfnissen abzustimmen. Es benötigt kein Nachfragen oder Taktieren. Leber ist spontan, schnell und unverblümt.

Lass dich nicht beirren, auch wenn die Klientin zu weinen beginnt. Das zeigt nur, dass das Metall die Kontrolle übernommen hat, damit die unangenehmen Emotionen unter der Oberfläche bleiben. Die Leber versteckt sich gerne hinter dem Rockzipfel der Großmutter. Vielleicht ist das für den momentanen Zustand der Klientin notwendig. Wenn sich jedoch nach mehreren Behandlungen immer die gleiche Reaktion einstellt, muss man den Zugang überprüfen und eventuell einen anderen Weg gehen, um das Muster zu erreichen. Möglicherweise verhindert die Angst die Änderung des Musters. Vielleicht möchte auch das Metall seine Kontrolle über das Holz nicht verlieren. Ausweichende Reaktionen sind sicher nicht Sache des Leber-Ki. Die Leber will die Emotion annehmen und verarbeiten, das ist ihre Art. Keine Kontrolle, keine Masken, kein Herumtun. Ihre Mutter, die Niere, mag aber dazu neigen, das zu verhindern, weil sie zu viel Angst hat, dass ihr Kind verletzt wird.

8.10 Indikation

- Funktional ist eine Leber-Behandlung angezeigt, wenn es zu Blutproblemen kommt, das Blut verunreinigt ist, oder die Menstruation nicht in Ordnung ist. Vor allem krampfhafte, schmerzende Menstruation ist ein Zeichen für Leber-Ki-Stagnation. Diese geht auch oft mit Blutstagnation einher.
- Auch bei allen Arten von Muskel, Sehnen und Gelenksproblemen tut eine Leber-Behandlung gut.
- Wenn wir Probleme haben, Pläne zu fassen oder uns zu entspannen, kann eine Behandlung des Leber-Meridians helfen.
- Wenn man am Morgen ganz schwer aufsteht und lange braucht, um in die Gänge zu kommen, kann das an einer Leber-Blut-Stagnation liegen, bei der bewegte Leber-Behandlung angesagt ist.
- Auch bei Unfähigkeit, die eigenen Emotionen zu erkennen und damit umzugehen, kann mit einer Leber-Behandlung verbessert werden. Das ist oft eine Begleiterscheinung kindlicher Traumata.
- Schwierigkeiten, mit Veränderungen fertig zu werden,

können durch Leber-Behandlungen erleichtert werden, da das Holz flexibel und anpassungsfähig ist. Es biegt und bewegt sich, wie ein Ast im Wind.

- Der unzulängliche Umgang mit alten Emotionen gehört auch zu den Anzeigen einer Leber-Behandlung.
- Kopfschmerzen auf der rechten Seite können ebenso von Leber-Ki kommen.

8.11 Form der Behandlung

Der Leber-Meridian erwartet einfühlsame zielgerichtete Handgriffe. Er möchte spüren, was die Praktikerin will und wie zielstrebig sie ihr Ziel verfolgt. Auch ein Anteil an Bewegung sollte auf jeden Fall in der Behandlung enthalten sein, damit er sich wohlfühlt. Selbst bei einer nährenden, tonisierenden Behandlung braucht der Leber-Meridian etwas Bewegung. Wichtig ist es auch, den Druck so zu dosieren, dass die Muskulatur nicht verkrampft und trotzdem angeregt wird.

Einzig, wenn es um ein rein psychisches Problem im Leber-Funktionskreis geht, sollte die Behandlung sehr behutsam und sanft verlaufen, auch weil der Meridian direkt neben dem Herz-Meridian läuft. Das ist für die Leber oft ganz schwer zu ertragen. Nichts desto trotz wirkt es ganz gut.

8.12 Wirkung der Meridian-Behandlung

Leber-Behandlungen führen oft dazu, dass sich die Klientinnen über ihre eigenen Gefühle und Bedürfnisse klar werden und dies auch gegenüber ihrer Umwelt artikulieren. Das kann mitunter ein recht anstrengender und aufwühlender Prozess sein.

Auch alte Gefühle, die wir noch nicht ausreichend bearbeitet haben, können nach einer Leber-Behandlung wieder aktuell werden und an die Oberfläche gelangen. Manchmal sind dadurch die Reaktionen auf die Behandlung etwas anstrengend und man sollte die Klientin auf jeden Fall darüber aufklären, was die Arbeit mit dem Leber-Funktionskreis bewirkt. Sich mit eigenen emotionalen Prozessen auseinanderzusetzen, ist nicht unbedingt leicht. Es ist für die Klientin oft unangenehm, dennoch empfiehlt es sich, dabei zu bleiben und den Prozess bis zum Ende durchzugehen. Damit erhält das Muster die Möglichkeit zur Bewegung. Der Raum wird offen und gibt der Entwicklung Platz. Nur mit angenommenen und verarbeiteten Emotionen ist Platz für Neues. So kann Altes zum Abschluss kommen und der Geist sich klären.

Die Behandlungen lösen Blutstagnationen aus und fördern Entgiftungsprozesse (was starken Einfluss auf die Menstruation hat) – sowohl seelischer, emotionaler als auch körperlicher Art. Für Frauen ist dies durch die Menstruation ein natürlicher zyklischer Prozess. Wenn dieser blockiert ist, findet die Reinigung nicht ordentlich statt.

Bei Männern ist diese Art der Entgiftung mit Hilfe von Leber-Ki besonders gut. Vor allem auch deshalb, weil sie sich oft schwer tun, emotional mit sich ins Reine zu kommen.

Das Lösen der Emotionen hilft, beziehungstechnische Probleme zu lösen und mit den Mitmenschen gesünder umzugehen. Natürlich kann diese Erkenntnis der eigenen Gefühle erst einmal anstrengend sein und für Menschen, die diese Erfahrung noch nicht gemacht haben, sogar beängstigend. Wenn wir uns aber über die eigenen Gefühle klar werden und sie annehmen, führt das zu einem wesentlich besseren Verständnis von uns selbst und den Vorgängen in uns. Es gibt uns also die Chance, uns besser zu verstehen und damit glücklicher zu werden, denn nur wenn ich weiß, was ich will und was mich bewegt, kann ich mich dementsprechend verhalten.

Bei einer Leber-Behandlung kommt es zu einer tiefen Entspannung, die anschließend das Aufstehen schwer machen kann. Das hängt damit zusammen, dass die Leber sehr direkt auf die Muskulatur wirkt und sie entspannt. Niederer Muskeltonus lässt uns auskühlen, wie wir es vom Schlafen kennen. Vor allem der Punkt LE 3, kombiniert mit HK 6, entspannen sowohl die Muskulatur der Unteren-Erwärmers, als auch die des Oberen. Dadurch kühlt man während der Behandlung sehr stark aus. Deshalb sollte der Therapeut nicht vergessen, eine Decke bereitzulegen.

Kombiniert mit einer Jong-Mai-Behandlung lösen sich Menstruationsbeschwerden, die aus einer Leber-Blut-Stagnation oder einer Leber-Ki-Stagnation kommen.

Yinisierende Leber-Meridian-Behandlungen lassen übermäßige Leber-Hitze abkühlen und bringen damit verbunden Symptome zum Abklingen. Außerdem macht sie die Muskulatur und die Gelenke flexibel.

9. Gallenblasen-Meridian (Abb. 019) – Dan Mai, Yang-Meridian

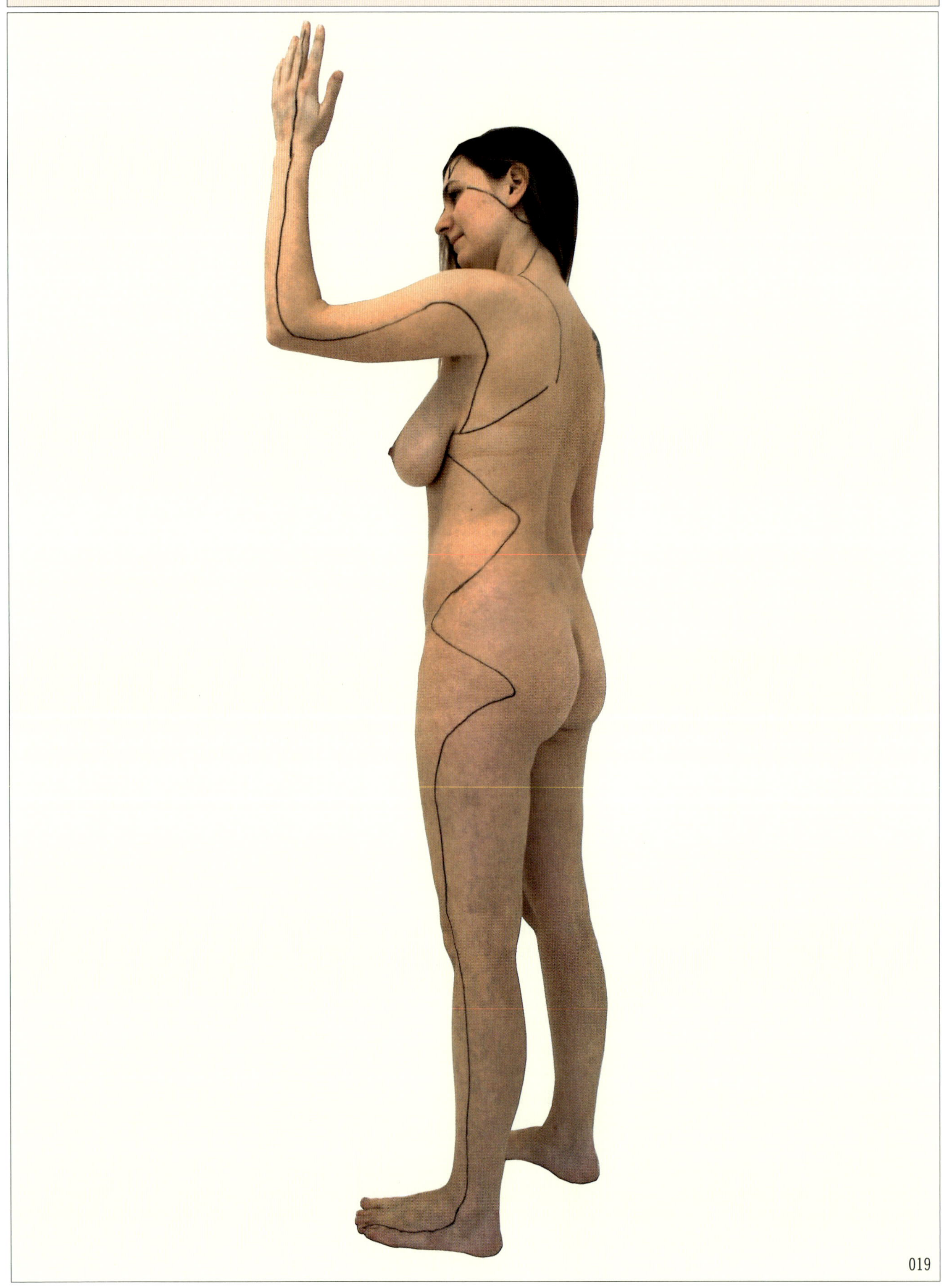

019

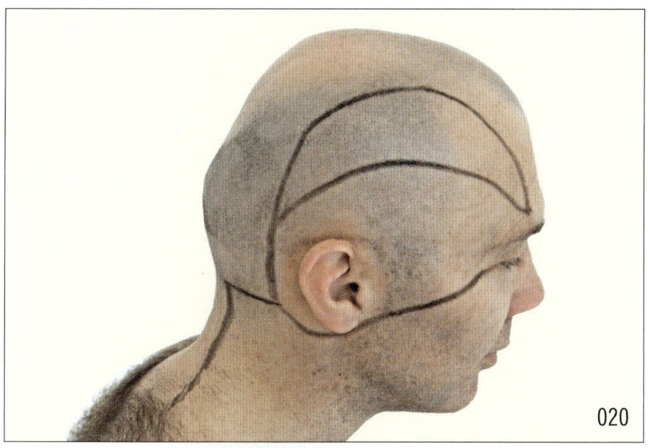
020

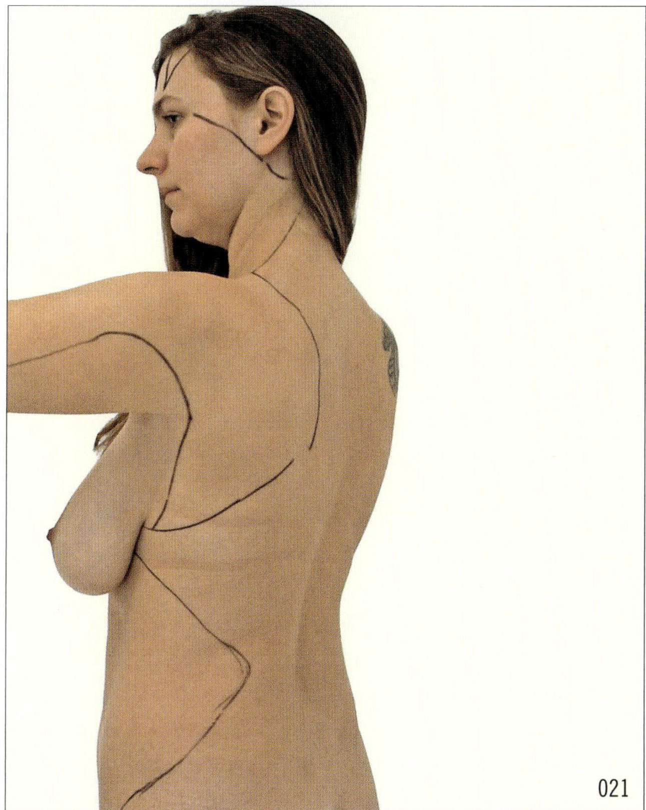
021

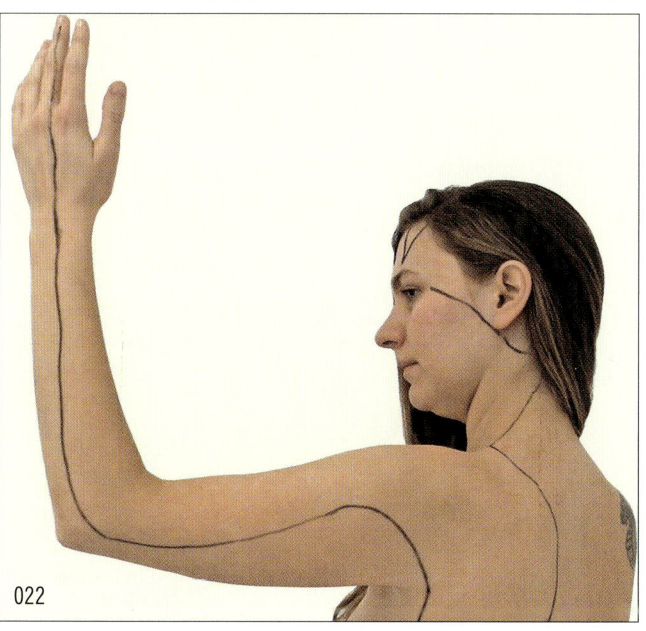
022

9.1 Verlauf

Verlauf am Kopf und Rücken (Abb. 020/021)

1. Ast

- Beginnt 1 cun lateral des äußeren Augenwinkels
- über das Schläfenbein zum unteren Ohransatz
- ½ cun vor dem Ohransatz
- weiter nach unten in einem Bogen
- um das Ohr bis zum Warzenfortsatz am Hinterhauptrand (Processus mastoideus)
- nach hinten entlang des Hinterhauptrands (Os occipitale) 1 cun zur Mitte.

2. Ast

- Von der Augenbrauenmitte zurück in einem größeren Bogen, parallel zum Blasen-Meridian bis zum höchsten Punkt
- dann bis 1 cun über und hinter dem hinteren Ohransatz

3. Ast

- Von der Mitte der Augenbraue in einem tieferen Bogen zum Punkt 1 cun hinter dem oberen Ohransatz
- dann hinunter zum Hinterhauptrand 1½ cun lateral der Mitte
- vom Hinterhauptrand hinunter über den Kapuzenmuskel (M. trapezius) über dessen höchsten Punkt der Schulter über dem Schlüsselbein (Scapula)
- dort in einem Bogen zum oberen inneren Schulterblattwinkel (Angulus superior medialis scapulae)
- über den inneren Schulterblattrand (Margo medialis scapulae) bis 1½ cun über dem unteren Schulterblattwinkel (Angulus inferior)
- unter dem Schulterblatt (Scapula) durch, bis zur Achsellinie (Axillarlinie) und dem 5. Zwischenrippenraum (5. ICR) [hier mündet der Ast vom Arm ein]

Verlauf an Arm und Hand (Abb. 022)

- Vom äußeren (lateralen) Nagelwinkel des Mittelfingers
- zwischen 2. und 3. Mittelhandknochen (Os metacarple)
- vom Handgelenk entlang der Speiche (Os radius) vom Oberarm-Außenknöchel (Epicondylus lateralis) über den Armstrecker (M. triceps)
- über denhinteren Anteil des Delta-Muskels (M. deltoideus) am Arm bis zur hinteren Achselfalte
- zum Treffpunkt der Achsellinie mit dem 5. Zwischenrippenraum

Verlauf am Körper

- Von der Axillarlinie 2 cun medial im 5. Zwischenrippenraum (Intercostalraum) außen (lateral) bogig bis zum inneren (medialen) Ende der achten Rippe (1. freie Rippe)
- in einem Bogen nach außen (lateral) und auf die

Rückseite zur Spitze der 12. Rippe
- wieder nach vorne in einem Bogen zum vorderen Rand des vorderen oberen Hüftbeinstachels (Spina iliaca anterior superior)

Verlauf an Bein und Fuß (Abb. 023)
- Über den Hüftbeinstachel zurück zum großen Rollhügel des Oberschenkelknochens (Trochanter major femoris)
- über den Beuger und Wegstrecker am Oberschenkel (M. tensor fasciae latae)
- seitlich am Kniegelenk
- über das Köpfchen des Wadenbeins (Fibulaköpfchen)
- an der seitlichen Unterschenkelmuskulatur zum Dreher des Fußes (M. peronaeus longus)
- vor dem Außenknöchel (lateraler Maleolus)
- zwischen dem 4. und 5. Mittelfußknochen (Os metatarsale) zum äußeren (lateralen) Nagelwinkel der 4. Zehe

Ebenso wie ihr Partner, der Leber-Meridian, ist der Gallen-Meridian für die Versorgung der Muskulatur zuständig. Dabei transportiert er Ki und Blut dorthin, wo die Leber es haben will. Er ist dabei der aktivere Teil. Er verläuft in der Muskulatur und verleiht ihr Stärke und Geschmeidigkeit. Damit ist er aber auch anfällig für alle Arten von Muskelverletzungen.

Sein gezackter Verlauf im Bereich des Beckens und an der Schulter macht klar, warum er diese Bereiche so stark beeinflusst. Er deckt sowohl den Hüftknochen, die Gelenkspfanne als auch den Oberschenkelknochen ab. Ähnlich ist es im Nacken und der Schulter, die den Kopf mit dem Körper verbinden. Auch hier ist der Einfluss des Gallen-Meridians nicht unerheblich.

Er ist aktiver und sein Zickzack-Verlauf an der Körperseite zeigt deutlich, was er mit Ki versorgt und zeigt auch seine Nähe zu Wind, der sich schnell und ungehindert dorthin bewegt, wo er will. Bei Problemen sieht man das an der Wechselhaftigkeit der Gallenmuster. Teils dringt er tief in die Gelenke ein, wie im Bereich von Ga 30, teils geht er durch den Muskel, wie beim M. trapezius und teils liegt er nahe an der Oberfläche, wie am Rippenbogen und Bein, damit er stabilisierend wirken kann. Das braucht der Meridian vor allem dann, wenn das Nieren-Ki nicht ausreicht, um uns aufzurichten. Dieser Zickzack-Verlauf ist beim Gallen-Meridian Programm.

9.2 Behandlungsposition (Abb. 024–028)

Der Gallen-Meridian wird meist in Seitenlage behandelt. Der Winkel von 90° an der Hüfte (Abb. 027) öffnet zwar gut das Hüftgelenk und ermöglicht dadurch einen optimalen Zugang zu Ga 30, muss aber auf jeden Fall aufgrund

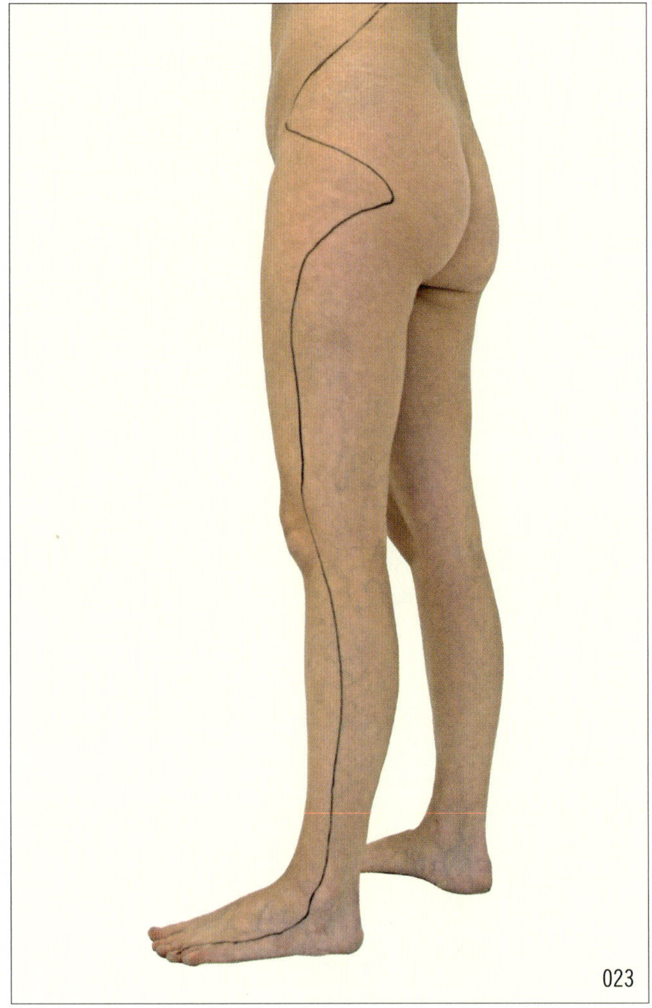

023

der Durchlässigkeit des Meridians überprüft werden. Wenn notwendig kann das Knie und der Unterschenkel unterfüttert werden.

Auch Kopf und Nacken können in Seitenlage optimal erreicht werden (Abb. 024). Die Lagerung des Kopfes und des gestreckten Beines sollte der geraden Ausrichtung der Wirbelsäule folgen. Der unten liegende Arm sollte so positioniert sein, dass der Oberkörper weder nach vorne noch nach hinten fällt. Diese Lagerung verhindert, dass der Meridian sich verschiebt.

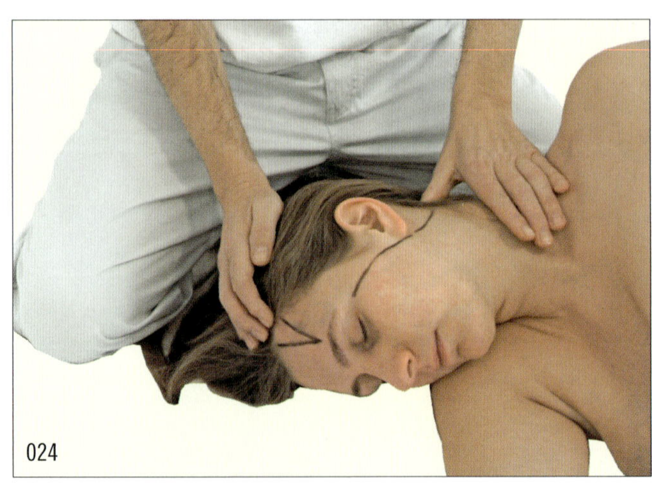

024

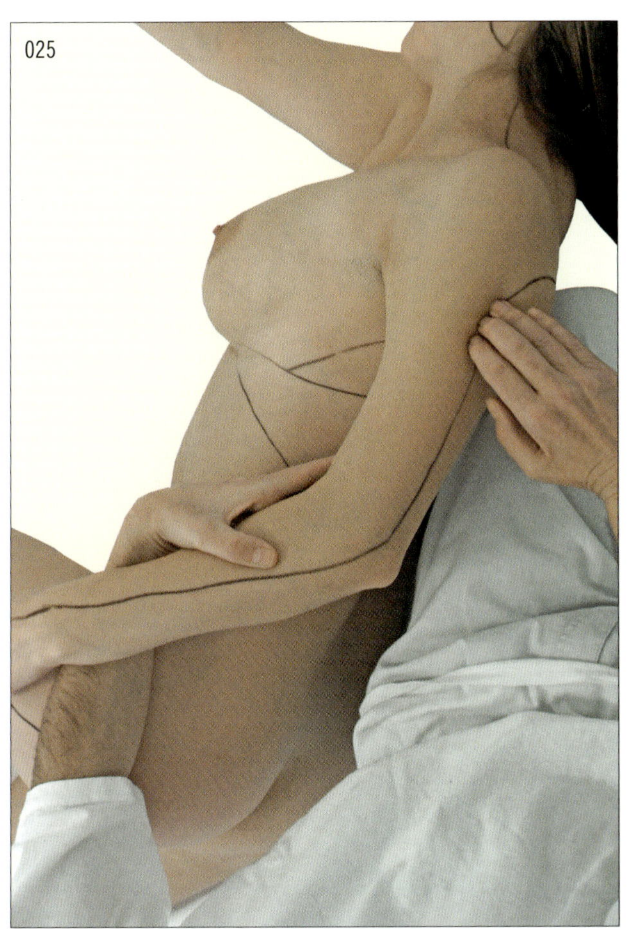
025

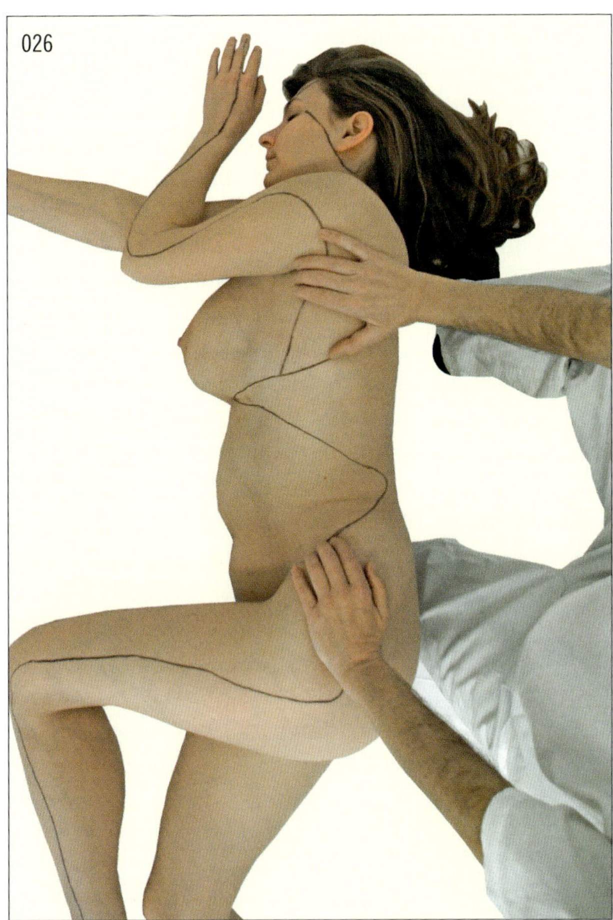
026

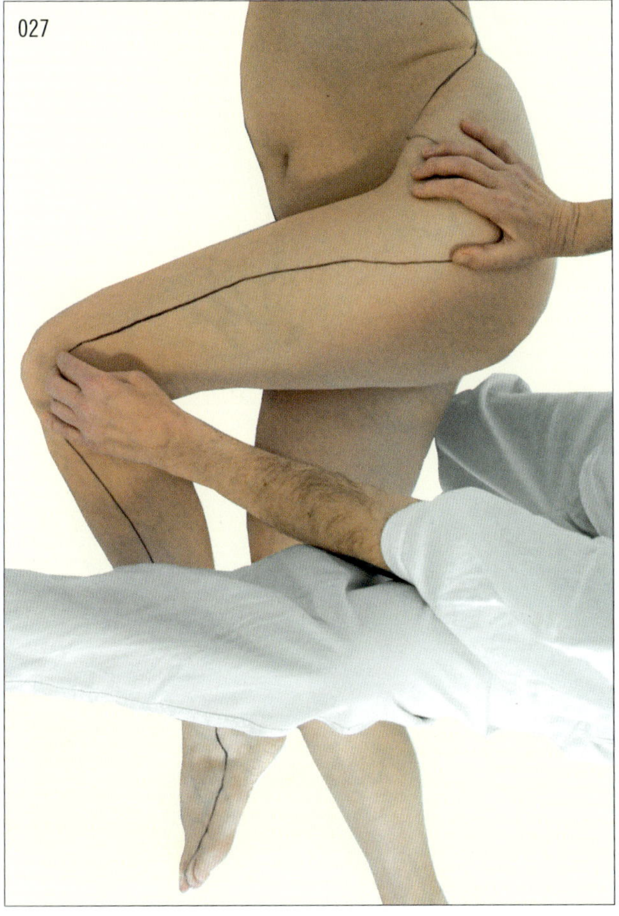
027

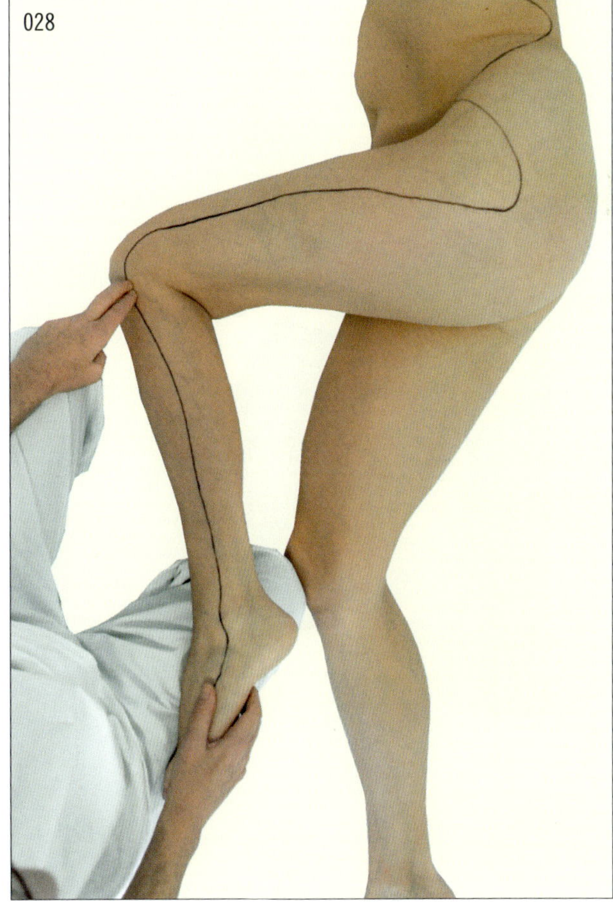
028

9.3 Alternative Positionen

Die Behandlung des Verlaufs am Nacken und des Kopfes in Rückenlage sollte kein Problem sein (Abb. 030); genau so wenig wie die Behandlung des Armes (Abb. 029).

Bei stark gespanntem Gallen-Meridian öffnet die Position der Gallen-Behandlung in Rückenlage sowohl den Meridian als auch das Hüftgelenk (Abb. 032). Die Seitdehnung ist abhängig von den Möglichkeiten der Klientinnen. Besonders effektiv ist die Behandlung bei Stau in der Hüfte unter Einbeziehung der LWS. Vorsicht, wenn der Schmerz zu sehr in die Leiste zieht: das ist ein Zeichen eines Hüftgelenksproblems.

Auch Oberkörper und Arm lassen sich in dieser Position gut behandeln (Abb. 031). Die Bauchlage vermittelt den Klientinnen ein größeres Geborgenheitsgefühl und ist deshalb bei emotionalen Problemen angenehmer.

Die Behandlung am Bein geschieht in Bauchlage (Abb. 035/036). Auch diese Halbseitenlage ist für Schwangere oft sehr angenehm. Möglicherweise ist die Verwendung eines Seitliegekissens anzuraten. Am Bild ist gut zu erkennen, dass man dabei den ganzen Meridian gut erreicht (Abb. 033/034).

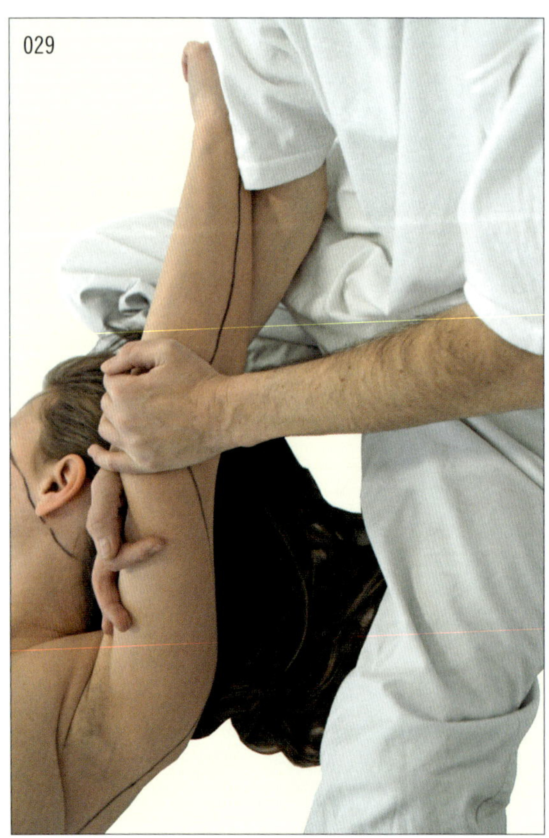
029

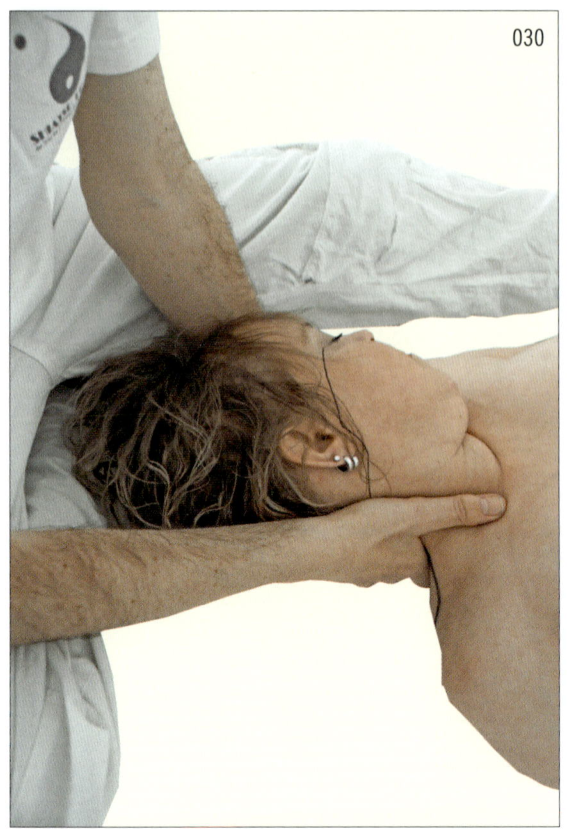
030

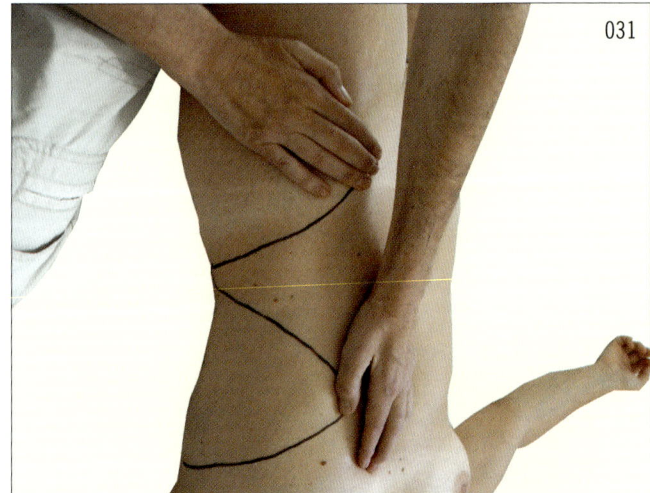
031

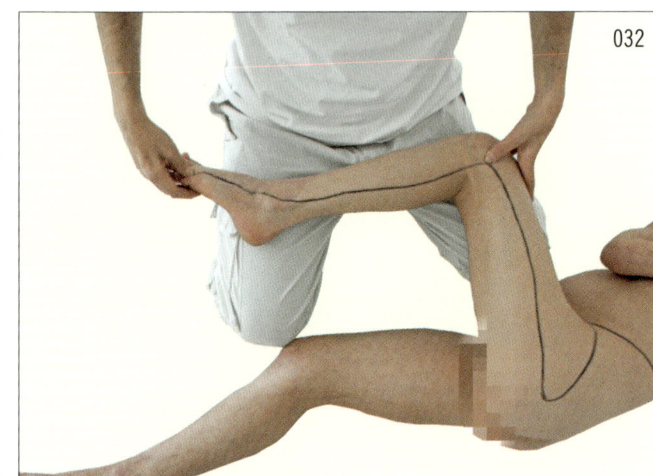
032

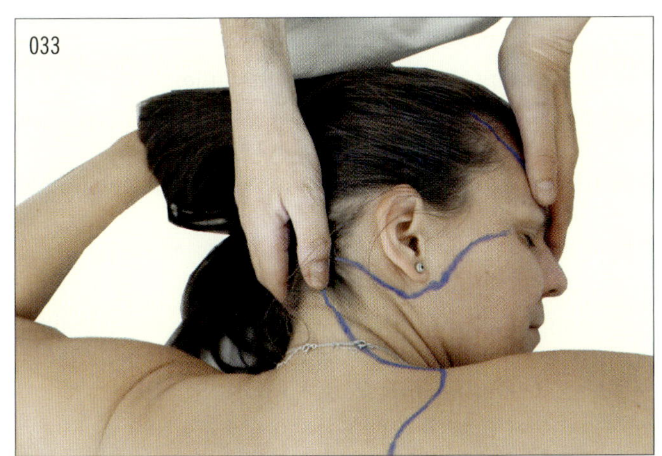
033

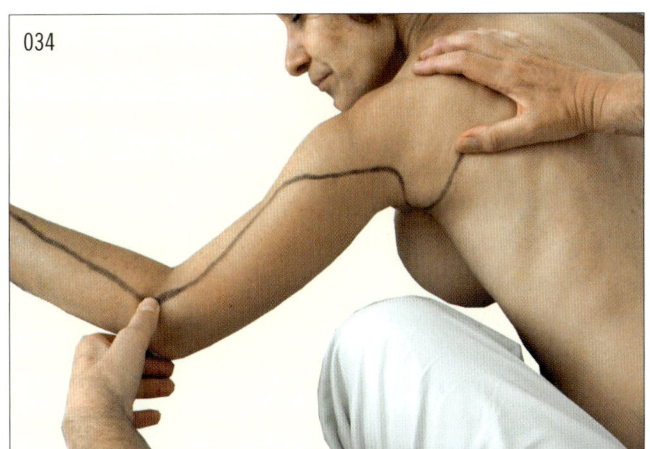
034

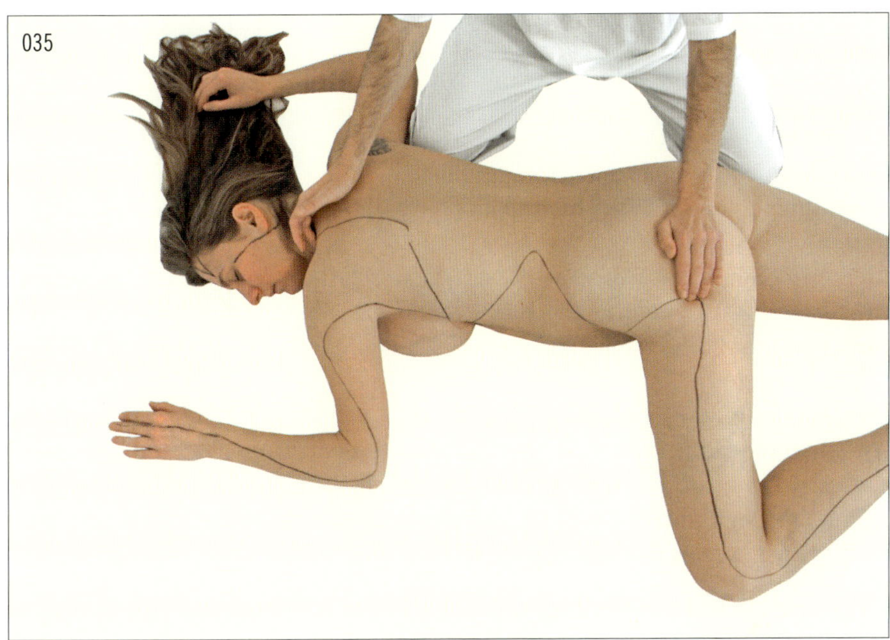
035

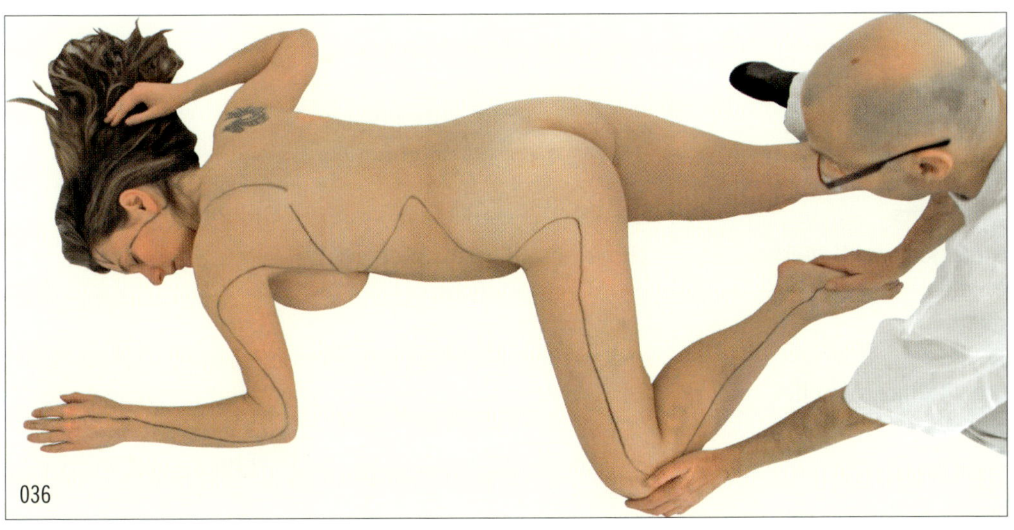
036

Noch ein paar Anmerkungen zur Arbeit im Nackenbereich: Hier liegen die Meridiane recht eng zusammen und manche Kolleginnen fühlen sich nicht ganz wohl, weil der Bereich, in dem man arbeitet, etwas schwer einzusehen ist.

Nichts desto trotz ist vor allem die Nacken-Behandlung ein Highlight bei einer Shiatsu-Sitzung. Verlass dich auf die Informationen, die deine Finger übermitteln und sei dir im Klaren, was du behandeln willst. Es ist nicht unbedingt nötig, den Meridian mit den Fingerspitzen oder dem Daumen genau zu treffen. Wenn du dich wohler fühlst, benutze deinen Handballen, dann berührst du den Meridian auf jeden Fall. Dein eigener Gefühlszustand überträgt sich energetisch auf die Klientinnen und das ist wichtiger als den Verlauf punktuell zu treffen.

9.4 Zonen

Hara-Zone: Rechtsseitig beim Rippenbogen, Höhe 7. Rippe

Rücken-Zone: Rechtsseitig unter dem Schulterblatt, Höhe 12. Brustwirbel

Gesichts-Zone: Falten links und rechts oberhalb der Nasenwurzel

Vor allem die Hüfte wird stark vom Gallen-Meridian beeinflusst. Damit haben Auffälligkeiten in diesem Bereich oft mit der Galle zu tun. Auch die Nackenmuskeln zeigen oft den Zustand des Gallen-Funktionskreises an.

9.5 Tsubos

Ga 1: Das Kellerloch der Pupille

½ cun lateral des äußeren Augenwinkels
- Vertreibt Wind und Hitze
- Lokale Wirkung auf das Auge

Ga 2: Versammlungspunkt des Gehörs

In der Vertiefung zwischen Kaumuskel und Kiefergelenk; vor dem Ansatz des Ohrläppchens
- Vertreibt Wind und klärt Hitze
- Lokale Wirkung auf das Ohr
- Öffnet den M. masseta, hilft bei Zähneknirschen und Kieferverspannung

Ga 12: Willkommener Knochen

Unterhalb vom Prozessus Mastoideus
- Vertreibt Wind
- Klärt den Geist
- Hilft bei seitlichen Kopfschmerzen
- Leitet Ki und Stagnation aus

Ga 20: Teich des Windes

Am Hinterhaupt, 2 cun von der Mittellinie
- Aktiviert den Meridian
- Verbindet Ki des Kopfes mit Ga 21
- Starke ableitende Wirkung auf die Stirn, Augen und Ohren

Ga 21: Brunnen der Schulter

Auf der höchsten Stelle des Nackenmuskels (M. trapezius)
- Nicht in den ersten 16 Wochen der Schwangerschaft
- Öffnet die Verbindung Kopf-Körper
- Bringt das Ki nach unten
- Löst Schleim im Kopf
- Starke Wirkung auf die Schulter
- Stärkt die Abwärtsbewegung bei der Geburt, regt den Milchfluss an

Ga 24: Sonne und Mond | Front-Mu-Punkt der Gallenblase

4 cun von der Mitte im 7. Zwischenrippenraum
- Zeigt durch Schmerz Störungen im Ki
- Öffnet die seitliche Stütze

Ga 25: Die Pforte der Pyramide | Front-Mu-Punkt der Niere

Vor der Spitze der 12. Rippe
- Tonisiert die Niere und reguliert die Wasserwege
- Stärkt Mi und Lunge
- Stärkt die Mitte

Ga 30: Springender Kreis

Zwischen großem Rollhügel des Oberschenkelknochens und Hüftpfanne
- Bewegt Ki des Beckens
- Speichert alte Frustrationen
- Bringt Bewegung und Freude beim Sex
- Starke lokale Wirkung auf die Hüfte
- Bewegt Ki und Blut ins Bein

Ga 34: Die Quelle am sonnigen Grabhügel

Unter dem Fibulaköpfchen
- Harmonisiert Ki
- Aktiviert den Meridian
- Klärt feuchte Hitze in Leber und Galle
- Meisterpunkt der Sehnen, entspannt die Sehnen und regt den gleichmäßigen Fluss des Leber-Ki an
- Ischiasschmerzen (seitl. Ausstrahlung ins Bein), Hüftschmerzen
- Verstauchungen und Zerrungen
- Gelenksschmerzen aufgrund von Stagnationen des Leber-Ki

Ga 40: Das Feld am Hügel | Quellpunkt

Vor und unter dem Außenknöchel

- Harmonisiert Ki
- Öffnet den Meridian
- Unterstützt das gleichmäßige Fließen des Leber-Ki
- Fernwirkung auf Augen, Ohren, Kopf und Nacken
- Entspannt Muskeln
- Lindert Schmerzen in den Gelenken

9.6 Funktion

Aufgaben des Meridians

- Bewegt Blut und Ki zu den Muskeln und Gelenken
- Fördert Spontaneität und Flexibilität
- Die Galle ist für die reibungslose Funktion der Muskeln und Gelenke verantwortlich
- Sie bringt das Ki dorthin im Körper, wo es die Leber hinschickt
- Sie gibt der Muskulatur Stärke und macht die Sehnen und Bänder fest und flexibel
- Die Galle lässt uns spontan und flexibel agieren und reagieren
- Sie ist aktiv und braucht Bewegung, um sich wohl zu fühlen
- Sie stützt unsere Aufrichtung, wenn die innere Stütze zu schwach ist; sie wirkt wie seitliche Streben bei einem Masten
- Sie dominiert die Bewegung in der Hüfte und im Nacken

Aufgaben des Funktionskreises

- Lässt uns emotional agieren
- Führt Pläne aus und sorgt für den freien Fluss der Emotionen
- Drückt Wut aus
- Sie sorgt für unsere Durchsetzungskraft
- Die Galle ist das ausführende Organ für die Pläne der Leber
- Sie treibt den Geist an, wenn Neues ansteht
- Sie sammelt und schüttet Gallensekret aus, wenn es nötig ist und unterstützt so die Verdauung im Dünndarm
- Die Galle ist das einzige Fu-Organ, das reine Essenz aufbewahrt

9.7 Qualität des Meridians

Die Energie der Galle ist dazu da, um umzusetzen. Sie ist immer etwas angespannt und immer bereit, zu agieren. So ist die Gallen-Meridian-Energie etwas unruhig und leicht erregbar. Sie kann in alle Richtungen verlaufen, hat aber eine aufsteigende Tendenz, die zur Stagnation neigt, wenn sie überfordert wird. Sie ist sehr aktiv und kommt schwer zur Ruhe. Durch die Aktivität ist sie aber oft erschöpft. Hinter dem Meridian steht immer die Gefahr, dass alle Dämme brechen und man nicht sicher sein kann, was passiert, wenn die Galle tut, was sie will. Sie lehnt sich dabei auch gegen die Kontrolle des Lungen-Funktionskreises auf. Man könnte auch sagen, die Galle neigt zu einem cholerischen Temperament und handelt erst und denkt dann nach.

Sie transportiert sowohl Ki als auch Xue dorthin, wo sie die Leber hinschickt. So werden Gelenke, Sehnen, Bänder und Muskeln bestmöglich versorgt. Dabei neigt die Galle aber auch dazu, sich zu überfordern. Dann kann es zu Anspannung, Krämpfen oder Schwächezuständen kommen.

Im gesunden Zustand ist der Gallen-Meridian sehr flexibel und anpassungsfähig. Er reagiert rasch und direkt, treibt uns voran und lässt uns über uns hinauswachsen.

9.8 Wie er sich anfühlt

Ich fühle ihn so, als würden unter meinen Fingern Ameisen laufen. Die Galle folgt dem Leitspruch „es gibt immer etwas zu tun“. Sie fühlt sich wie eine gespannte Gitarrensaite an, deren Ton eher hoch ist. Da sie die seitliche Stütze ist, ist der Meridian sehr fest und stabil, fast wie ein Drahtseil. Dabei hat sie eine deutliche innere Unruhe und vibriert dadurch etwas. Sie erzeugt auch ein gewisses Gefühl der Unruhe und evtl. Unausgeglichenheit.

Die Energie des Gallen-Meridians gleicht ein bisschen einem auffrischenden Wind, der jederzeit zum Sturm werden kann und nie ganz zur Ruhe kommt.

Bei der Gallen-Meridian-Behandlung ist es wichtig, nicht zu weit zu gehen. Irgendwann kommt der Moment, wo der Spaß zu Ende ist. Da wird die Galle dann richtig sauer. Deshalb lieber etwas weniger machen und wenn der Meridian staut, sollte man sich langsam an die Lösung der Stagnationen heranarbeiten.

Auch kann sich die Tendenz zur Aggression auf die Praktikerin übertragen. Deshalb ist es besonders wichtig, sich gut abzugrenzen und die eigenen Reaktionen genau im Auge zu behalten. Sobald man sich bei dem Gedanken ertappt, „Das muss doch gehen!“, ist es Zeit, sich zurückzuziehen.

9.9 Meridian-Kommunikation

Die Gallen-Meridian-Behandlung verlangt einiges an Feingefühl, da die Galle bei zu insistierenden Behandlungen oft explodiert, was für die Praktikerin durchaus unangenehm werden kann. Hier ist es besonders wichtig, die Grenzen der Klientin zu respektieren und ganz genau hinzuhören, wie weit und heftig der Meridian behandelt werden kann. Ich habe bei einer Behandlung des Ga 30-Punktes die (schmerzhafte) Erfahrung gemacht, dass es sich bei Stau in diesem Bereich nicht empfiehlt, im Bogenschritt über dem Becken zu stehen, da die Klientin eventuell reflexartig austreten könnte. Das bedeutet nicht, dass man ihn wie ein rohes Ei behandeln muss. Aber man sollte es nicht übertreiben. Gestaute alte Frustrationen werden gern als energetisches Muster im Becken gespeichert und bei der Behandlung löst sich der Stau und führt zu unkontrollierbaren Reaktionen. Das ist an sich gut und gewollt – nur sollte man nicht im Weg stehen. Auch ist es ganz wichtig, die Klientinnen darauf hinzuweisen, dass dieser Teil der Behandlung sehr unangenehm sein kann. Außerdem sollte man sie auffordern, sofort zu sagen, wenn es zu viel wird und das auch umgehend zu respektieren. Der Glaube „mehr ist besser" ist auch in Shiatsu-Kreisen ein weit verbreiteter Irrtum.

Die Galle spricht eher auf muskelbetonte Behandlungen an, sei es durch kräftigeren Druck, sei es durch tiefes Atmen, um den energetischen Druck zu intensivieren. Trotzdem darf es nicht an Empathie fehlen, sonst ist die Galle schnell sauer. Wichtig dabei ist es, der Klientin zu vermitteln, dass alle ihre Reaktionen Ausdruck des energetischen Musters sind und deshalb Platz in der Praxis haben. Erschrockene oder verunsicherte Praktikerinnen sind dabei nicht wirklich hilfreich.

Man könnte auch sagen, dass man mit dem Gallen-Meridian laut und deutlich sprechen muss, damit er versteht und reagiert.

9.10 Indikation

- Bei Steifigkeit der Muskulatur (vor allem im Nacken), Sehnen und Gelenke (vor allem der Hüfte) mag eine Behandlung des Gallen-Meridians hilfreich sein.
- Auch wenn man seine Wut nicht adäquat ausdrücken kann oder alles in sich reinfrisst.
- Mangelndes Durchsetzungsvermögen kann mit einer Ki-Schwäche oder -Stagnation der Galle zusammenhängen.
- Probleme bei der Fettverdauung oder die Bildung von Gallensteinen sind Indikatoren für eine Gallen-Behandlung.
- Steife Hüfte oder steifer Nacken können nach einer Behandlung der Galle besser werden.
- Sollten die Vorhaben immer im Planungsstadium stecken bleiben, kann es sein, das der Galle entweder Ki, oder Bewegung, oder beides fehlt.
- Auch linksseitige oder wechselnde Kopfschmerzen zeigen eine Inbalance in der Gallenenergie.
- Schmerzen, die öfter den Ort wechseln, sind typisch für die Galle.
- Die Galle reagiert auch sehr empfindlich auf alle Formen von Wind-Einflüssen.

9.11 Form der Behandlung

Der Gallen-Meridian braucht es etwas deutlicher als sein Yin-Partner. Er verlangt nach ordentlicher Berührung, dem Thema des Funktionskreises angepasst. Kein Streicheln oder punktuelles Vermessen, sondern ordentlichen Druck und Bewegung. Der Druck kann dabei durchaus energetisch sein. Oft ist dieser wesentlich effektiver als der Einsatz von Gewicht und Kraft. Auch bei der Bewegung kann das Augenmerk auf Flexibilität und Leichtigkeit oft effektiver sein, als das bloße Dehnen von Sehnen und Muskeln.

Die Galle bevorzugt deutlichere Berührungen und ist auch nicht leicht zu erschrecken. Wenn ein Druck doch zu ruppig ausfällt, muss man mit deutlichen Reaktionen rechnen, wie Muskelkontraktionen oder laute Unmutsäußerungen. Gallen-Behandlungen sind etwa so, wie eine Leistungssportlerin zu behandeln, der es gar nicht kräftig genug sein kann, die aber sehr unwirsch auf unangenehme Regionen reagiert und sich auch nicht davor scheut, zu zeigen, wenn es doch zu heftig ist.

Der Gallen-Meridian begrüßt es, wenn sich auch die Praktikerin bei der Behandlung bewegt und ihren Körper einsetzt.

9.12 Wirkung der Meridian-Behandlung

Die Behandlung entspannt und öffnet das Becken und den Nacken. Die Behandlung im Nacken verbindet Kopf und Körper, die des Beckens fördert Sexualität und Beweglichkeit. Sie bringt gestaute Aggression in Fluss. Damit sichert sie unser Überleben und unsere Ausgeglichenheit, da wir nicht zu kurz kommen und uns für die Dinge, die uns wichtig sind, einsetzen.

Der Gallen-Meridian dient als seitliche Stütze unseres Körpers. Vorsicht bei Gallen-Behandlungen von sehr gespannten Meridianen, da die Galle oft die Aufrichtung stützt, wenn die Niere dazu nicht in der Lage ist. Nimmt man dann die seitlichen Stützen weg, folgt der Zusammenbruch. Deshalb sollte man in diesem Fall unbedingt erst die Nierenenergie aufbauen. Erst, wenn die innere Aufrichtung stark genug ist, kann man die seitlichen Stützen entspannen.

Wenn man die Galle zu intensiv bearbeitet, kann es auch zu heftigen Ausbrüchen der Klientinnen kommen. Vor allem dann, wenn sich Aggressionen über geraume Zeit angestaut haben und durch die Behandlung deutlich zu Tage treten. Besonders Wirksam ist der Punkt Ga 30 und die darum befindliche Region. Daher ist es immer ratsam, bei der Gallen-Behandlung öfters nachzufragen, wie es der Klientin geht und ob der emotionale Aufruhr zu anstrengend ist.

Nach der Behandlung hat man richtig Lust, die Dinge anzugehen.

10. Herz-Meridian (Abb. 037/038) – Xin Mai, Yin-Meridian

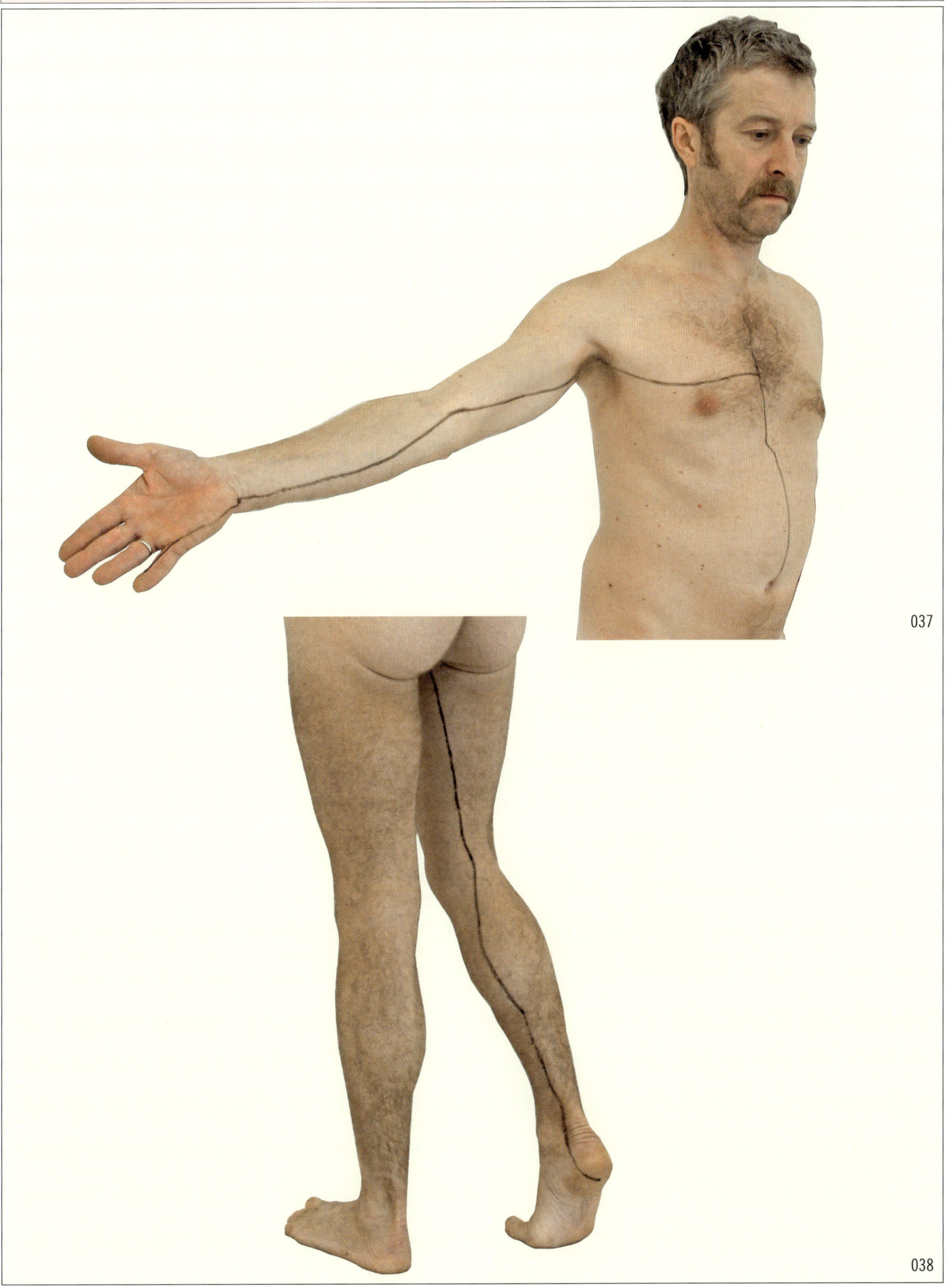

037

038

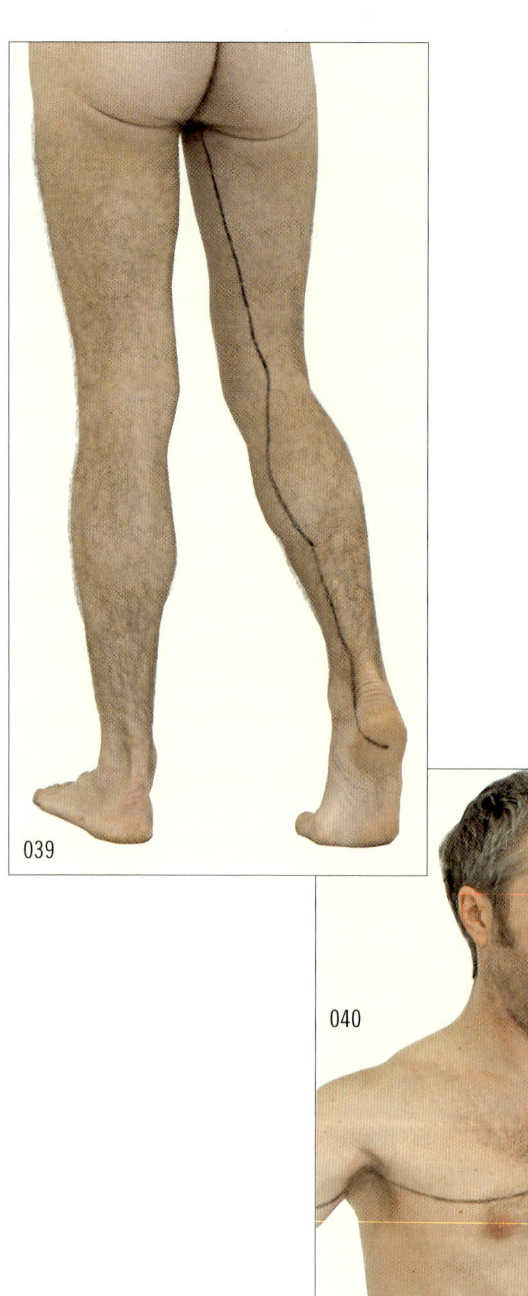

039

040

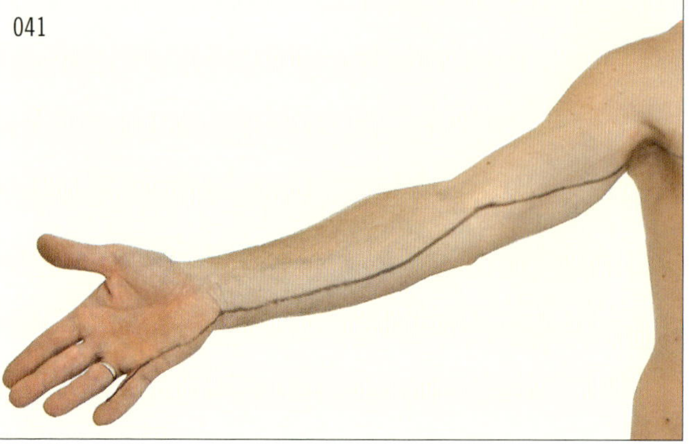

041

10.1 Verlauf

Verlauf an Bein und Fuß (Abb. 039)

- Von der Mitte der Ferse über den Fersenbeinrand (Calcaneusrand) nach medial
- hinter dem Innenknöchel (medialer maleolus) über die Achillessehne nach oben
- 1 cun hinter dem Schienbein am inneren (medialen) Anteil des Zwillingswadenmuskels (M. gastrocnemius) bis zum Knie
- 1 cun innen (medial) der Kniescheibe (Patella) über das innere Schienbeinköpfchen (Condylus medialis tibiae)
- innerhalb (medial) der inneren (medialen) Sehne des Kniegelenkskapselspanners (M. semimembranosus)
- von der medialen Seite des Kniegelenkskapselspanners entlang des großen Bein-Heranziehers (M. adductor magnus) [dies entspricht dem Verlauf der chinesischen Niere] bis zur Gesäßfalte (Glutealfalte) [medial vom Blasen-Meridian, wo er ins Körperinnere geht]

Verlauf am Oberkörper (Abb. 040)

- Kommt am Nabel an die Oberfläche
- zum Unterrand des Schwertfortsatzes des Brustbeins (Processus xiphoideus), hier verläuft er in nur einem Ast und deckt sich mit dem Ren Mai (einer der Wunder-Meridiane)
- von dort, entlang der Ripppenansätze des Brustbeins (Sternums) ½ cun von der Mitte, bis zur 4. Rippe

1.Ast

- Nach lateral im 3. Zwischenrippenraum (Intercostalraum) bis zur Achsel
- dort in den tiefsten Punkt der Achsel [Herz 1 der TCM]

2.Ast

- Geht weiter nach oben und zieht oberhalb der 2. Rippe nach innen in den Hals
- weiter nach oben und endet an der Zungenspitze

Verlauf an Arm und Hand (Abb. 041)

- Vom tiefsten Punkt der Achsel medial des Armbeugers (M. biceps brachii)
- am Ellenbogengelenk medial der Bicepssehne
- über den Innenknöchel des Oberarms (Epicondylus humeri medialis)
- zwischen dem Fingerbeuger (M. flexor digitorum superficialis) und dem ellenseitigen Handbeuger (M. flexor carpi ulnaris) zum Erbsenbein (Os pisiforme)
- zwischen 4. und 5. Mittelhandknochen (Metacarpale) zum äußeren (lateralen) Nagelwinkel des kleinen Fingers.

Der Herz-Meridian bildet mit dem Herz-Funktionskreis die hierarchische Spitze des Systems. Er beschäftigt sich hauptsächlich mit inneren Prozessen, sowohl emotionaler als auch körperlicher Natur. Er wird von den anderen Funktionskreisen gut abgeschirmt, insbesondere von Herzkonstriktor und Dünndarm. Deshalb liegt der Meridian auch nicht direkt an der Oberfläche, sondern etwas tiefer im Körper. Dadurch ist der Herz-Meridian bei oberflächlichen Verletzungen nicht so leicht aus der Bahn zu werfen. Anders ist das bei seelischen oder emotionalen Verletzungen, da ändert sich der Verlauf öfter. Der Meridian versucht, sich ins Innere zurückzuziehen, um geschützt zu sein. Das ist vor allem dann so, wenn die Beschützer ihre Aufgabe nicht optimal erfüllen können.

Der Herz-Funktionskreis bildet mit dem der Niere die innerste Familie unseres energetischen Systems. Herz und Nieren müssen immer geschützt werden, da sie unser Wesen ausmachen und Träger unserer Gene sind. Wenn wir uns zusammenkauern, haben wir den Herz- und Niere-Meridian in ihrem gesamten Verlauf verbogen.

10.2 Behandlungsposition

Der Bereich des Meridians am Bein kann gut in Bauchlage behandelt werden (Abb. 042/043), der an Oberkörper und Arm in Rückenlage (Abb. 044/045). Diese Position öffnet den Brustkorb recht gut und befreit dadurch gestaute Emotionen. Sollte der Klientin diese Lage unangenehm sein, kannst du entweder einen Polster oder deinen Oberschenkel unter den Unterarm legen. Das verringert die Spannung und den Zug auf das Brustbein. Vor allem, wenn da viele Emotionen „wie ein Stein auf der Brust" liegen, ist das wesentlich angenehmer für die Klientin. Versuche, dich selbst so wenig wie möglich zu bewegen, da das Unruhe in die Behandlung bringt.

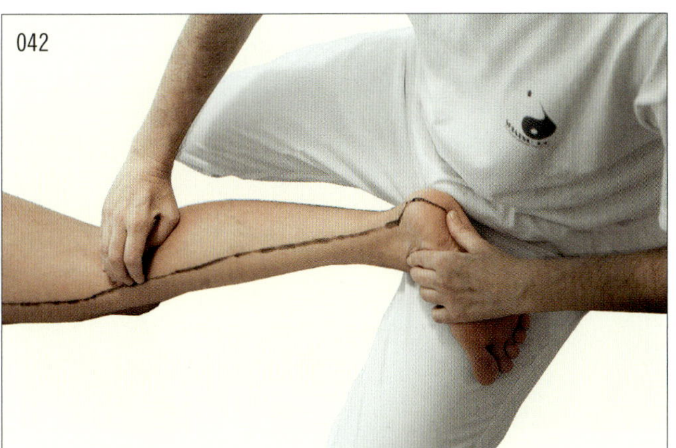
042

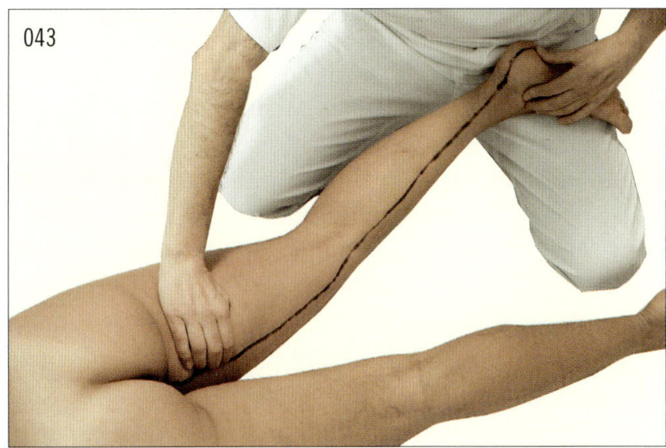
043

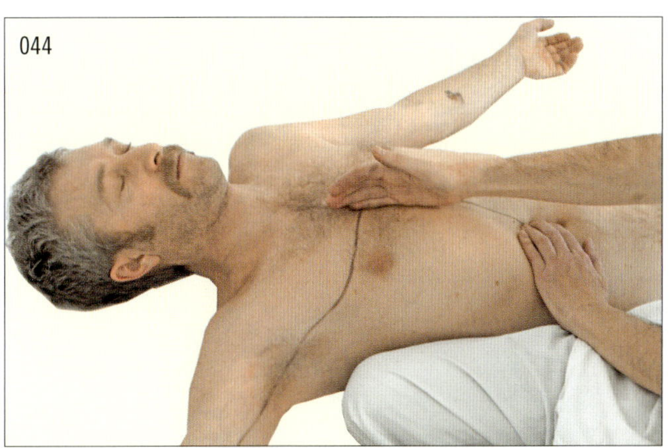
044

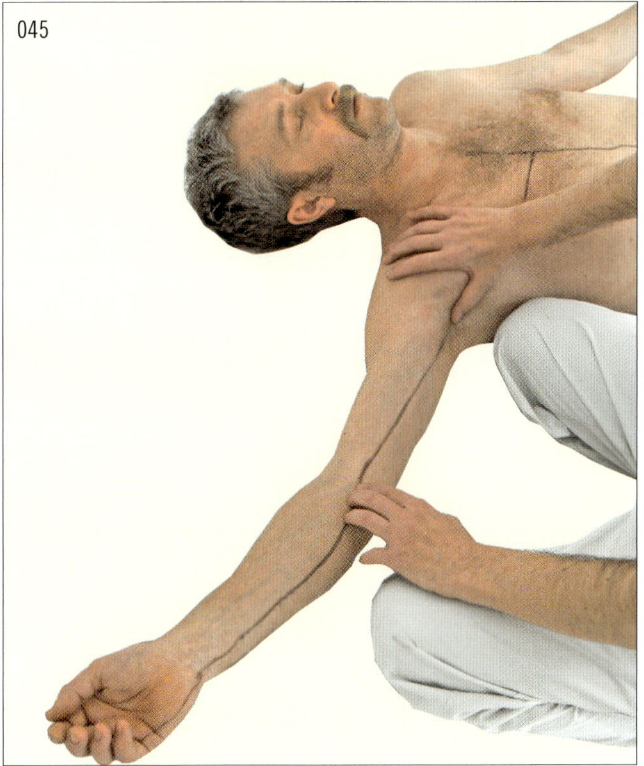
045

10.3 Alternative Positionen

Die Behandlung des gesamten Meridians in Seitenlage ist recht gut möglich (Abb. 046/047/048).

Die Verbindung der Herzbereiche am Brustkorb und am Rücken ist in Seitenlage auch einfach zu erreichen (Abb. 049). Diese Verbindung vermittelt ein höchst angenehmes Gefühl, Schutz und Geborgenheit.

Die Behandlung des Arms in der Nacken-Behandlungsposition ist auch recht schön (Abb. 050). Auch hier ist zu beachten, wie weit die Klientin ihren Arm über den Kopf heben kann. Gewaltsame Dehnungen sind vor allem beim Herz-Meridian kontraproduktiv. Diese Position öffnet den Brustbereich sehr stark und hat dadurch eine starke emotionale Komponente.

Ebenso kann man den Arm gut in Bauchlage behandeln (Abb. 051); vor allem, wenn das Schutzbedürfnis der Klientin sehr groß ist, hat dies Vorteile.

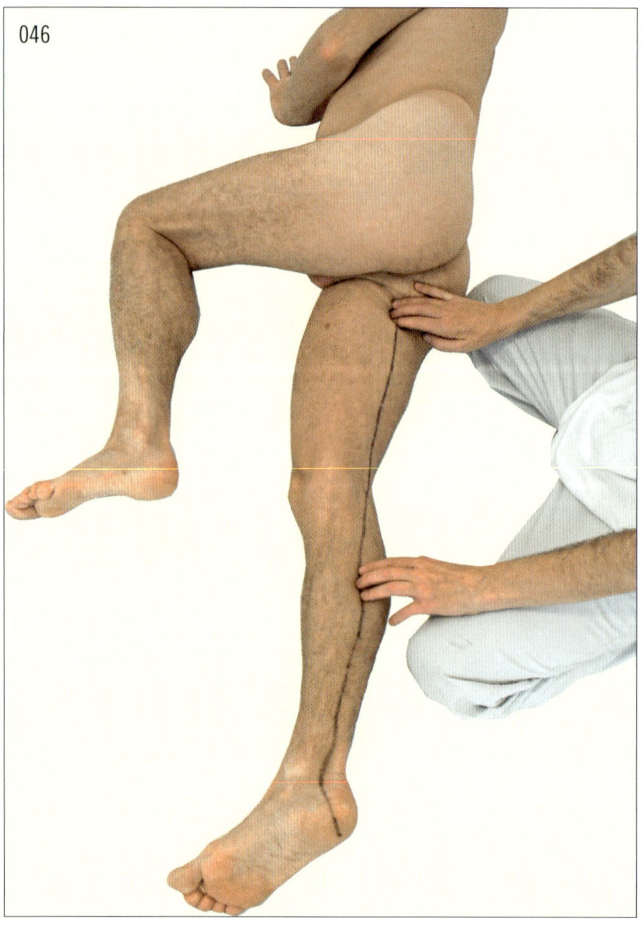
046

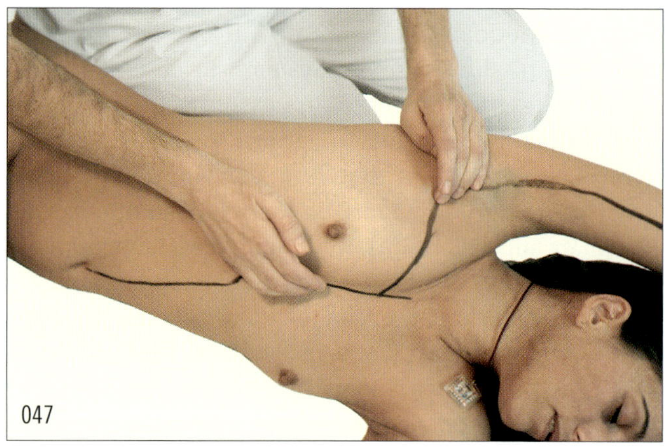
047

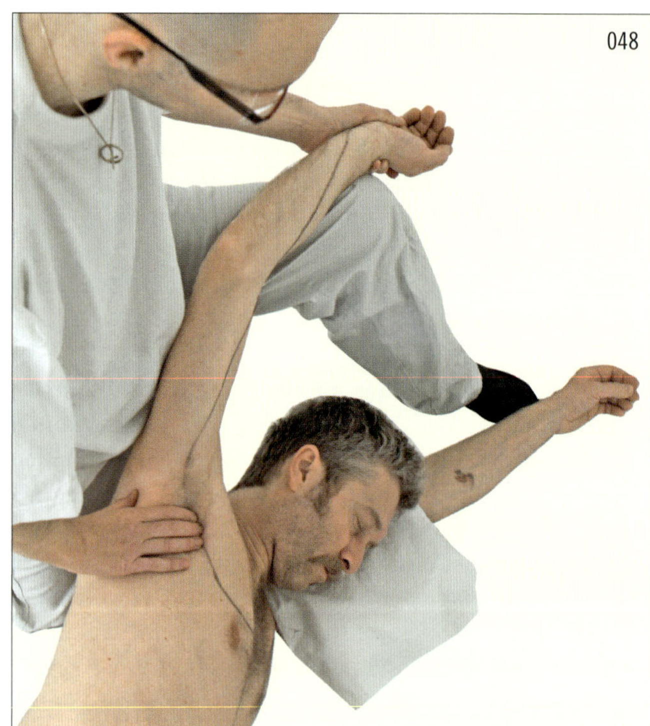
048

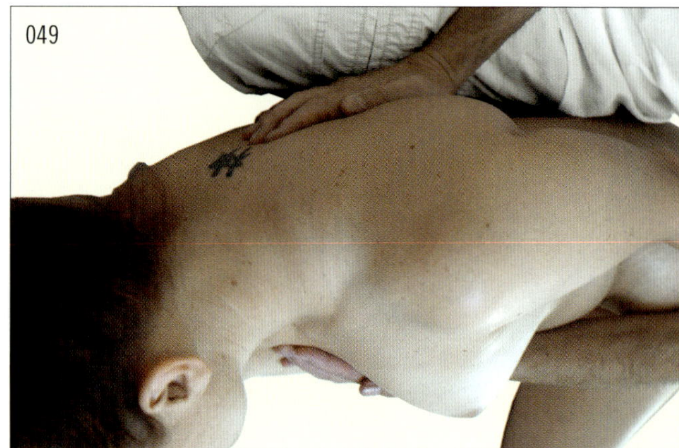
049

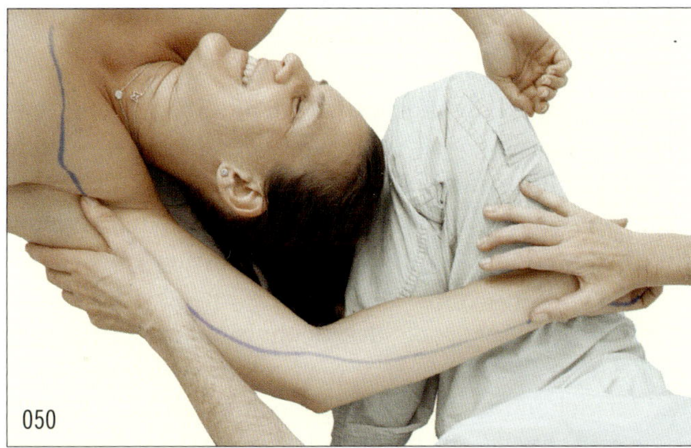
050

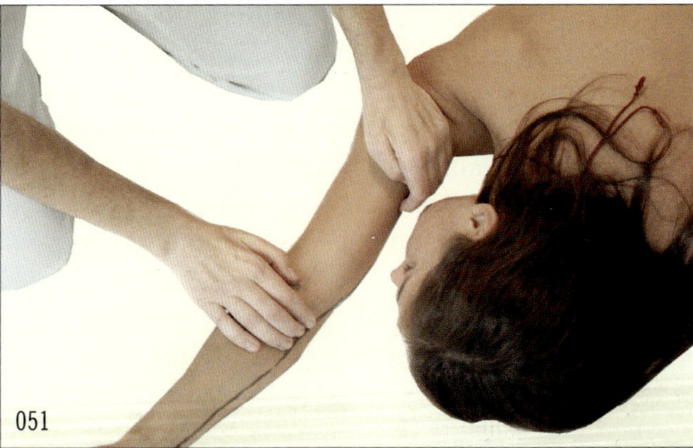
051

10.4 Zonen

Hara-Zone: Direkt unter der Brustbeinspitze
Rücken-Zone: Um den 5. Brustwirbel
Gesichts-Zone: Nasenspitze, Glanz der Augen

Herz-Zustände zeigen sich gerne im Gesicht und auf den Handflächen. Auch die Position der Schultern lässt Rückschlüsse auf das Herz-Ki zu; entweder vorgezogen und schützend (Yang-Mangel), oder zurückgezogen und das Herz präsentierend (Yang-Überschuss).

10.5 Tsubos

He 1: Die Quelle am äußeren Ende

An der tiefsten Stelle der Achsel
- Aktiviert den Meridian und tonisiert Ki
- Bringt Ki zur Ruhe
- Tonisiert Blut
- Beruhigt und stärkt das Organ

He 3: Das kleine Meer | Wasserpunkt

In der Ellbeuge
- Aktiviert den Meridian
- Tonisiert das Yin
- Wirkt gut bei Herzbeklemmungen
- Beruhigt den Geist, sediert Hitze

He 7: Die Straße zur Heiterkeit | Quellpunkt

Am Handgelenk beim Erbsenbein
- Harmonisiert Ki
- Öffnet den Meridian
- Stärkt das Herz
- Leitet Exzesse des Herzens aus (Panikattacken)
- Beruhigt den Geist

He 8: Die kleine Versammlungshalle | Feuerpunkt

Auf der Handfläche zwischen dem 4. und 5. Mittelhandknochen
- Tonisiert Yin und Ki
- Führt Hitze ab
- Regt den Energiefluss nach oben an
- Introvertiertheit
- Kalte Hände

He 9: Die kleine Straße

Am medialen Nagelfalz des kleinen Fingers
- Klärt Hitze
- Tonisiert Ki
- Belebungspunkt bei Ohnmacht
- Tonisiert Ki und Yang
- Sonnenstich
- Schlaganfall
- Ohnmacht (z.B. bei niedrigem Blutdruck)

10.6 Funktion

Aufgaben des Meridians

- Herzenergie bewegt Blut und macht es rot.
- Im Herz wird das Blut aus Ze-Ki gebildet.
- Herz-Ki will die ganze Welt umarmen und sie in ihr Herz schließen.
- In der Verbindung mit dem Wasser hilft es, die Ideen auf den Boden zu bringen und nicht abzuheben.
- Es befreit die Emotionen, die wie ein Stein auf der Brust liegen.
- Es öffnet den Brustkorb, damit die Begeisterung Gestalt annehmen kann.

Aufgaben des Funktionskreises

- Sie bringt Freude und partnerschaftliche Liebe, sowie Begeisterung.
- Das Herz drückt verbal aus, was uns am Herzen liegt.
- Das Herz beherbergt das Shen und ist damit für unseren Geist und die Intuitition verantwortlich.
- Das Herz verhilft uns zu sprachlichen Ausdruck und lässt uns passende Worte finden.
- Es gibt uns die Möglichkeit, uns auszudrücken und uns verständlich zu machen.

10.7 Qualität des Meridians

Der Herz-Meridian hat eine nach oben gehende heiße Energie, die viel mit Geist und Klarheit zu tun hat. Natürlich ist bei einem Feuer-Meridian der Name Programm. Der Herz-Meridian ist aber auch sehr offen und freundlich und möchte alle ins Herz schließen. Er strahlt nach außen. Herz-Ki hat auch mit Mitteilungsfähigkeit zu tun. Wenn wir unsere Gefühle nicht ausreichend zum Ausdruck bringen, lässt das auf eine Störung im Herz-Ki schließen. Diese gestaute Emotion lastet wie ein Stein auf der Brust. Der Meridian möchte kommunizieren und ist dankbar für jede warme und ehrliche Berührung.

Gesundes Herz-Ki breitet sie Arme aus und möchte die ganze Welt umarmen. Es ist freundlich zu allen Menschen und freut sich daran, seine Umgebung schön zu gestalten und Freude zu verbreiten.

Dadurch kann der Herz-Meridian auch sehr leicht verletzt werden und bei direkten unachtsamen Berührungen neigt er dazu, sich zurückzuziehen. Er erinnerst an eine Diva, durchaus liebenswert und genial, aber doch schnell beleidigt und verletzt.

Diese Verletzlichkeit ist deutlich spürbar und verlangt besonders achtsamen Umgang von den Praktikerinnen.

10.8 Wie er sich anfühlt

Das Herz-Ki ist im Feuer zu Hause und ist dadurch etwas hitzig. Das Ki geht schnell nach oben und bringt Wärme mit sich.

Trotz aller Feurigkeit fühlt man sich herzlich empfangen, auch wenn es mit der Zeit etwas anstrengend sein kann, den Meridian zu behandeln.

Die Herz-Energie vermittelt auch ein bisschen das Gefühl des Herzschlags. Mehr als nur das normale Meridianpulsieren, weil das Herz stark mit der Bewegung von Blut verknüpft ist.

Manchmal kann Herz-Ki auch etwas schrill sein. Man hat fast das Gefühl, als würde das Ki über das Ufer treten.

Damit verbunden ist auch oft Hitze; mag sein, dass man sogar ins Schwitzen kommt, wenn man den Herz-Meridian behandelt. Lass dich dadurch nicht irritieren, mach eine Abgrenzungsübung und atme tief durch.

So wie Herz-Ki alle ins Herz schließt, lässt sich der Meridian gerne berühren, wenn er Vertrauen gefasst hat. Er genießt die Zuwendung und hingebungsvolle Berührung.

Ihn direkt und grob zu behandeln, schreckt das Herz ab und es verschließt sich der Begegnung. Darum ist es bei neuen Klientinnen immer sinnvoll, erst einmal den Herzkonstriktor oder auch den Dünndarm zu behandeln und dabei nachzufragen, ob es angenehm ist, sich dem Herz zuzuwenden. Erst im nächsten Schritt kann man dann unbesorgt den Herz-Meridian behandeln.

10.9 Meridian-Kommunikation

Der Herz-Meridian kann es gar nicht leiden, wenn man ihn zu direkt angreift. Seine Beschützer reagieren auch sehr rasch ablehnend. Deshalb empfiehlt es sich, zuerst Herzkonstriktor oder Dünndarm zu behandeln und damit quasi „um Erlaubnis" zu bitten. Die Minister entscheiden dann, wer zum Kaiser vorgelassen wird.

Die Behandlung sollte dann behutsam und respektvoll sein. Aufgeregt ist das Herz-Ki ohnehin selbst, das sollte bei der Behandlung nicht auch noch provoziert werden. Auch zu schnelle, hektische Behandlungen sprechen den Herz-Funktionskreis nicht an. Das Herz arbeitet Tag und Nacht dafür, dass wir am Leben bleiben und ist daher für etwas Ruhe sehr dankbar.

Mit Belehrungen und Vorschriften kann der Herz-Funktionskreis nicht allzu gut umgehen. Freude und echte Gefühle sind eher angebracht. Deshalb sei ehrlich mit dem Herz-Meridian und behandle ihn mit Respekt und Freundlichkeit.

Oft reagiert er recht unmittelbar mit roten Flecken im Gesicht, vor allem an der Nasenspitze, wenn er aufgeregt wird. Auch der leicht beschleunigte Meridianpuls kann ein Hinweis auf Erregung sein.

10.10 Indikation

- Natürlich ist bei allen Arten von Herzbeschwerden eine Behandlung angesagt.
- Auch wenn man zu großer Nervosität oder Hysterie neigt, kann eine Herz-Behandlung hilfreich sein.
- Weitere Indikatoren für Herz-Behandlungen sind: Blutmangel, keine Ideen, mangelnde Konzentration, fehlende Begeisterungsfähigkeit, vermehrter Schweiß, vor allem in den Achselhöhlen und in der Nacht, Schlafstörungen, heftige Träume und Phantasien.
- Herz-Behandlungen helfen auch bei Wortfindungsstörungen und Stottern.
- Auch wenn man das Gefühl hat, dass einen keiner versteht, wenn man über seine Gefühle und Bedürfnisse spricht, kann das an einer Störung der Herz-Energie liegen.
- Manchmal ist die Behandlung des Herz-Meridians, besonders bei emotionalen Problemen, zu direkt; da ist es gut, sich zunächst mit dem Herzkonstriktor zu behelfen.
- Wenn man das Gefühl hat, dass einem ein Stein auf der Brust liegt, kann eine Herz-Behandlung Abhilfe schaffen.
- Rasches Begeistern, das dann schnell wieder abklingt und sich einem neuen Thema zuwendet.

10.11 Form der Behandlung

Der Herz-Meridian sollte nie ruppig und zu direkt berührt werden. Es empfiehlt sich, zunächst den Herzkonstriktor zu behandeln, quasi sich die Erlaubnis zu holen, beim Kaiser vorstellig zu werden.

Das Herz ist sehr empfindsam und will ruhig und mit Respekt behandelt werden. Das erfordert seitens der Praktikerinnen klare Hinwendung zur Klientin, abseits von Moral und Wertung. Auch das ruhige Behandeln ist besonders wichtig, da sich Unruhe auf das gleichmäßige Schlagen des Herzens negativ auswirkt.

Hektische und unsichere Handgriffe irritieren den Herz-Funktionskreis sofort und machen es ungleich schwieriger, den Meridian zu behandeln.

Da Herz-Ki auch für Freude steht, sollte man besonders darauf achten, dass man an der Behandlung Spaß hat (das gilt jedoch für jede Shiatsu-Behandlung).

10.12 Wirkung der Meridian-Behandlung

Wenn man den Herz-Meridian behandelt, sollte man immer gewahr sein, dass dies sehr intim ist und an die innersten Bereiche geht. Wenn das Vertrauen zwischen Klientin und Praktikerin noch nicht sehr gut ist, sollte man zuerst den Herzkonstriktor behandeln, um einmal anzufragen, ob es genehm ist.

Herz-Behandlungen öffnen immer den Brustbereich – auch emotional. Dadurch kann es zu Ausbrüchen kommen. Der Geist wird klarer und man neigt dazu, Dinge auszusprechen, die einem am Herzen liegen.

Herz-Behandlungen wirken beruhigend und schaffen der Emotion Luft und Ausdruck. Oft hat man das Gefühl, dass einem ein schwerer Druck von der Brust genommen wird und man besser atmen kann.

Für die Umwelt ist es nach einer guten Herz-Behandlung oft etwas schwierig, da sich die Emotionen ausdrücken wollen und oft gar nicht mehr zurückgehalten werden können. Natürlich ist es meist in Ordnung, die eigenen Emotionen zu artikulieren und seine Meinung kundzutun, doch manchmal tun wir uns mit der adäquaten Form schwer und es ist neu für unsere Umgebung.

Natürlich wirkt die Behandlung auch auf die somatischen Aufgaben des Herzens, wie Blutbewegung.

Klarheit des Geistes wird durch den Einfluss auf das Shen verbessert. Das macht auch die Behandlung des Herz-Meridians im Altersheim und bei an Alzheimer erkrankten Klientinnen so wertvoll.

11. Dünndarm-Meridian (Abb. 052/053) – Xiao Chang Mai, Yang-Meridian

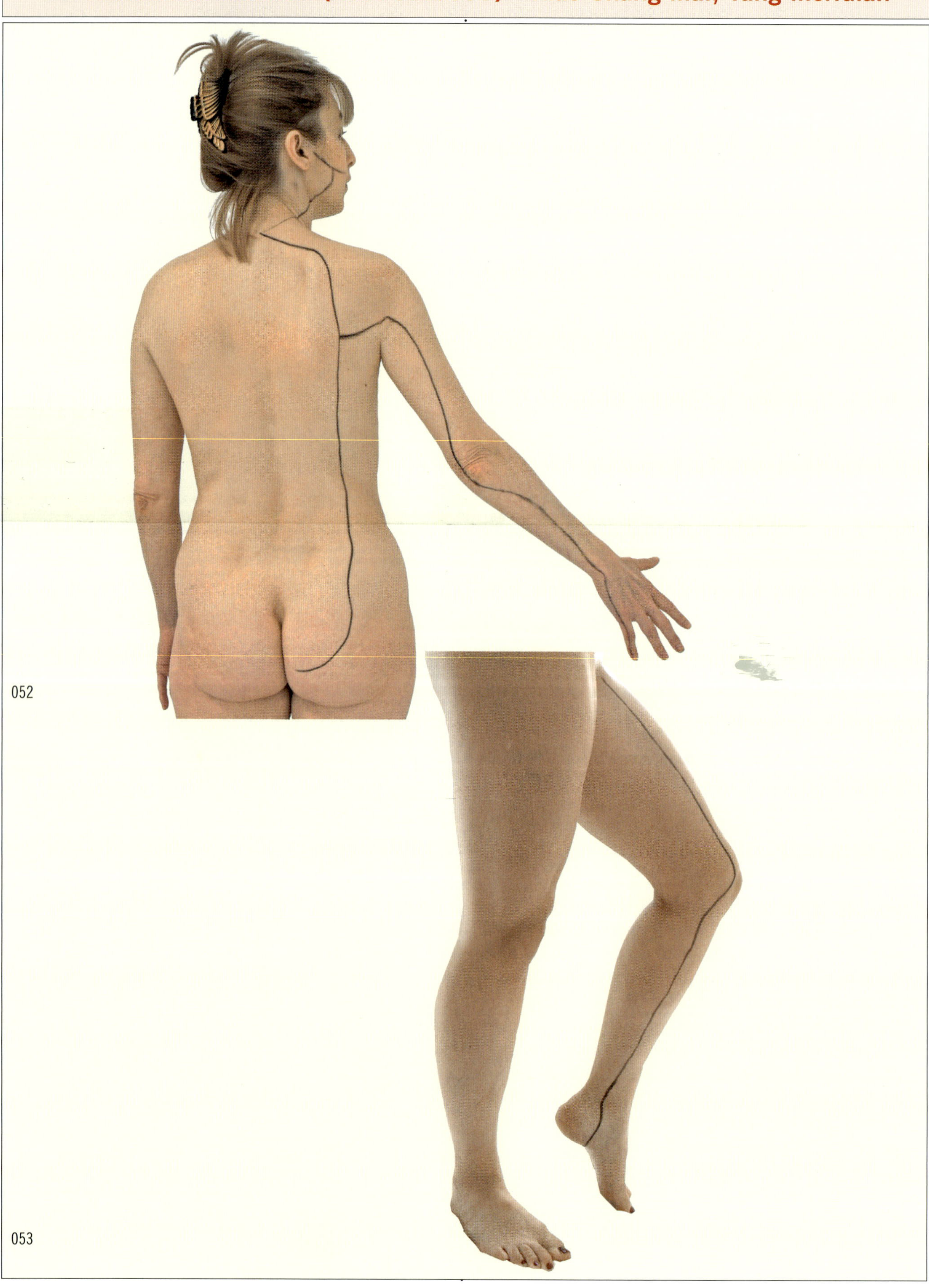

052

053

11.1 Verlauf

Verlauf an Arm und Hand (Abb. 054)

- Ursprung am inneren (medialen) Nagelwinkel des kleinen Fingers
- ellenseitig (ulnar) am Mittelhandknochen des kleinen Fingers (Os metacarpale 5)
- über den äußeren Mittelhandknöchel (Processus styloideus ulnaris)
- hinauf über den ellenseitigen Handstrecker (M. extensor carpi ulnaris)
- am inneren Oberarmknöchel (Epicondylus medialis brachii) [wo das „narrische Bein" bzw. der Nervus ulnaris liegt]
- über den inneren (medialen) Anteil des dreiteiligen Oberarmmuskels (M. Triceps brachii)
- zum hinteren unteren Rand des Deltamuskels (M. deltoideus) zur 2 cun oberhalb der maximalen Beugefalte der Achsel

Verlauf am Körper (Abb. 055)

- Weiter über den Deltamuskel (M. deltoideus) hinauf
- entlang des oberen Drittels des äußeren Randes des Schulterblatts (Margo lateralis scapulae) bis zur Schulterblattgräte (Spina scapulae)
- hinunter in den Raum unterhalb der Schulterblattgräte (Fossa infraspinata)
- 2 cun innen (medial) von der maximalen Achselfalte in der Mitte des Schulterblattes
- Von der Mitte des Schulterblatts (Scapula) senkrecht nach unten bis zur 12. Rippe
- äußere Hüftbeinkante (Margo illiaca lateralis) bis zur Mitte des großen Gesäßmuskels (M. gluteus maximus)

Verlauf auf Kopf und Schulter (Abb. 056)

1. Ast

- Von der Mitte des Ohransatzes vorne zum Unterrand des Jochbeins

2. Ast

- Von der Unterkante des Jochbeins unter dem äußeren Augenwinkel zum 1. Ast
- weiter in einem Bogen ½ cun unter dem Warzenfortsatz des Hinterhaupts (Prozessus Mastoideus)
- über den Kopfwender (M. sternocleidomastoideus) und den Kapuzenmuskel (M. trapezius) zum 7. Halswirbel (Prominens)
- zum oberen inneren Schlüsselbeinwinkel
- zur seitlichen Mitte des Schulterblattes zwei Drittel nach unten

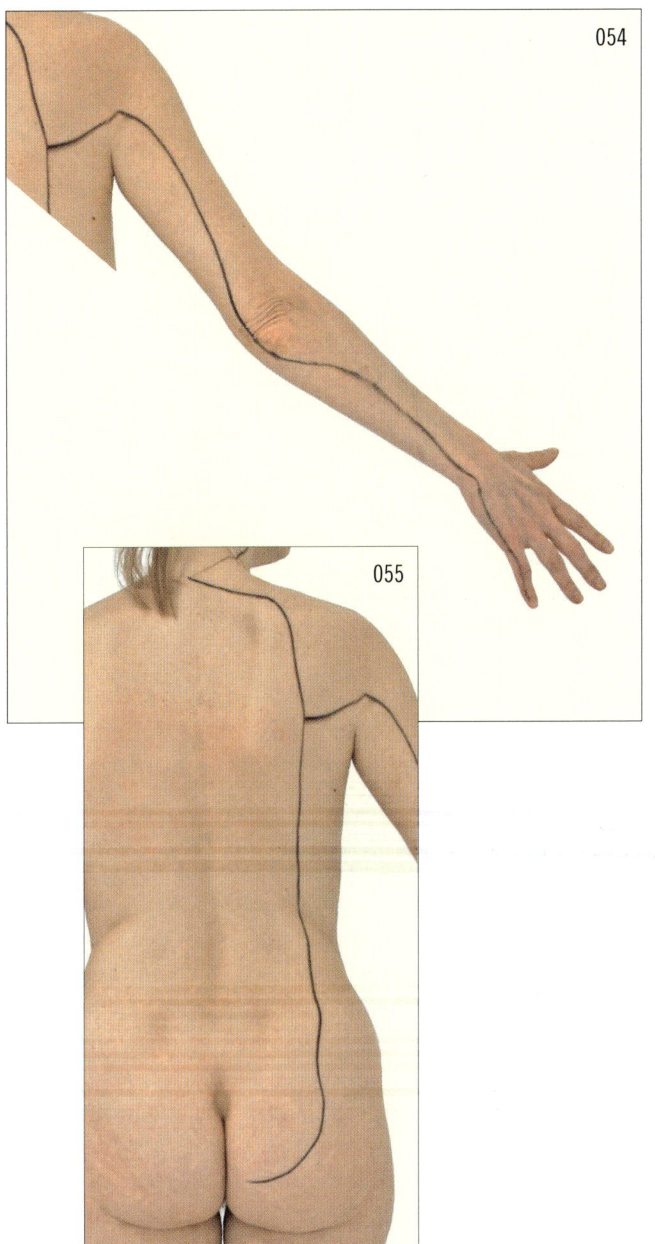

054

055

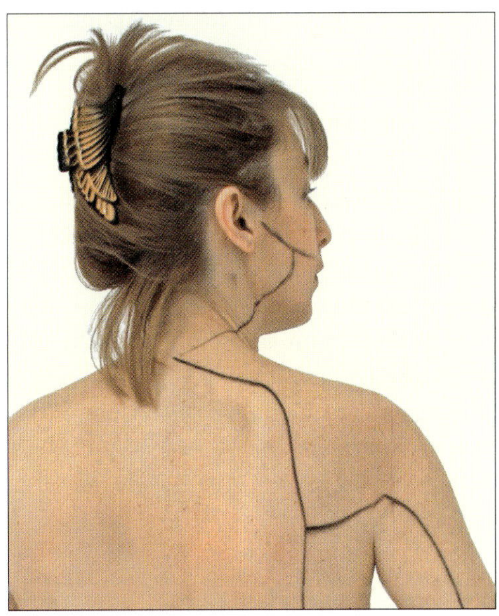

Verlauf am Bein (Abb. 057)

- Etwas lateral vom Schambein an der Leiste kommt der Meridian wieder an die Oberfläche [entspricht der chinesischen Milz]
- über den Kniegelenksstrecker (M. vastus medialis) hinunter
- ½ cun innen (medial) der Patella
- über einen jener Muskeln, die die Achillessehne bilden (M. soleus), ½ cun medial des Schienbeins
- über den Innenknöchel (medialen malleolus) zur Fußsohle
- dort 1 cun körperfern (distal) des Herz-Meridians am äußeren (lateralen) Rand der Ferse (Calcaneus)

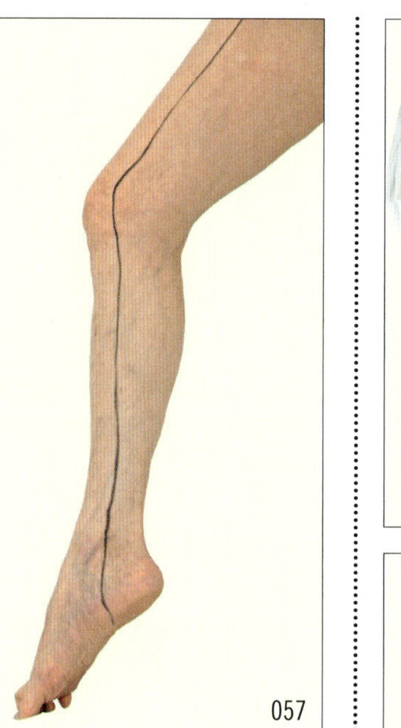
057

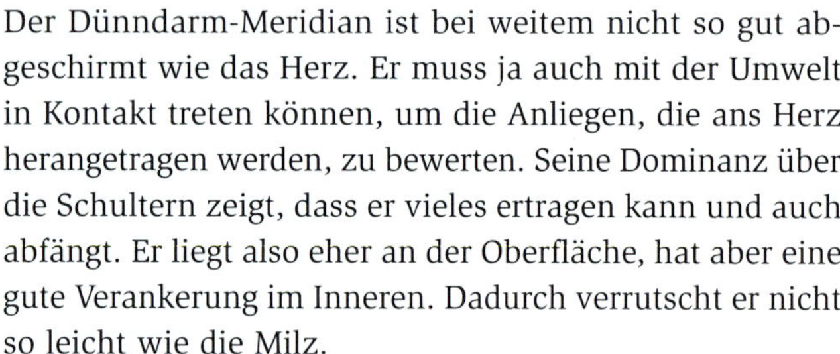
Der Dünndarm-Meridian ist bei weitem nicht so gut abgeschirmt wie das Herz. Er muss ja auch mit der Umwelt in Kontakt treten können, um die Anliegen, die ans Herz herangetragen werden, zu bewerten. Seine Dominanz über die Schultern zeigt, dass er vieles ertragen kann und auch abfängt. Er liegt also eher an der Oberfläche, hat aber eine gute Verankerung im Inneren. Dadurch verrutscht er nicht so leicht wie die Milz.

Der Yang-Partner des Herzens verbindet die Klarheit des Geistes mit der Reinheit der Körpersäfte. So reicht er vom Kopf über die Schultern bis zum Gesäß, schirmt damit auch nach hinten ab und schützt das Herz auch vor Druck von außen (Prominens).

Am Bein zeigt sich durch die Nähe zum Milz-Meridian seine zweite Funktion, die Verdauung.

11.2 Behandlungsposition

Der Dünndarm-Meridian lässt sich gut in Seitenlage behandeln (Abb. 058–063), nur der Verlauf am Bein macht dabei etwas Unruhe, da sich die Klientin auf die andere Seite drehen muss oder man erst das andere Bein behandelt. In der Seitenlage sollten die Klientinnen möglichst gerade liegen, damit keine Verkrümmung die Position des Meridians verschiebt. Vor allem der Dünndarm verzeiht keine Schlampereien.

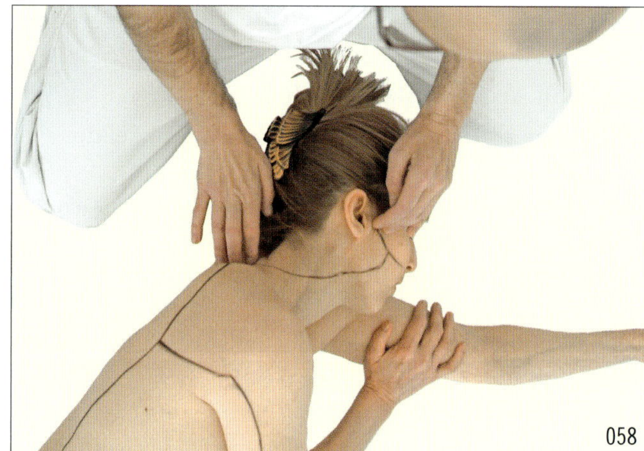
058

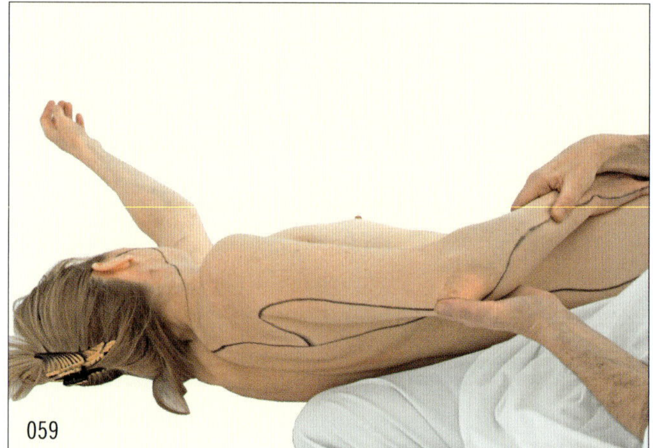
059

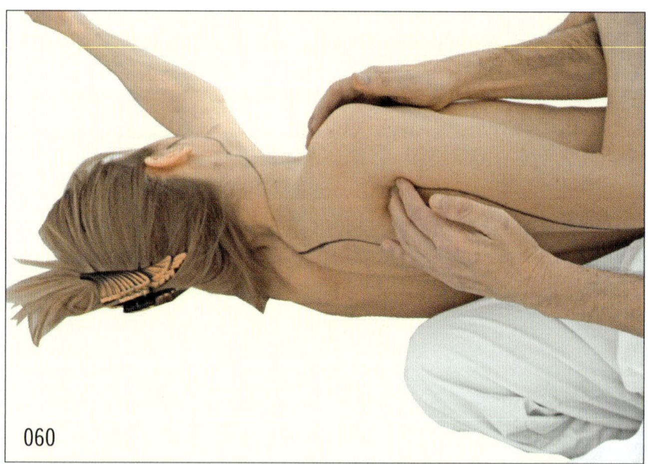
060

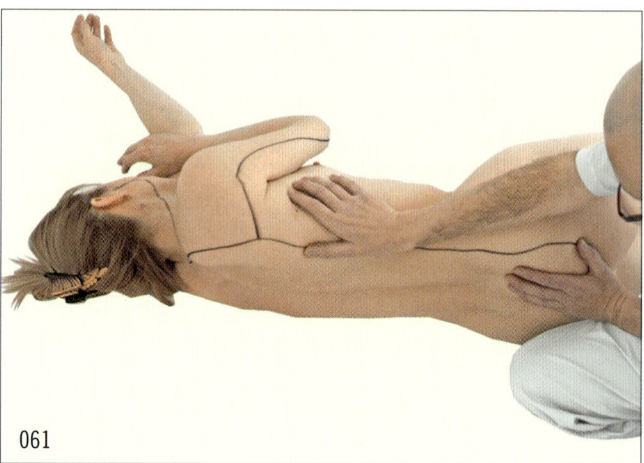
061

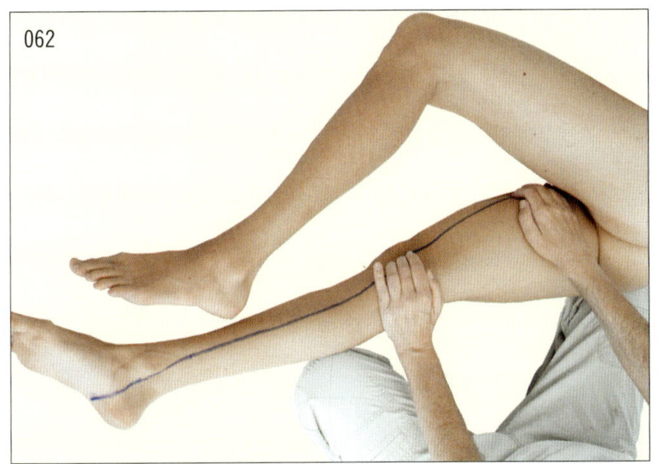
062

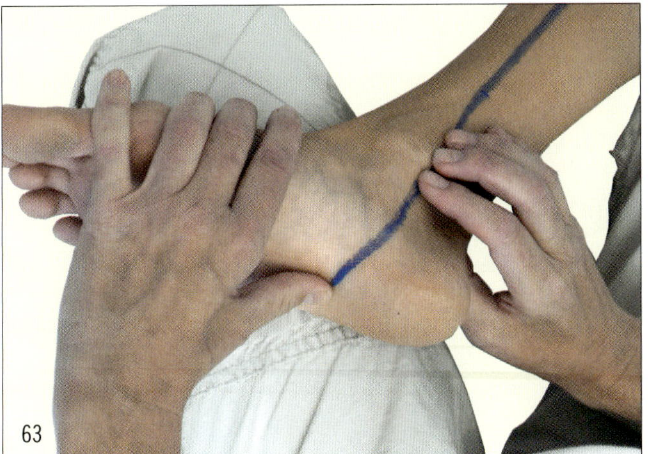
63

11.3 Alternative Positionen

- Die Behandlung des Arms in der Position einer Nacken-Behandlung dehnt und öffnet den Meridian sehr schön (Abb. 064/065). In dieser Haltung ist auch eine sehr angenehme Dehnung des Dünndarm-Meridians am Arm möglich. Wichtig ist es dabei, immer einen Fuß zwischen dem eigenen Wurzelchakra und dem Scheitelchakra der Klientin zu haben, um zu starke energetische Vermischungen zu vermeiden.
- Auch das Bein ist in Rückenlage gut zu behandeln (Abb. 066).
- Zudem ist die Behandlung in Bauchlage für Arm (Abb. 068/069) und Oberkörper (Abb. 070) sowie Kopf und Nacken (Abb. 067) gut möglich. Das Bein kannst du in Bauchlage mit dem leicht angewinkelten anderen Bein gut erreichen (Abb. 071/072), da sich der Meridian dabei etwas nach oben dreht (eventuell auch ein Seitliegekissen verwenden).

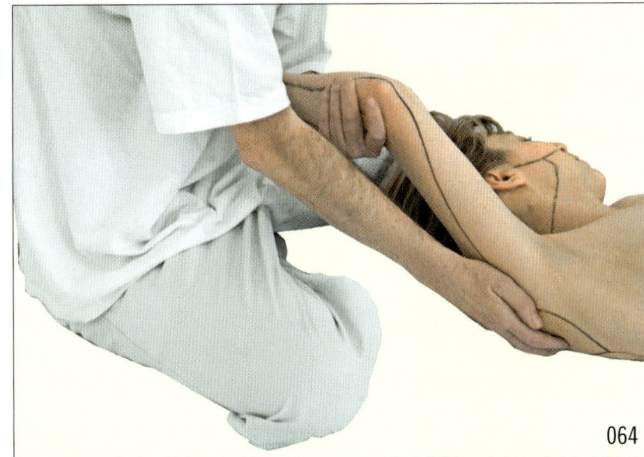
064

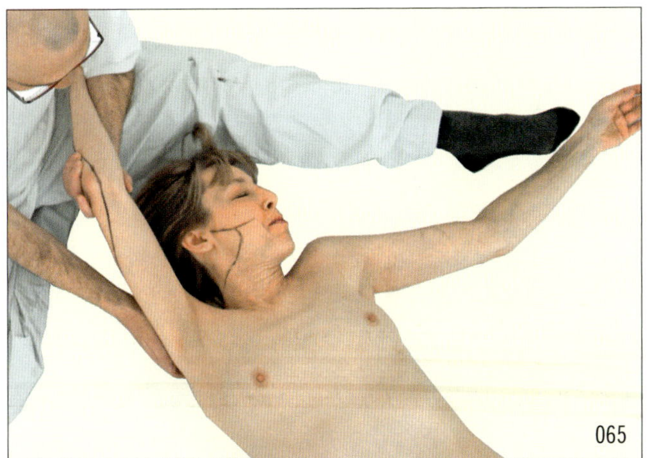
065

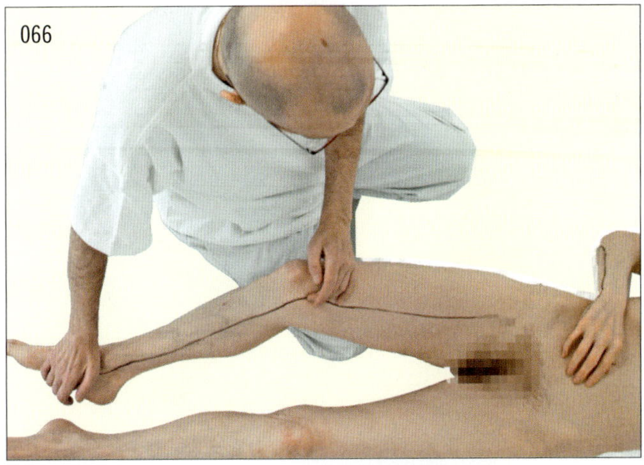
066

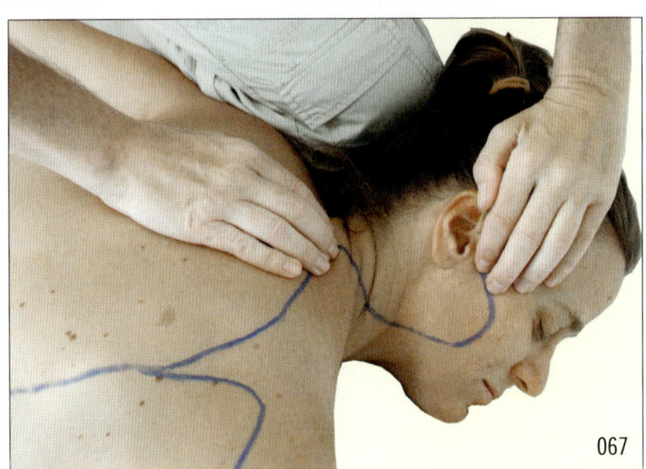
067

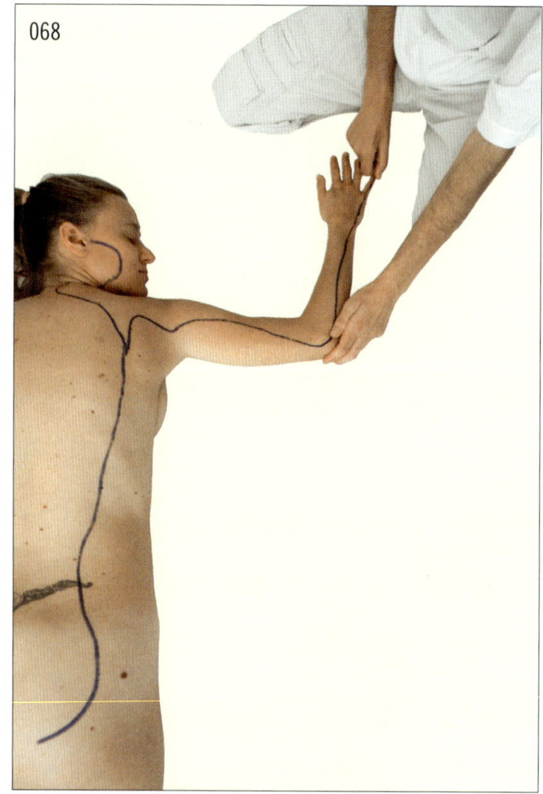

068

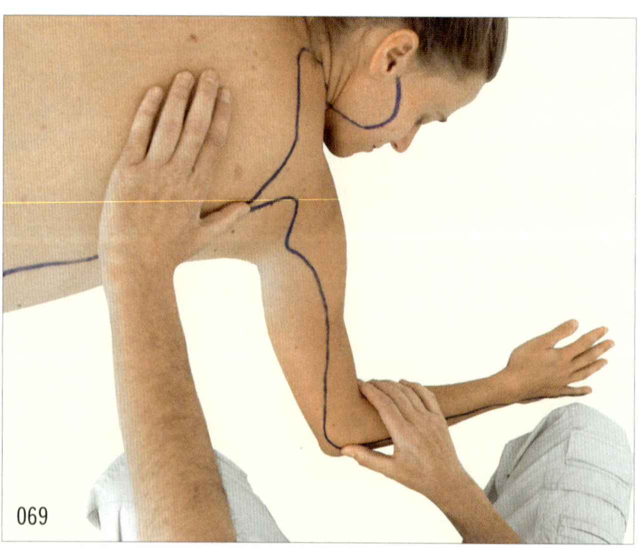

069

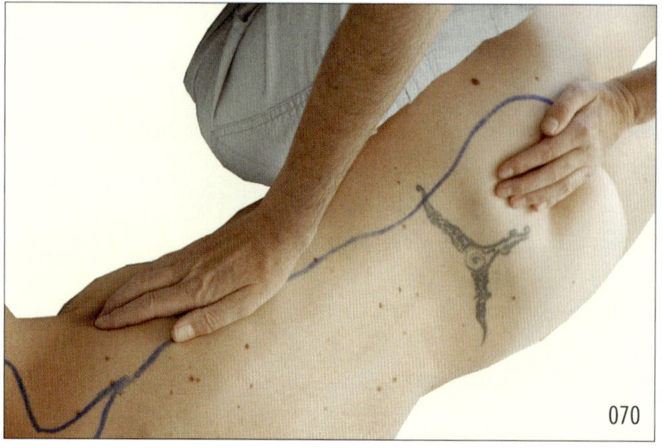

070

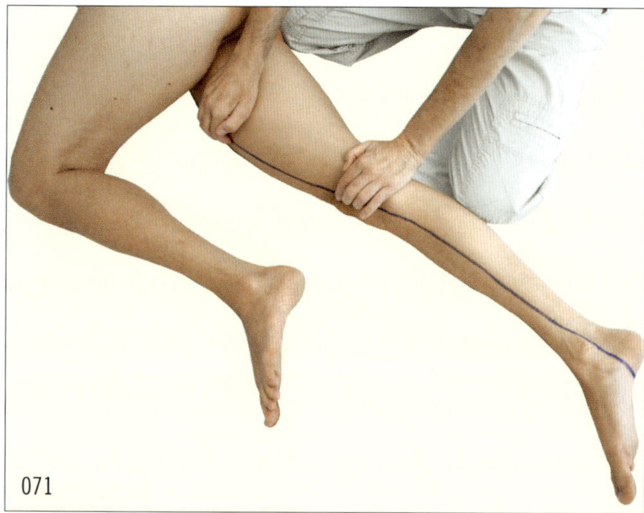

071

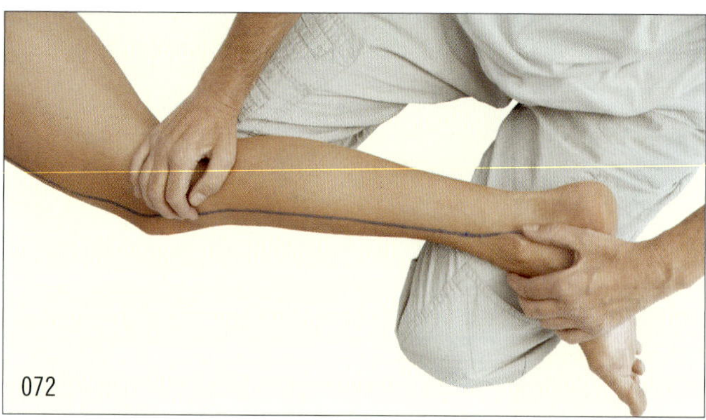

072

11.4 Zonen

Hara-Zone: Oberflächlich zwischen vorderem oberen Darmbeinstachel und Nabel
Rücken-Zone: Um den 10. Brustwirbel
Gesichts-Zone: Stirnfalten

Zeigt sich auch noch an der Armhaltung; vor allem daran, ob der kleine Finger und die Ellbogen seitlich nach vor gezogen sind. Das deutet auf Stärke und Spannung im Dünndarm .

11.5 Tsubos

Dü 3: Der hintere Wasserlauf

Am 3. Mittelhandknochen medial vor dem äußeren Köpfchen

- Tonisiert Ki
- Öffnet den Du Mai – und das Äußere
- Distalwirkung auf Nacken und Schulter

Dü 4: Handgelenksknochen | Quellpunkt

Am Handwurzelknochen direkt beim Handgelenk.
- Klärt Hitze
- Öffnet und harmonisiert den Meridian
- Bei Herpes
- Distalwirkung auf Schulter und Nacken
- Lokale Wirkung auf das Handgelenk

Dü 9: Die Tugend der Schulter

An der maximalen Beugefalte der Achsel
- Treibt Hitze aus
- Schulterpunkt – frozen-shoulder-syndrom

Dü 10: Einfluss des Armmuskels/Stärke der Gelenke

1 cun über Dü 9
- Aktiviert den Meridian
- Lindert Schulterschmerz und Steifheit
- Stärkt die Gelenke und bringt Beweglichkeit
- Öffnet den Rücken und bringt Ki nach unten
- Schulterpunkt – frozen-shoulder-syndrom

Dü 11: Das Geschlecht des Himmels

Zwei Drittel des Schulterblattes nach unten – in der Mitte.
- Aktiviert den Meridian
- Bewegt Ki
- Bewegt das Schulterblatt und Ki
- lokale Wirkung auf Schulter (Hauptpunkt) – frozen-shoulder-syndrom

Dü 19: Der Palast des Gehörs

Mittig vor dem Ohr
- Nährt Ki
- Beruhigt den Geist
- Lokale Wirkung auf das Ohr

11.6 Funktion

Aufgaben des Meridians

- Er schützt das Herz, indem er mit dem Herzkonstriktor entscheidet, welche herzbewegenden Dinge durchgelassen werden und welche nicht.
- Er nutzt die Ellbogen, um abzuwehren.
- Er kneift die Gesäßbacken zusammen.
- Damit schützt er auch vor beängstigenden Träumen.
- Er dominiert das Schultergelenk.
- Er bewegt die Schulterblätter.
- Er stärkt die Gelenke.

Aufgaben des Funktionskreises

- Er ist das Gefäß, in dem die Verdauungssäfte ihre Arbeit erledigen.
- Er nimmt den Platz zwischen Magen (Aufnahme) und Dickdarm (Abgabe) ein. Da entscheidet er, was wir brauchen können und was nicht.
- Er entscheidet auch, was uns gut tut und was nicht. Damit ist er direkt an unserem Wohlbefinden beteiligt.
- Der Dünndarm trennt Flüssiges von Festem und Reines von Unreinem.
- Er schafft Klarheit und trifft „ja/nein"-Entscheidungen.
- Er dominiert die Gelenke.

11.7 Qualität des Meridians

Der Dünndarm-Meridian steht für Klarheit. Er ist wie ein Gebirgsbach, in dem man ungehindert bis zum Grund sehen kann. Wie bei seiner körperlichen Funktion trennt er auch im geistigen Reines und Unreines und weiß damit genau, was uns gut tut und was nicht. Damit hat er natürlich eine genaue Vorstellung davon, wie man mit ihm umgehen sollte.

Da er einen sehr festen Standpunkt einnimmt, kann er andauerndes Insistieren gar nicht leiden und reagiert abweisend und blockt ab.

Der Dünndarm-Meridian hat wenig Raum für Kompromisse. Das gilt auch für Berührung. Abschweifen und Faseln kann er gar nicht leiden. Wenn man sich nicht sicher ist, wie man ihn behandeln sollte, ist es vielleicht besser, auf einen anderen Meridian auszuweichen.

Wenn er sich auf die Behandlung einlässt, ist er unbedingt dabei, gut wahrzunehmen und er reagiert ganz direkt.

11.8 Wie er sich anfühlt

Diese Klarheit lässt ihn oft gnadenlos erscheinen, doch wenn man ihn länger berührt, lernt man, seinen klaren Standpunkt schätzen. Er fühlt sich ein bisschen wie eine Perlenkette an, da er immer zwischen den Gegensätzen „ja" und „nein" pendelt.

Er wirkt bei Berührung eher kühl. In seinem Bestreben, das Herz zu schützen, scheint er oft etwas abweisend und es bedarf einiger Zeit, bis man mit ihm warm wird. Schnelle und ruppige Berührungen kann er gar nicht leiden. Dann verhärtet er sich zusehends und ist sehr abwehrend.

Der Dünndarm reagiert sehr rasch und stark; wenn er etwas für gut befindet, öffnet er sich, wenn nicht, reagiert er ablehnend. Somit ist die Dünndarm-Behandlung ein guter Indikator für die eigene Behandlungsqualität. Das ist der Meridian, der am strengsten prüft, ob die Behandlung in Haltung und Form passt. Passt sie nicht, fühlen sich weder Klientin noch Praktikerin wohl und gut angenommen.

11.9 Meridian-Kommunikation

Der Dünndarm-Funktionskreis liebt gar kein Geschwafel. Er möchte, dass man klar und präzise auf den Punkt kommt. Er braucht keine Ausflüchte, keine langatmigen Erklärungen und schon gar kein Herumprobieren. Wenn ich mich ihm nähere, sollte ich eine ganz klare Vorstellung davon haben, was ich will und wie ich es erreichen kann.

Die Klarheit ist ganz wesentlich bei der Behandlung des Dünndarm-Meridians. Der Dünndarm merkt, wenn das nicht passt. Nicht nur der mechanische Aspekt des Drucks ist wichtig, sondern auch der geistige – also der energetische.

Er mag es auch nicht, wenn man für ihn Entscheidungen trifft. Er entscheidet, denn seine Entscheidungen sind ausschlaggebend dafür, was gut und schlecht für das ganze System ist. Damit wird er es auf keinen Fall zulassen, dass ohne Plan und Begründung irgendwie herumgedoktert wird.

Im Umgang mit den Klientinnen ist es besonders wichtig, bei Dünndarm-Schwäche ganz klar und sicher zu sein, wenn man den Dünndarm behandelt. Nur so fühlt er sich gut aufgehoben und kann sich der Behandlerin anvertrauen.

11.10 Indikation

- Der Dünndarm-Meridian dominiert durch seine Lage die Schulterblätter und das Schultergelenk. Dadurch eignet sich seine Behandlung für viele Arten von Schulterbeschwerden.
- Vor Allem aber bei Problemen der Armrotationen, bei denen das Schulterblatt beteiligt ist, wie dem „frozen shoulder syndrom“, kann mit einer Dünndarm-Meridian-Behandlung Abhilfe geschaffen werden.
- Auch Verdauungsbeschwerden, die sich in Durchfall oder Verstopfung äußern, können vom Dünndarm ausgehen.
- Auch bei fehlender Klarheit, oder wenn man immer wieder Entscheidungen zum eigenen Schaden trifft, ist eine Dünndarm-Behandlung durchaus hilfreich.
- Der Dünndarm ist auch an der Produktion der Tränenflüssigkeit beteiligt. Bei zu trockenen Augen kann seine Behandlung helfen.

11.11 Form der Behandlung

Der Dünndarm-Meridian möchte sehr klar berührt werden. Er erwartet von dir, dass du genau weißt, was und warum du genau das behandelst. Und natürlich auch wie. Unsicherheit und Sprunghaftigkeit nimmt er zum Anlass, sich der Behandlung zu entziehen oder sich dagegen zu wehren. Erkennt er die Behandlung als fundiert und folgerichtig, öffnet er sich und lässt sich gut behandeln. Wenn nicht, wird er sich entweder gar nicht verändern oder sich ehebaldigst wieder in sein altes Muster zurückziehen.

Als Praktikerin muss ich genau zuhören, wie der Dünndarm auf die Behandlung reagiert, da er letztendlich entscheidet, was er annehmen kann und was nicht.

Das energetische Konzept sollte klar sein und Verlauf und Richtung damit übereinstimmen. Der Griff soll sicher sein und nicht suchen müssen. Im Behandlungsplan ist kein Platz für Unsicherheit und Unklarheit.

Der Dünndarm lässt zu, was ihm und dem Ki gut tut und er verweigert sich dem, was nicht gut tut.

11.12 Wirkung der Meridian-Behandlung

Er entspannt und öffnet die Schulterpartie. Er trägt dazu bei, dass man das Schulterblatt bei Armrotationen mit bewegen kann.

Er bringt Klarheit. Dadurch sind Dünndarm-Behandlungen vor wichtigen Entscheidungen sehr hilfreich.

Oft kommt es bei der Behandlung des Dünndarms zu emotionalen Ausbrüchen, da eine seiner Funktionen der Schutz des Herzens ist.

Er sagt, wer „durchgelassen“ wird und wer nicht.

Auf dem Dünndarm liegt ein Meisterpunkt der Gelenke (Du 10), die er somit stärkt. Auch durch seine Trennfunktion sorgt er dafür, dass genug Flüssigkeit für die reibungslose Funktion der Gelenke zur Verfügung steht.

Eine Dünndarm-Behandlung wirkt klärend und dadurch reinigend.

Manchmal verbessert die Behandlung auch die Verdauung und fördert die Aufnahme von Nährstoffen und das Ausscheiden von Toxinen.

Er fördert die Tränenbildung und hilft dadurch gut bei zu trockenen Augen.

Auch zu fester oder zu flüssiger Stuhl kann durch Dünndarm-Meridian-Behandlungen verbessert werden.

12. Herzkonstriktor (Abb. 073) – Xin Bao Mai, Yin-Meridian

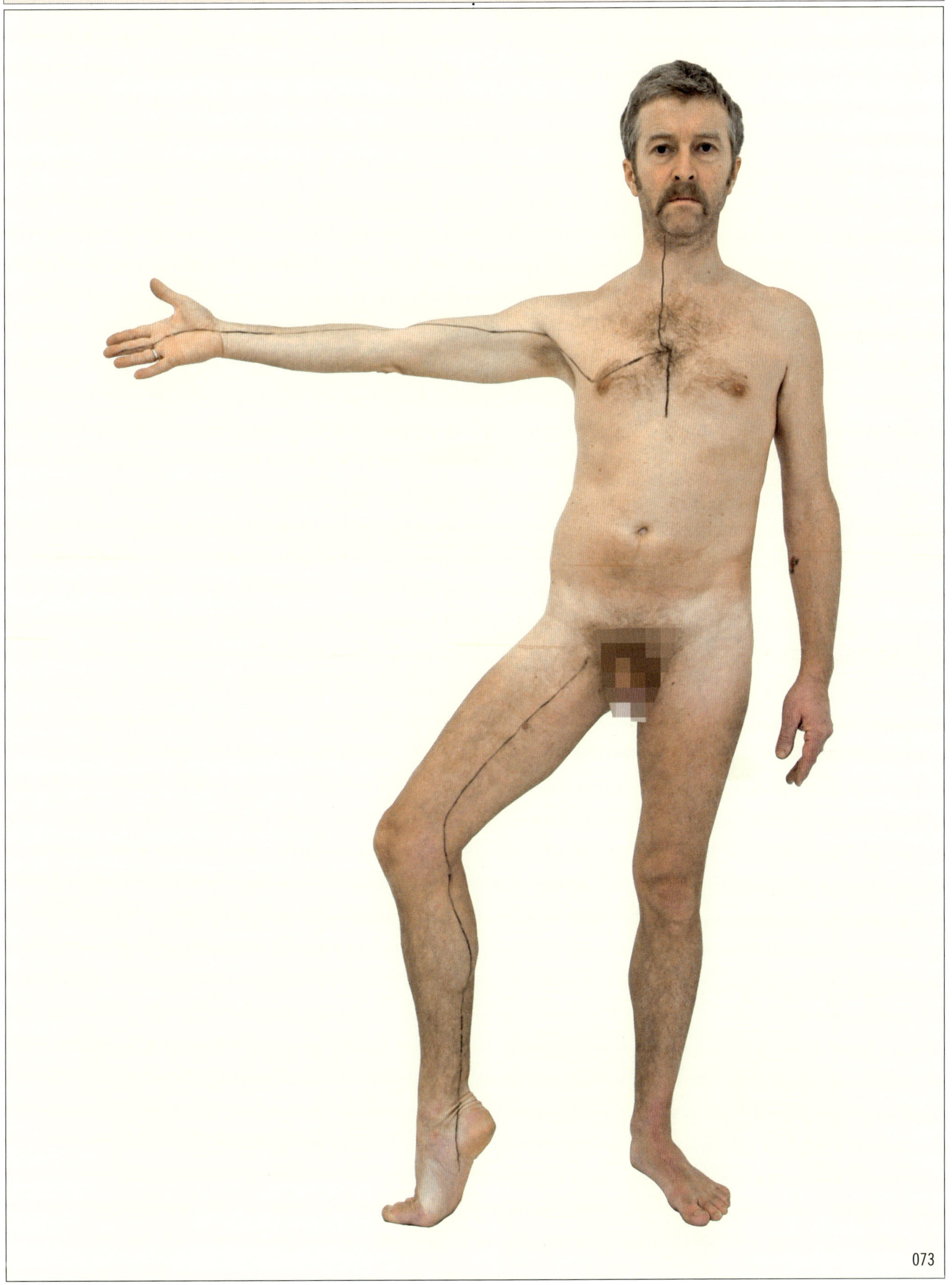

073

12.1 Verlauf

Verlauf am Bein (Abb. 074)

- Von der Mitte der Fußsohle innen (medial) über die Ferse (Calcaneus)
- zum inneren Rand des Innenknöchels (medialen Maleolus)
- am inneren (medialem) Anteil des Zwillingswadenmuskels (M. gastrocgnemius) hinauf
- von einem Punkt, der 2 cun innen (medial) von der Kniescheibe (Patella) liegt

074

- über den Außenroller des Hüftgelenks (M. satorius) und in der Rinne vor der Sehne der Muskelgruppe, die zum Heranziehen des Beines (Adduktoren) dient
- bis unten ans Schambein (lateral des Os pubis), wo der Meridian ins Körperinnere geht

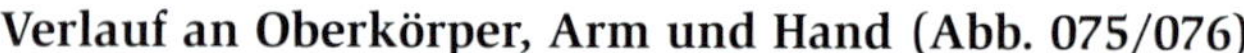

Verlauf an Oberkörper, Arm und Hand (Abb. 075/076)

- Von der Schwertspitze des Brustbeins (Processus xyphoideus) in einem Ast zur Mitte des Brustbeins (Sternums), wo er sich teilt

1. Ast
- Brustbeinmitte (Sternummitte)
- 1 cun außen am Brustbein (lateral vom Sternum)
- nach oben den Hals hinauf bis zum Kiefer

2. Ast
- In der Höhe des 4. Zwischenrippenraums (Intercostalraums)
- über den großen Brustmuskel (M. pectoralis major) zu 1 cun lateral der Brustwarze
- nach oben bis zur 3. Rippe
- in einem Bogen zur Mitte des zweiköpfigen Armbeugers (M. biceps brachii)

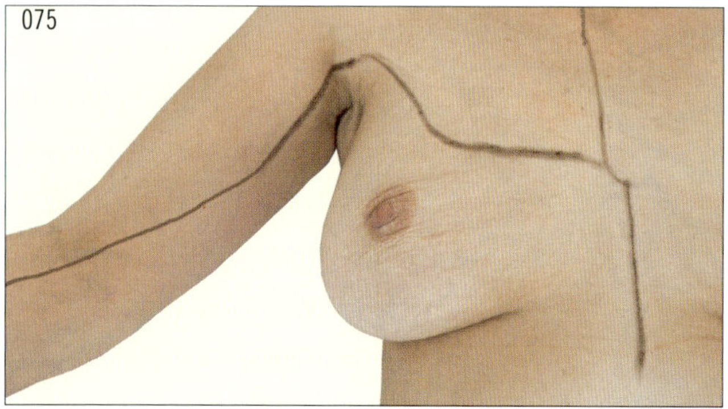
075

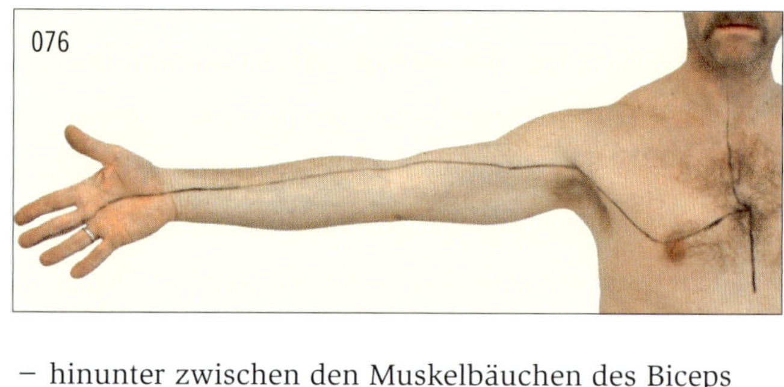
076

- hinunter zwischen den Muskelbäuchen des Biceps
- zwischen den beiden Teilen seiner Ansatzsehne
- über den speichenseitigen Beuger der Hand (M. flexor carpi radialis)
- mittig über das Handgelenk
- zwischen 3. und 4. Mittelhandknochen (Os metacarpale) zum medialen Nagelfalz des Mittelfingers

Der Herzkonstriktor ist eine Art Minister, der das Herz vor allem auf der somatischen Ebene schützt. So ist er eher nach außen orientiert und liegt deutlich näher an der Oberfläche. Aber auch nicht ganz außen, was wir auch daran erkennen, dass der Verlauf über die Brust unabhängig von Lage und Verschiebung des Gewebes bleibt und entlang der vierten Rippe verläuft. Damit stärkt er auch den Rippenbogen, der das Herz schützt.

Am Oberkörper läuft er entlang des Brustbeins und geht fast in den Nieren-Meridian über. Hier sehen wir seinen Bezug zur Feuer-Wasser-Achse.

12.2 Behandlungsposition

Der Herzkonstriktor lässt sich gut in Rückenlage behandeln (Abb. 077–081). Die sehr offene Position setzt ein gewisses Vertrauen der Klientin gegenüber der Praktikerin voraus. Der offene Brustkorb und die Verbindung des Herzkonstriktors zwischen Feuer und Wasser machen ihn sehr sensibel für Berührung. Sollte das Vertrauen noch nicht gegeben sein, ist es oft besser, zuerst in Seitenlage zu behandeln, da diese „Fötalposition" wesentlich mehr Schutz bietet. Diese Position bietet auch die Möglichkeit, den Bereich um RM 17 mit der Herzkonstriktor-Zone am Rücken zu verbinden.

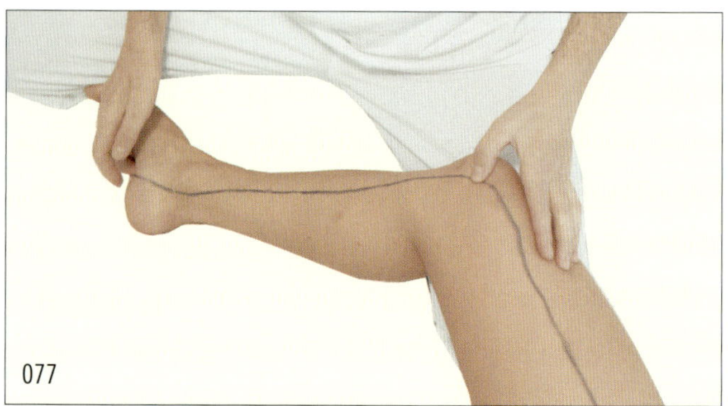
077

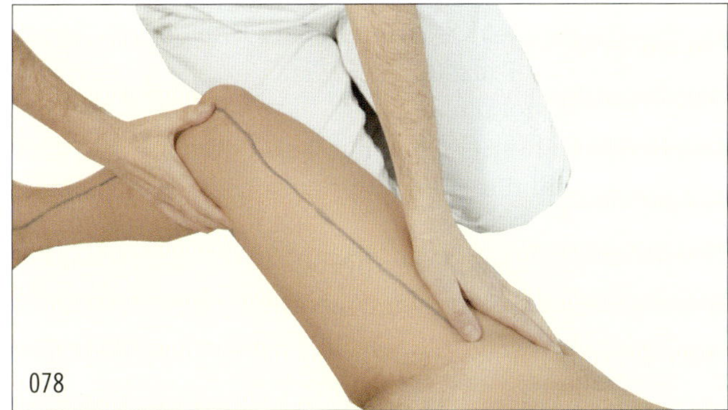
078

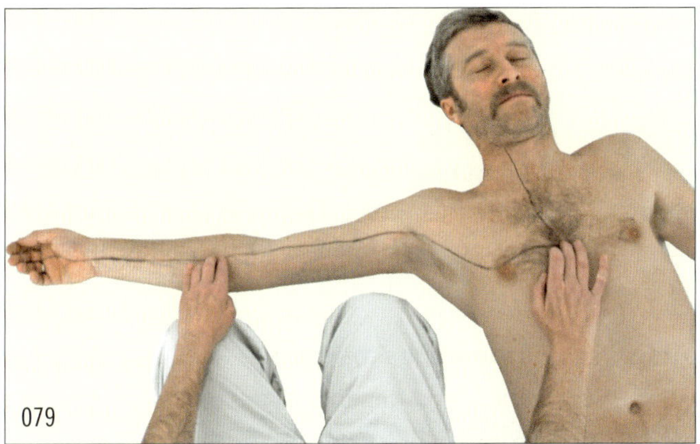
079

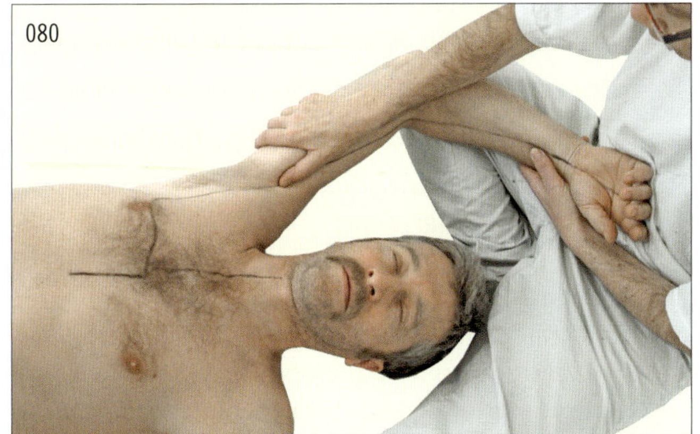
080

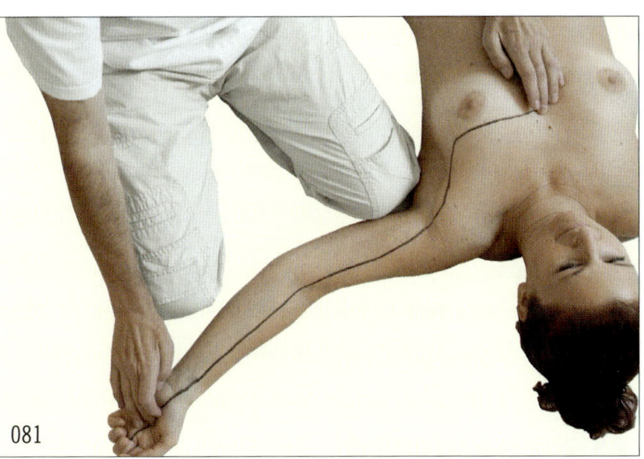
081

12.3 Alternative Positionen

Seitenlage Verlauf am Bein (Abb. 082/083), Oberkörper (Abb. 084) und Arm (Abb. 085) lassen sich gut behandeln. Wie oft bei der Seitenlage werden Arm und Bein gegengleich behandelt. Diese Position bietet der Klientin Sicherheit und du kannst sehen, ob sie die Tendenz hat, sich zusammenzurollen, um sich dadurch zu schützen.

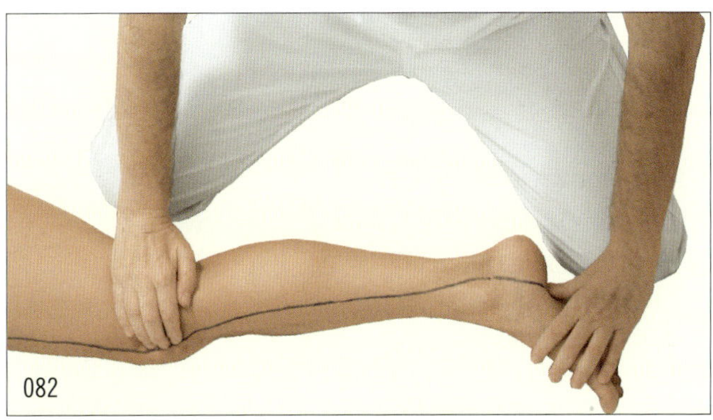
082

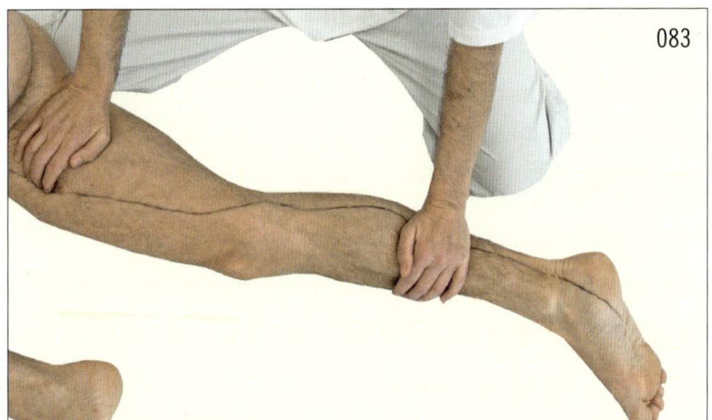
083

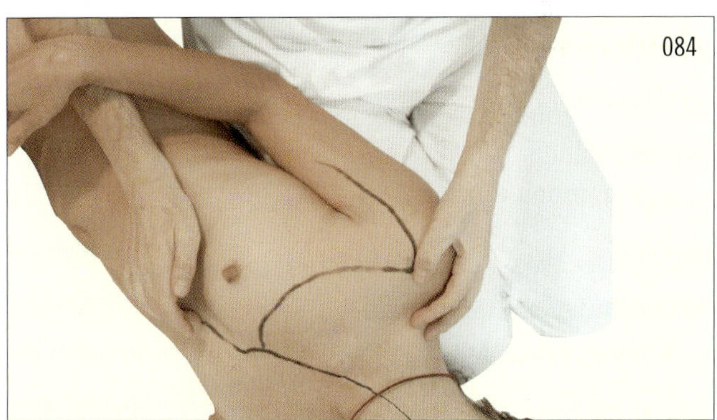
084

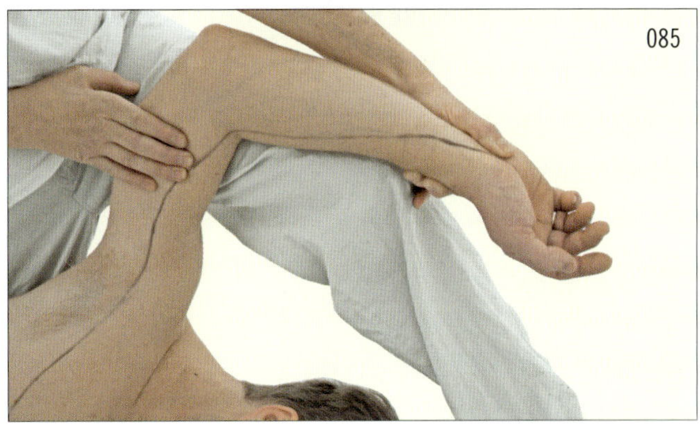
085

12.4 Zonen

Hara-Zone: Mittig unter dem Brustbein, Höhe 7. Rippe
Rücken-Zone: Mittig um den 8. Brustwirbel

Zeigt sich auch in der Haltung und Position des Brustbeins. Wirkt es eingefallen oder gar eingezogen, deutet das auf ein gesteigertes Schutzbedürfnis des Herzkonstriktor-Ki hin.

12.5 Tsubos

Hk 5: Der Zwischenträger

3 cun vom Handgelenk proximal (körperwärts)
- Bringt Ki zur Hand
- Öffnet den Brustkorb
- Befreit Emotionen

Hk 6: Das innere Passtor

2 cun proximal des Handgelenks
- Nicht in den ersten 16 Wochen der Schwangerschaft
- Leitet Ki aus
- Löst Stagnationen
- Öffnet und bewegt den Brustbereich
- Öffnet die Mitte – Magenpforte (z.B. Übelkeit bei Autofahrt), wirkt gegen rebellierendes Magen-Ki
- Entspannt die Muskeln des Oberkörpers und der Arme

Hk 7: Der große Grabhügel | Quellpunkt

Direkt in der Mitte des Handgelenks
- Öffnet den Meridian und harmonisiert Ki
- Klärt Hitze im Herz
- Dreht rebellierendes Magen-Ki
- Kühlt Blut
- Beruhigt den Geist

Hk 8: Der Palast der Arbeit | Feuerpunkt

In der Mitte der Handfläche
- Verbindet Herzkonstriktor und Herz-Ki
- Führt Hitze aus Herz und Herzkonstriktor ab

Hk 9: Die mittlere große Straße

Am medialen (kleinfingerseitigen) Nagelfalz des Mittelfingers
- Tonisiert Ki und Yang
- Belebungspunkt

12.6 Funktion

Aufgaben des Meridians
- Er verbindet Liebe mit Sex.
- Er verbindet den Oberen- mit dem Unteren-Erwärmer.
- Er öffnet den Brustkorb.
- Er befreit Emotionen.
- Er verbindet unser Oben mit dem Unten.
- Er entspannt die Muskulatur der oberen Extremitäten und des Oberkörpers.
- Er entspannt den Magen bei rebellierenden Ki-Problemen. Dies machen vor allem die Tsubos im Unterarm-Verlauf.
- Er unterstützt das Herz bei der Blutbewegung.
- Er verbindet das Herz-Chakra der Handflächen mit dem Brustkorb.

Sein Verlauf am Oberkörper zeigt, dass er den Brustkorb öffnet und hilft, die Dinge, die uns am Herzen liegen, auszudrücken (Verbindung RM17 und HK8). Gemeinsam mit dem Dünndarm-Meridian positioniert er sich am Bein zwischen Holz und Erde. So schaffen sie Ausgleich zwischen der Bedächtigkeit der Milz und dem Ungestüm der Leber.

Aufgaben des Funktionskreises
- Die Funktionen sind denen des Herzens nicht unähnlich, doch wirkt er mehr auf somatischer Ebene, das Herz eher auf psychischer.
- Der Herzkonstriktor schützt das Herz vor allem somatisch.
- Er unterstützt den Kreislauf.

12.7 Qualität des Meridians

Der Herzkonstriktor ist der Funktion nach dem Herzen nicht unähnlich, nur dass er mehr die somatischen Aufgaben vertritt, während das Herz die psychischen inne hat. Herzkonstriktor und Herz bilden eine enge Symbiose, was sich auch darin zeigt, dass die Hand-Chakren sich mit Herzkonstriktor-Punkten decken. Da seine Funktion auch im Beschützen liegt und er dadurch vorsichtig ist, kann sein Ausbruch umso heftiger sein, wenn er sich öffnet.

Trotzdem ist seine Schutzfunktion deutlich zu spüren. Er ist stark und bestimmt.

Auch seine Verbindung von Feuer (Shen) und Wasser (Wurzel) zeigt sich in seiner Qualität. Er steht quasi für die Feuer-Wasser-Achse. Damit stellt er deutlich die Verbindung zwischen Himmels- und Erdenergie her. Er sorgt also dafür, dass wir am Boden bleiben.

12.8 Wie er sich anfühlt

Der Meridian fühlt sich eher etwas gespannt an und so, als wäre er immer auf dem Sprung – allzeit bereit und immer etwas abweisend, ganz in der Aufgabe, das Herz zu beschützen. Trotzdem lässt er sich gerne berühren.

Einzelne Bereiche können für die Klientin durchaus unangenehm sein. Erst wenn er Vertrauen gefasst hat, lässt er sich ganz auf die Behandlung ein. Er hat nicht die Strenge des Dünndarms und wirkt dadurch versöhnlicher. Ein bisschen etwas hat er von der Herzlichkeit abbekommen. Neben seiner Vorsicht und dem Misstrauen hat der Herzkonstriktor auch einen sehr fürsorglichen Anteil, in dem seine Sorge um das Herz zum Ausdruck kommt. Das kann man gut spüren und manchmal überträgt sich ein starkes Gefühl der Ergriffenheit auf die Praktikerin. Es dauert eine geraume Weile, bis man reingelassen wird, nachdem man Kontakt aufgenommen hat. Der Herzkonstriktor prüft die Absichten seiner Behandlerin sehr genau und überlegt sich gut, ob er sich darauf einlassen kann. Wenn er es aber tut, dann ganz. So passiert bei der Behandlung oft viel Bewegung im Meridian und auch im Brustkorb.

12.9 Meridian-Kommunikation

Ähnlich dem Herzen verlangt er Respekt und kann Unfreundlichkeiten gar nicht leiden. Er ist dabei aber den Umgang mit anderen mehr gewohnt und deshalb durchaus bereit, sich behandeln zu lassen und ist nachsichtiger als das Herz. Er ist offen für Vorschläge, wenn er findet, dass sie zum Nutzen des Herzens sind. Übergriffigkeit lässt er gar nicht zu. Nicht ausgereifte Behandlungen sind für den Herzkonstriktor ein Gräuel. Halbe Sachen sind nichts für ihn. Er mag Dinge, die Hand und Fuß haben und mit der Realität gut verbunden sind.

Wird er seines Erachtens nach ungebührlich behandelt, neigt er zu emotionalen Ausbrüchen.

Der Herzkonstriktor ist durch seine Aufgabe oft sehr angestrengt und überlastet, deshalb genießt er das Interesse, das man ihm entgegenbringt. Das lässt sich gut für die Behandlung nützen.

12.10 Indikation

- Obwohl er mehr für den somatischen Schutz des Herzens verantwortlich ist, öffnet die Herzkonstriktor-Behandlung den Brustkorb und befreit so Emotionen, die beengen oder Druck machen (einen Stein auf der Brust haben).
- Der Bereich nahe dem Handgelenk wirkt direkt auf den Magen und wird bei Magen-Hitze-Problemen und rebellierendem Magen-Ki angezeigt.
- Weiters ist es gut, den Herzkonstriktor zu behandeln, wenn es zu Spasmen in den oberen Extremitäten kommt.
- Auch bei Schlafstörungen, die durch eine Inbalance zwischen Feuer und Wasser entsteht, hilft die Behandlung des Meridians.
- Da der Herzkonstriktor Liebe und Sex verbindet, ist seine Behandlung auch bei Problemen in dieser Hinsicht angezeigt.
- Probleme beim Einatmen und das Gefühl einer Enge im Brustbereich können vom Herzkonstriktor herrühren, ebenso Probleme mit der Zwischenrippenmuskulatur. Das kann daher kommen, dass der Meridian seine Schutzfunktion etwas zu ernst nimmt.
- Auch Probleme mit der Feuer-Wasser-Achse kann man über den Herzkonstriktor-Meridian behandeln.

12.11 Form der Behandlung

Der Herzkonstriktor-Meridian braucht viel Hinwendung und Sympathie, um sich zu öffnen. Er erwartet, dass man es ehrlich meint und wenn er kein Vertrauen entwickeln kann, besteht wenig Chance sich ihm, oder gar dem Herz-Meridian zu nähern. Damit ist er die Eintrittskarte zu den Emotionen der Brust und nur, wenn er überzeugt ist, dass man nichts Böses will, gewährt er Zutritt. Ein sympathischer Bodyguard.

Die Berührung sollte deshalb sowohl sicher als auch behutsam sein. Die Praktikerinnen sollten ganz klar kommunizieren, dass sie bereit sind, zuzuhören und auf die Wünsche und Bedürfnisse des Meridians zu achten. Auch eine gute Behandlung kann zu starken emotionalen Reaktionen führen.

Natürlich muss man auch vermitteln, dass man nur das Beste für den Herzkonstriktor will, auch wenn die Behandlung gerade eher unangenehm ist.

12.12 Wirkung der Meridian-Behandlung

Wenn der Druck auf der Brust leichter wird, kann man auch besser atmen. Die Behandlung entspannt den Magen, vor allem mit den Tsubos im Bereich des Handgelenks und Unterarms. Spannungen und Schmerzen im Brustkorb können sich bessern und damit verbundene Atemprobleme nehmen ab.

Die Herzkonstriktor-Behandlung lässt die Emotionen frei fließen und so kommt es zu Ausbrüchen all jener Dinge, die einem auf dem Herzen liegen. Manchmal gibt es sie Möglichkeit, mit Altem abzuschließen. Dadurch stimmt die Behandlung sehr versöhnlich, auch wenn sie öfters mit Tränen verbunden ist.

Durch die Nähe zum Herzen bringt er auch einige Bewegung in die Energie des Herzens. Dabei sollte man darauf achten, dass ein eventueller Ausbruch des Herz-Ki nicht dazu führt, dass sich der Herzkonstriktor zurückzieht und eine Verteidigungsposition einnimmt.

Die Behandlung lässt die Klientinnen gut am Boden stehen, im Hier und Jetzt.

13. Dreifacherwärmer (Abb. 086) – San Jiao Mai, Yang-Meridian

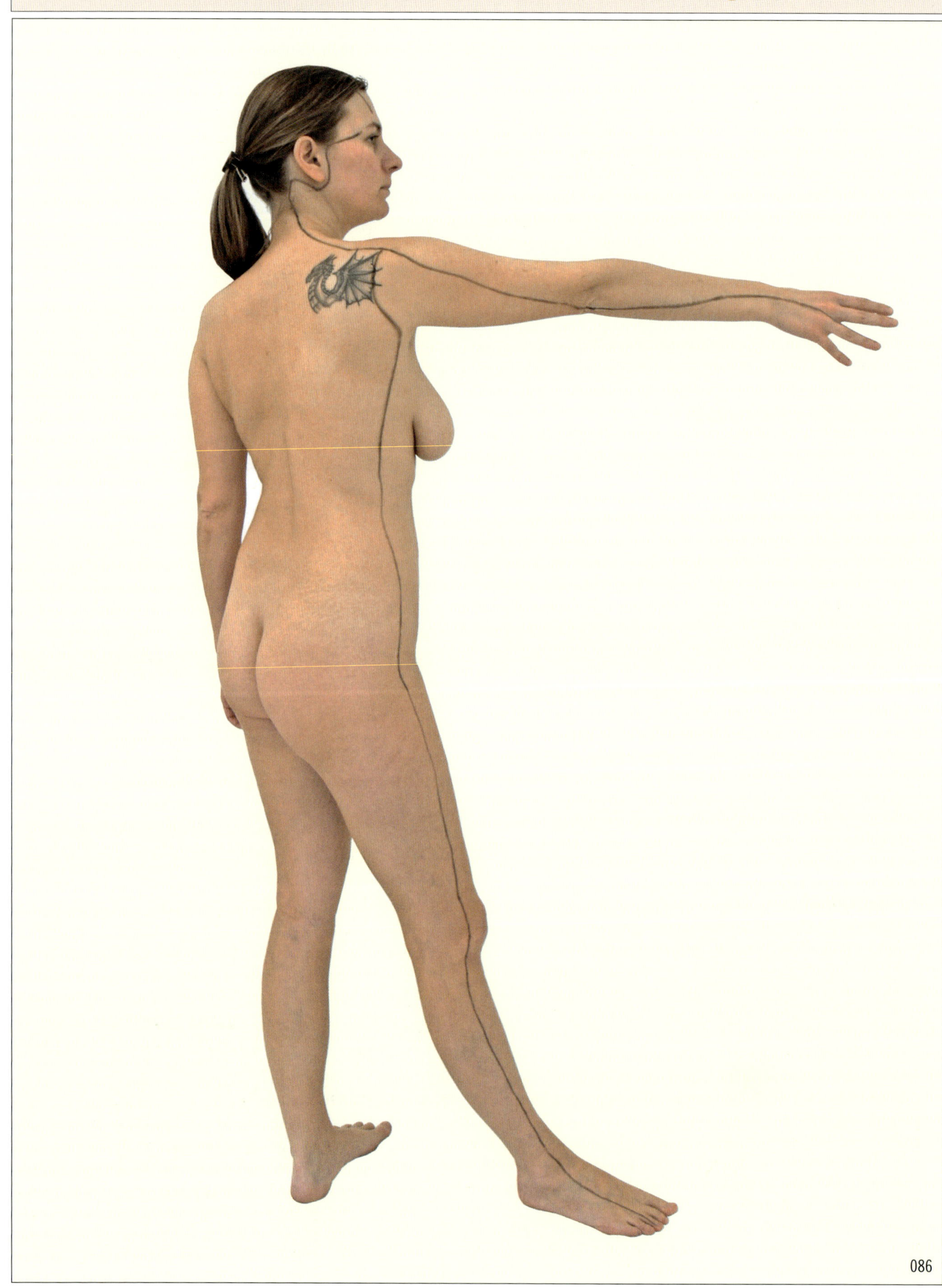

086

13.1 Verlauf

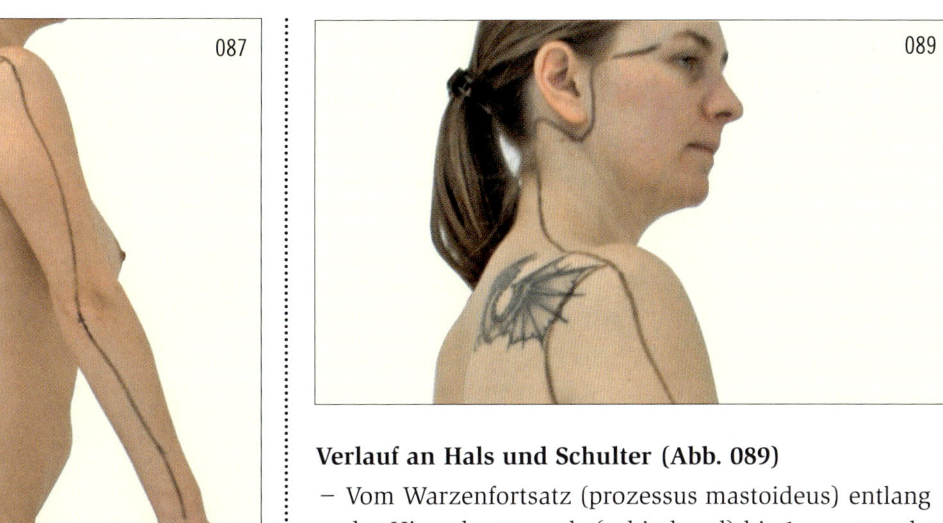
087

089

Verlauf an Arm und Hand (Abb. 087)

- Lateraler Nagelwinkel des Ringfingers
- entlang dem Finger
- zwischen 3. und 4. Mittelhandknochen (Os metacarpale)
- über die Mitte des Handgelenks, streckerseitig
- entlang des Kleinfingerstreckers (M. extensor digiti minimi)
- außen (lateral) fast mittig am Ellbogen (Olecranon)
- mittig über den Dreiteiligen Oberarmmuskel (M. triceps) hinauf
- über den Deltamuskel (M. deltoideus) hinauf
- durch das hintere Grübchen unter der Schulterhöhe (Acromion)

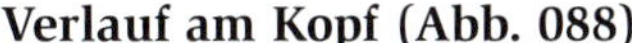

Verlauf am Kopf (Abb. 088)

1. Ast

- Vom äußeren (lateralen) Rand der Augenhöhle vorne zum Schläfenbein (Os temporalis) - bogig hinter das Ohr

2. Ast

- Von 1 cun oberhalb der Augenbrauenmitte
- zieht in einem Bogen hinter das Ohr nach
- zum Warzenfortsatz des Hinterhaupts (prozessus mastoideus)

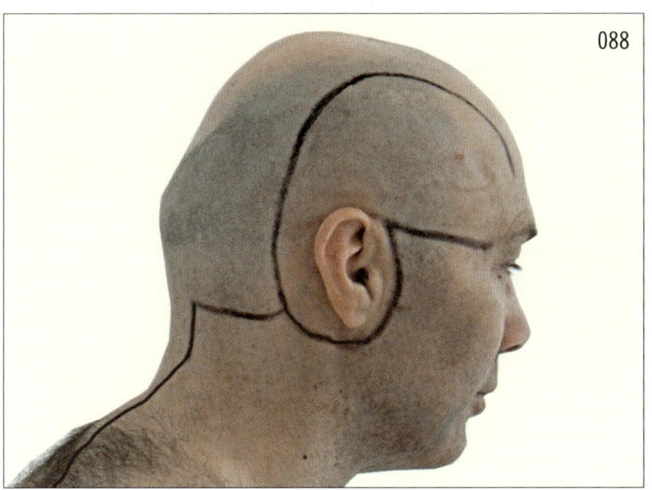
088

Verlauf an Hals und Schulter (Abb. 089)

- Vom Warzenfortsatz (prozessus mastoideus) entlang des Hinterhauptrands (orbitalrand) bis 1 cun von der Mittellinie
- nach unten über den Kapuzenmuskel (M. trapezius) bis zum hinteren Schulterloch

Verlauf an Oberkörper und Bein (Abb. 090)

- Von der Schultehöhe (Acromion) in einem großen Bogen über den äußeren (lateralen) Teil des Rückens
- dann zum hinteren Teil des oberen vorderen Darmbeinstachels (Crista iliaca anterior superior)
- außen (lateral) über den vierköpfigen Oberschenkelmuskel (M. quadriceps femoris)

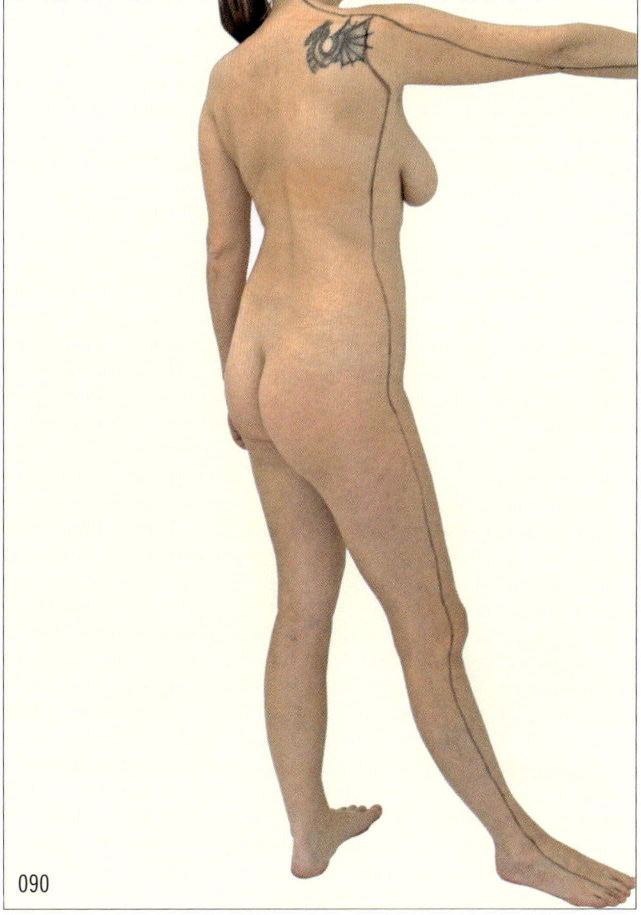
090

- über den Außenknöchel des Oberschenkelknochens (Epicondylus lateralis femoris)
- Verbreiterung außen am körpernahen Schienbeinende (Condylus lateralis tibiae)
- zwischen Schien- und Wadenbein durch eine Vertiefung an der Vorderseite des Schienbeins (Tibia)
- über den Zehenstrecker (M. extensor digitorum longus)
- über den Außenknöchel (lateraler Maleolus)
- entlang des Mittelfußknochens (Os metatarsale) drei bis zum äußeren (lateralen) Nagelwinkel der 3. Zehe

Der Dreifacherwärmer-Meridian will alles verbinden. Er achtet darauf, dass das Oben mit dem Unten kommuniziert, das Innen mit dem Außen und natürlich die Organe untereinander. Die seitliche Lage verbindet auch das Vorne mit dem Hinten.

Der äußere Verlauf des Meridians steht eher für das Außen und liegt deshalb nahe der Oberfläche. Damit ist er auch anfällig für von der Umwelt indizierte Störungen.

13.2 Behandlungsposition

Der Dreifacherwärmer-Meridian kann gut in Seitenlage behandelt werden (Abb. 091/092/093).

Auch der Ast am Bein ist einigermaßen gut erreichbar und dürfte dir keine Schwierigkeiten bereiten (Abb. 094/095).

Angenehm dabei ist, dass die Klientin ihre Position nur einmal verändern muss.

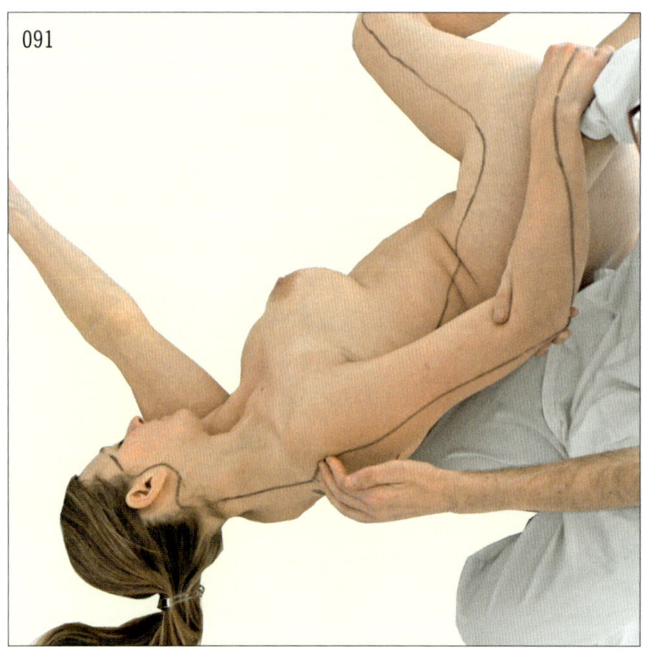
091

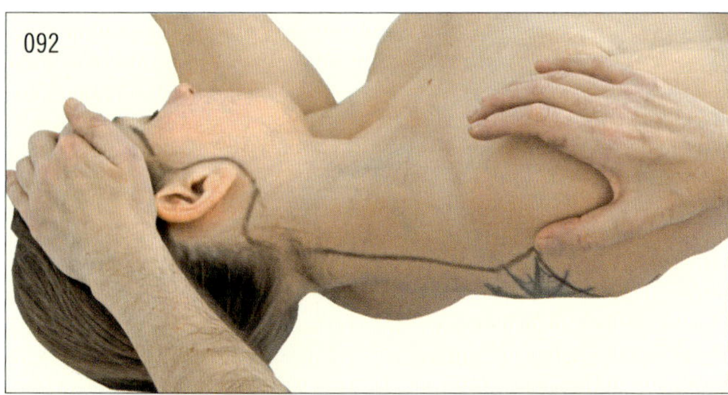
092

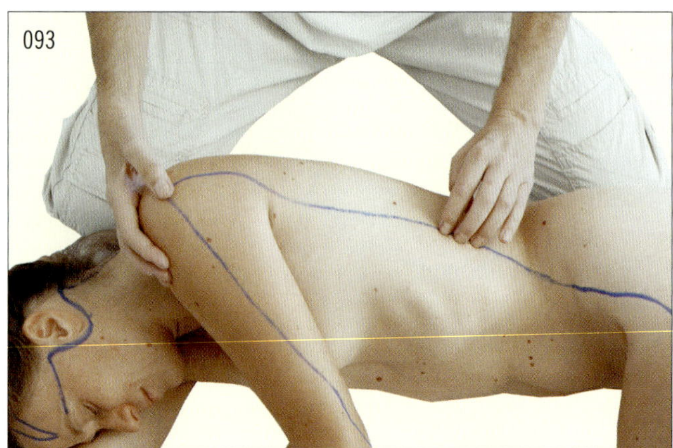
093

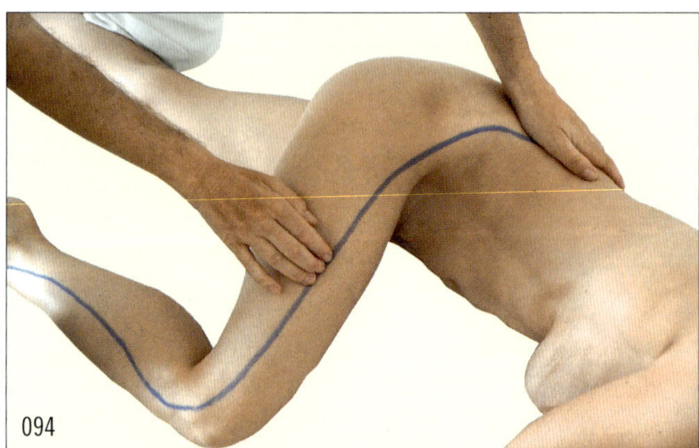
094

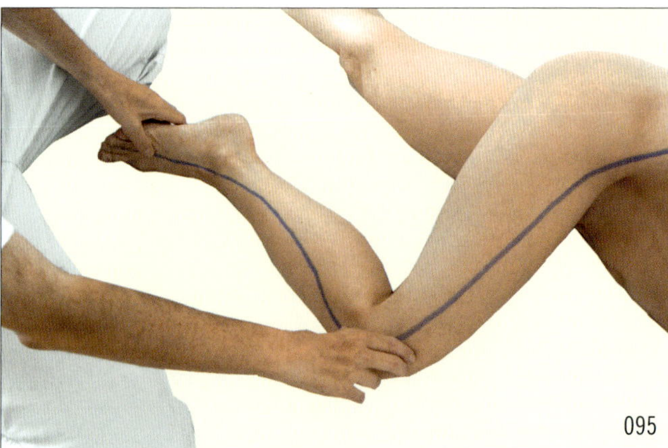
095

13.3 Alternative Positionen

Verlauf und Behandlung in Rückenlage (Abb. 096): Hierbei ist anzuraten, die Handfläche nach oben zu halten, wenn man den Oberarm behandelt (Abb. 097). Beim Unterarm natürlich den Handrücken nach oben (Abb. 098). So ist der Meridian leichter erreichbar.

Auch am Oberkörper und Bein ist er in Rückenlage gut zu behandeln (Abb. 099/100).

Du kannst den Dreifacherwärmer auch in Bauchlage behandeln (Abb. 102–105). Der Verlauf am Oberkörper ist mit Einsatz eines Seitenliegekissens gut zu erreichen. Angenehmer ist es, das Bein etwas anzuheben, um es bei der Behandlung zu entspannen.

Für die Behandlung des Beines in Bauchlage sollte dieses angewinkelt sein (Abb. 104/105).

Damit ist der Dreifacherwärmer-Meridian in jeder Lage gut zu behandeln. Genau wie es seiner Funktion entspricht, der geborene Diplomat.

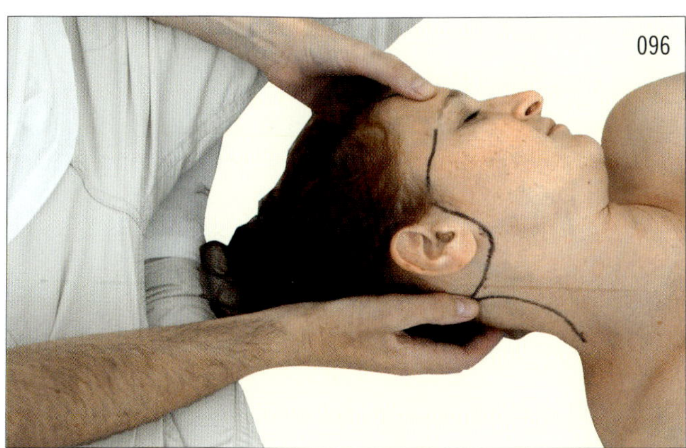
096

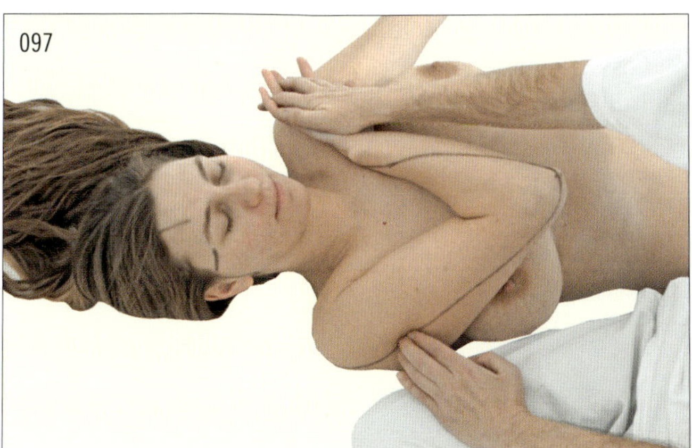
097

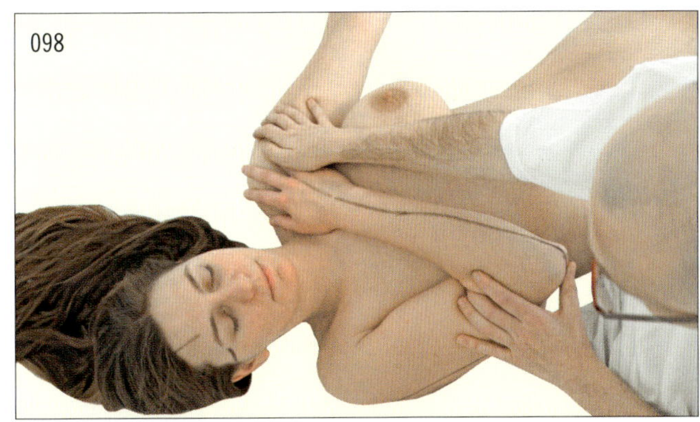
098

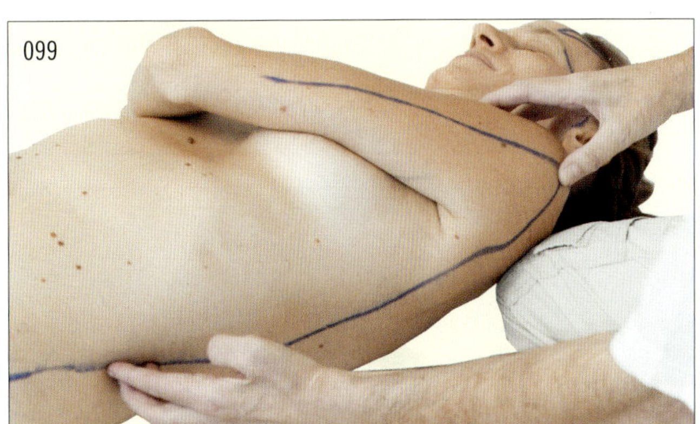
099

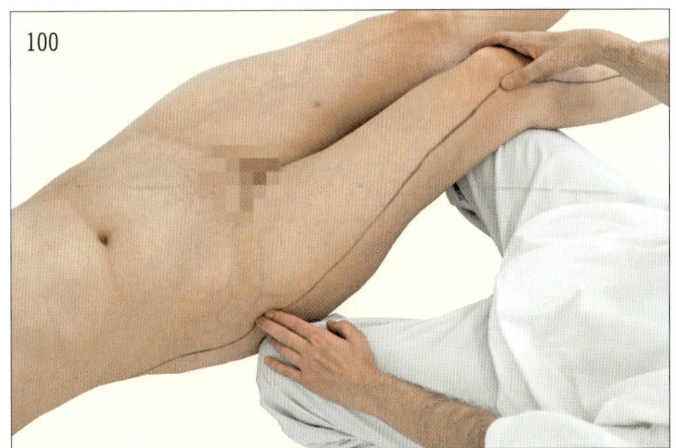
100

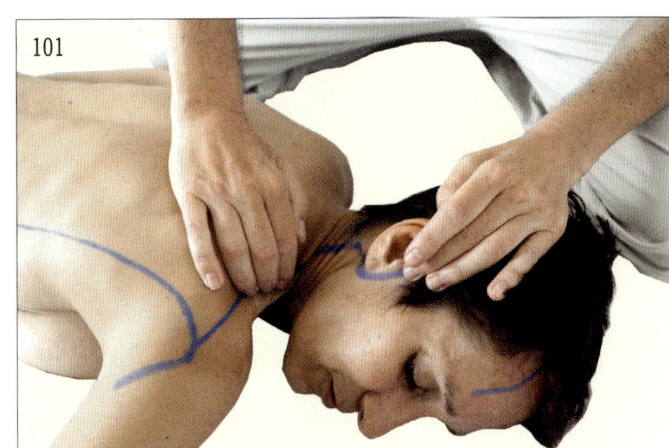
101

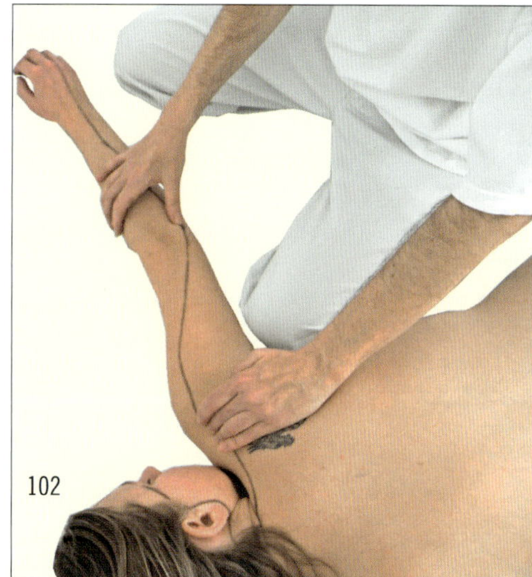
102

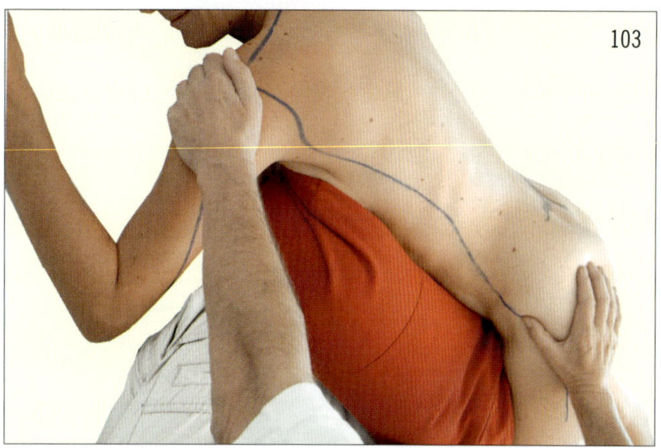
103

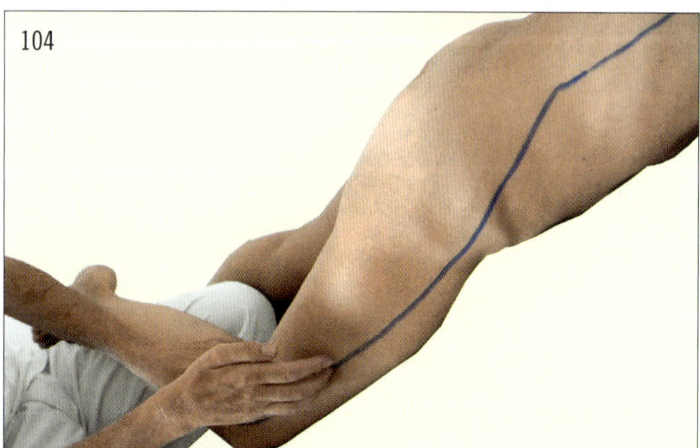
104

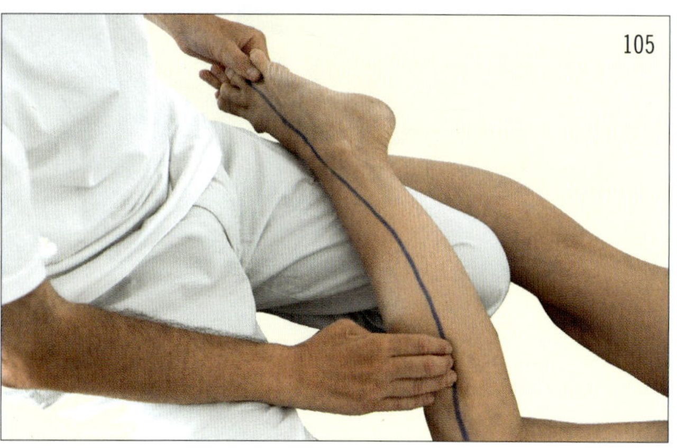
105

13.4 Zonen

Hara-Zone: Linksseitig beim Rippenbogen, Höhe 6. Rippe
Rücken-Zone: Linksseitig unter Schulterblatt, Höhe 11. Brustwirbel

Der Dreifacherwärmer-Meridian zeigt sich gut in den Verbindungen zwischen Kopf und Nacken und zwischen Nacken und Körper.

13.5 Tsubos

DE 4: Der Teich des Yang | Quellpunkt

Am Handgelenk
- Öffnet und harmonisiert den Meridian
- Wirkt bei stirnseitigem Kopfschmerz
- Lokale Wirkung auf das Handgelenk
- Distalwirkung auf die Schulter und den Arm
- Bezug zum Ursprungski (UE)

DE 5: Das äußer Passtor

Zwischen Elle und Speiche 3 cun vom Handgelenk
- Bringt Ki nach unten
- Kühlt Dreifacherwärmer-Hitze
- Nicht in den ersten 16 Wochen der Schwangerschaft
- Öffnet das Äußere
- Distalwirkung vor allem auf das Ohr aber auch auf Nacken und Schulter

DE 14: Das Kellerloch der Schulter

Im hinteren Schulterloch (bei gehobenem Arm leicht zu finden zwischen M. deltoideus und Acromion)
- Löst Stagnationen
- Tonisiert Yin
- Schulterpunkte

DE 23: Mit Geige und Flöten

Lateral der Augenbraue
- Vertreibt Wind
- Senkt Ki ab
- Gut für die Augen

13.6 Funktion

Aufgaben des Meridians

- Der Dreifacherwärmer verbindet das Unten mit dem Oben, das Links mit dem Rechts.
- Er verbindet die Körperteile.
- Er verteilt die Wärme im Körper und stellt die Verbindung zwischen den Wärmerhöhlen und den Körperbereichen her.

- Er verteilt auch das Ki zwischen den drei Wärmerhöhlen und sorgt dafür, dass sie für ihre Aufgaben ausreichend versorgt sind.
- Er ist der Regent der Schutzfunktionen des Körpers.

Der seitliche Verlauf des Dreifacherwärmers zeigt seine verbindende Wirkung. Auch die Lage zwischen einem Holz- und Erd-Meridian am Bein zeigen das diplomatische Talent. Fast scheint es, dass Dreifacherwärmer und Herzkonstriktor Puffer zwischen Holz und Erde sind.

Aufgaben des Funktionskreises

- Er dient als Vermittler zwischen den Organfunktionen und hat damit eine sehr schwere Aufgabe, die viele Talente erfordert, um mit den unterschiedlichen Organen zu kommunizieren. Man kann ihn sich als erfahrenen Diplomaten vorstellen, der dafür sorgt, dass alles reibungslos läuft, ohne dass er Stellung bezieht.
- Er verbindet die drei Erwärmer-Höhlen miteinander und koordiniert ihre Aufgaben.
- Damit ist er auch maßgeblich an der Temperaturverteilung im Körper beteiligt.
- Er bezieht sich auf alle Bewegungen von Ki und Wasser im Körper. Der Dreifacherwärmer ist der Durchgangsweg, über den Wasser, Nahrung und Säfte transportiert werden. Im *Huang Di Nei Jing* (TCM-Klassiker der inneren Medizin) wird geschrieben: „Der San-Jiao ist die oberste Kontrollinstanz des gesamten Säfte-Kreislaufes".

13.7 Qualität des Meridians

Der Dreifacherwärmer-Meridian ist bemüht, alles mit allem zu verbinden und auf diplomatischem Weg die Organe zur Zusammenarbeit zu bewegen. Indem er auch den Wärmeausgleich des Körpers mitreguliert, ist er eine starke Verbindung von Innen und Außen. Damit geht – in Verbindung mit den Organaufgaben – seine Qualität weit über den bloßen Transport von Ki hinaus. Davon abgesehen, dass er natürlich als Vermittler sehr diplomatisch ist, verfolgt er seine Ziele doch mit einigem Nachdruck. So sollte man seine Zielstrebigkeit nicht unterschätzen. Er hat damit wirklich einen großen Überblick und bezieht alle Faktoren in seine Überlegungen mit ein. Das macht es der Praktikerin nicht leicht, da er wesentlich mehr Informationen hat wie sie. Es sollte uns als Behandlerinnen zu denken geben, wenn es beim Dreifacherwärmer hakt – dann ist wirklich der Wurm drin.

Du kannst dir aber auch das Wissen des Dreifacherwärmers zu Nutze machen, indem du auf das hörst, was der Meridian mitzuteilen hat und darauf achtest, wie er reagiert.

13.8 Wie er sich anfühlt

So ist sein Ki sehr verbindlich, lässt sich meist problemlos berühren und finden, hat aber eine leichte Angespanntheit im Hintergrund, die manchmal irritierend wirkt. Er lässt sich oft nicht so leicht fassen und festnageln, da er immer unverbindlich bleibt. So wirkt er leicht schlüpfrig und gibt schnell nach. Obwohl der Fluss im Dreifacherwärmer-Meridian stark und breit ist, da er sehr viele Informationen zu transportieren hat, ist er nicht drängend oder fordernd wie der Magen, sondern wirkt oft gefällig aber nicht so konkret.

Irgendwie ist er wie eine breite Straße, die uns ungehindert an unser Ziel bringt. Dabei gibt er klar die Richtung vor, auch wenn er durchaus bereit ist, manchmal einen Umweg zu gehen, wenn es die Situation erfordert.

Wenn wir aber mit unserer Behandlung auf dem Holzweg sind, zieht er sich schnell zurück und verweigert die Zusammenarbeit.

13.9 Meridian-Kommunikation

Der Dreifacherwärmer nimmt die Rolle des Vermittlers und Diplomaten ein. So möchte er auch gerne behandelt werden; nicht allzu direkt und keinesfalls grob. Er hätte gerne ein Mitspracherecht; oft muss man eine Weile mit ihm diskutieren, bis sich ein ordentlicher Kompromiss findet. Wenn der Dreifacherwärmer das Gefühl hat, dass man ernsthaft auf seine Bedürfnisse und Einwände eingeht und gemeinsam eine Lösung suchen will, ist er sehr gut zu behandeln.

Er liebt eine schöne Umgebung und ein diskussionsbereites Gegenüber. Manchmal bedarf es auch verbaler Erklärungen, um den Zugang zu erleichtern. Menschen, deren Dreifacherwärmer energetische Schwächen hat, möchten gerne in die Behandlung eingebunden werden und bevorzugen es, über die Behandlung informiert zu werden. Das kann vor, aber auch während der Behandlung sein.

Direkte Reaktionen zeigen das breite Spektrum der Verknüpfungen des Dreifacherwärmers.

13.10 Indikation

- Vor allem bei Verbindungsproblemen ist die Behandlung des Dreifacherwärmers angezeigt.
- Aber auch wenn der Wärmehaushalt gestört ist oder man das Gefühl hat, den Veränderungen im Leben nicht folgen zu können.
- Indem er auch die beiden Seiten gut verbindet, lassen sich Probleme, die diagonal liegen, gut über den Dreifacherwärmer behandeln. Dazu gehören auch Schwindel und Unsicherheit bei der Richtungsbestimmung.

– Auch Probleme der Verdauung und des Urogenitaltrakts, sowie Probleme im Oberen-Erwärmer können mit dem Dreifacherwärmer zusammenhängen.

13.11 Form der Behandlung

Der Dreifacherwärmer-Meridian möchte als geborener Diplomat mit Respekt behandelt werden. Dennoch erwartet er verbindliche Zusagen, die dem System nützen und die die Funktionen stärken. Indem er die großen Zusammenhänge sieht, lässt er sich leichter auf sinnvolle Umwege zur Verbesserung der Muster ein. Praktikable Lösungen stoßen bei ihm auf offene Ohren, auch wenn sie unkonventionell sind.

Die Berührung sollte bestimmt und deutlich sein, aber immer Raum lassen, um sofort reagieren zu können, wenn er gegen etwas Einspruch erhebt.

13.12 Wirkung der Meridian-Behandlung

Eine Behandlung des Dreifacherwärmers bringt Harmonie und Frieden. Sie ermöglicht es, sich selbst wieder ganz zu fühlen. Manchmal kommt alles etwas durcheinander, da sich das System neu ordnet und Bereiche miteinander kommunizieren, die lange nichts von sich hören haben lassen. Dieser Zustand ist aber nur eine Übergangsphase. Nach dieser Irritation stellt sich ein sehr harmonisches Gefühl ein. Organe, die sich vorher sehr schwer getan haben, miteinander zu kommunizieren, können besser miteinander auskommen und damit ihre Funktionen besser erfüllen.

Das Ungleichgewicht des Temperaturempfindens gleicht sich aus.

Auch wenn sich die Körperhälften unterschiedlich anfühlen, kann sich das durch eine Dreifacherwärmer-Meridian-Behandlung deutlich verbessern.

14. Milz-Meridian (Abb. 106) – Pi Mai, Yin-Meridian

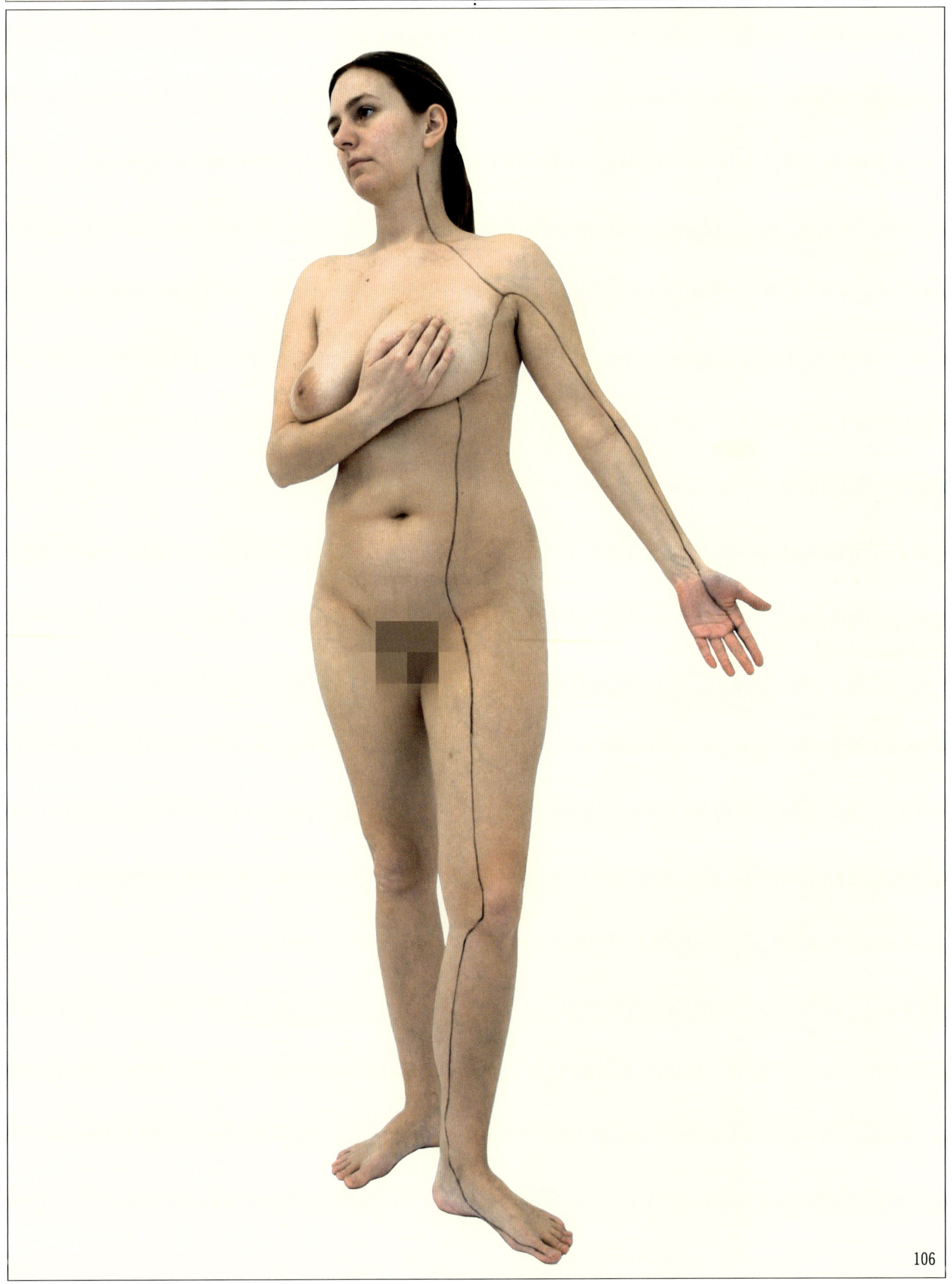

106

14.1 Verlauf

107

Verlauf am Bein (Abb. 107)

- Ursprung am medialen Nagelwinkel der großen Zehe
- über den 1. Mittelfußknochen (Os metatarsale) zwischen „weißem und rotem Fleisch", bis zur Mitte des Fußes
- nach oben zum Innenknöchel (medialen Malleolus)
- etwas vorne mittig über den Knöchel
- verläuft medial an der hinteren Schienbeinkante (Margo tibialis) in der Rinne zwischen Schienbein und Wadenmuskel (M. Gastrocnemius)
- zur Kniescheibe (Patella)
- an der Kniescheibe (Patella) innen (medial) vorbei über einen Anteil des vierköpfigen Oberschenkelmuskels (M. rectus femoris)
- über das Leistenband und den Hüftknochen

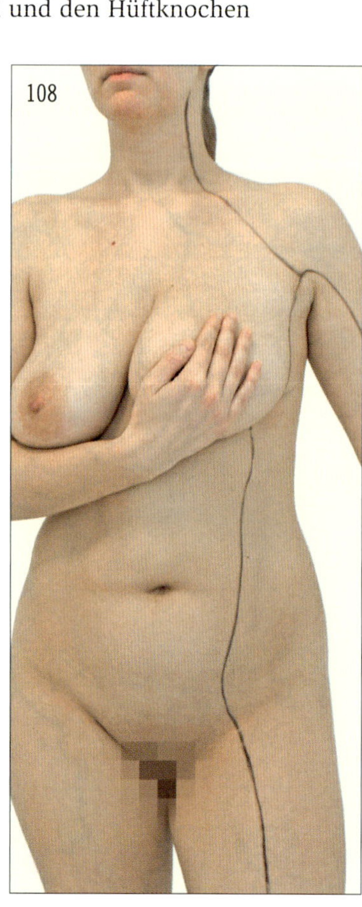

108

Verlauf am Körper (Abb. 108)

- 2 cun medial des vorderen oberen Darmbeinstachels (Spina illiaca anterior superior) hinauf bis zur 9. Rippe
- dort wendet er sich 45 Grad nach aussen (lateral)
- weiterer Verlauf 1 cun außerhalb [parallel zum Magen-Meridian] bis zur 4. Rippe bis zum Schlüsselbein (Clavicula)

1. Ast
- Verläuft über das Schlüsselbein (Clavicula) weiter zum Kieferwinkel

2. Ast
- Verläuft vom 3. Zwischenrippenraum (Intercostalraum) abwärts zur 5. Rippe in der Achsellinie (Axiliarlinie)

Verlauf an Arm und Hand (Abb. 109)

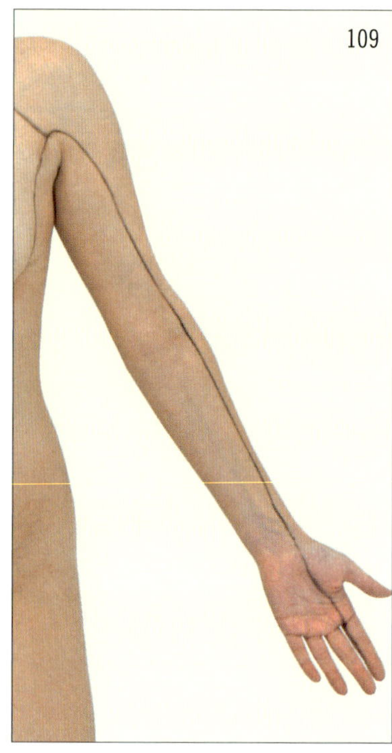

109

- Verläuft entlang der 3. Rippe zum Arm
- über den Armbeuger (M. biceps brachii)
- lateral der Bicepssehne in der Armbeuge
- zwischen dem speichenseitigen Armmuskel (M. brachioradialis) und speichenseitigen Handbeuger (M. flexor carpi radialis) zum Handgelenk
- zwischen 2. und 3. Mittelhandknochen (Os metacarpale) zum inneren (medialen) Ende des Zeigefingers

Der Milz-Meridian verläuft vor allem im Bereich des Bindegewebes, dass er ja auch bildet. Damit ändert sich der Verlauf bei stark übergewichtigen Menschen dramatisch. Es kann sogar so weit gehen, dass Meridiane, abhängig von der Lage der Klientin, scheinbar übereinander zu liegen kommen.

Eine Funktion des Milz-Meridian hat viel mit der Aufgabe der Lymphe zu tun. So finden wir den Meridian auch in der Nähe der Lymphgefäße und Lymphknoten.

Auch der Beitrag zum Wei-Ki zeigt sich in der Lage nahe der Oberfläche, da sie so besser nach Außen schützen kann.

14.2 Behandlungsposition

Der Milz-Meridian lässt sich in Rückenlage sehr gut behandeln (Abb. 110–113).

Sowohl Beine als auch Oberkörper und Arme. Das Bein der Klientin kannst du am eigenen Bein ablegen (Abb. 110). Das ergibt für die Milz eine sehr angenehme Nähe bei der Behandlung.

Der Winkel ist jeweils davon abhängig, in welcher Position sich der Meridian optimal öffnet. Im Brustbereich empfiehlt es sich, etwas seitlich sanften Druck aufzubauen

(Abb. 111), um das empfindliche Brustgewebe nicht zu sehr zu irritieren. Die Behandlung und der Verlauf des Arms in der Nacken-Behandlungsposition ist auch sehr angenehm (Abb. 113). Auch hier auf den Chakrenschutz achten.

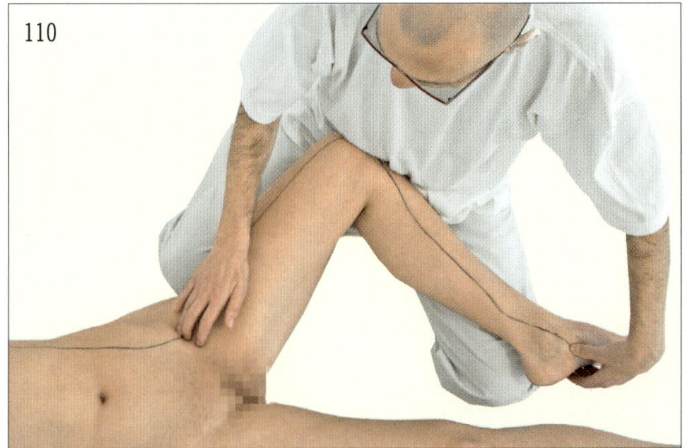
110

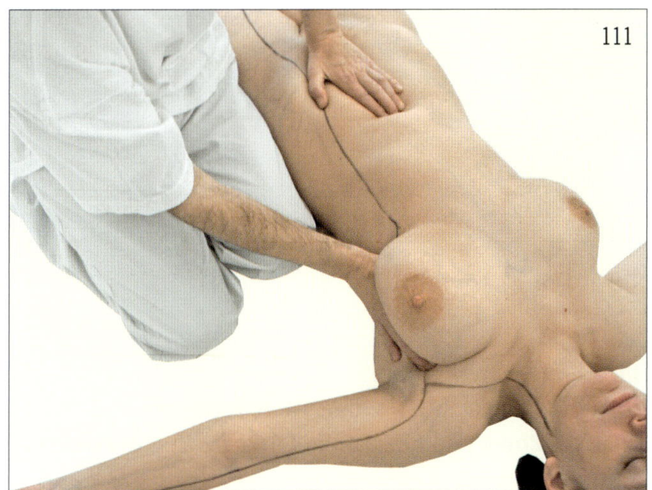
111

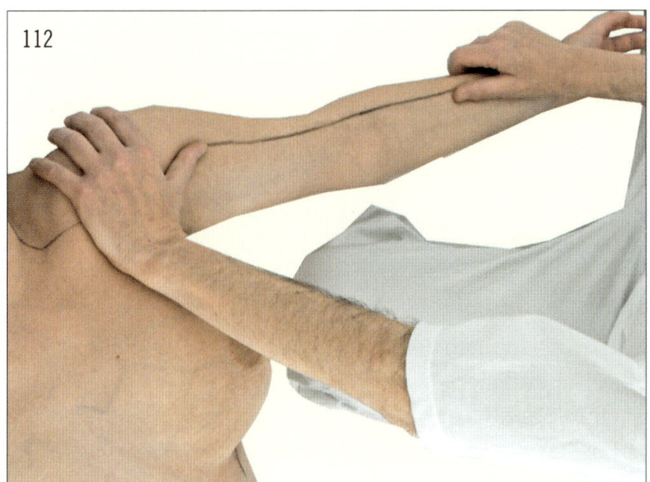
112

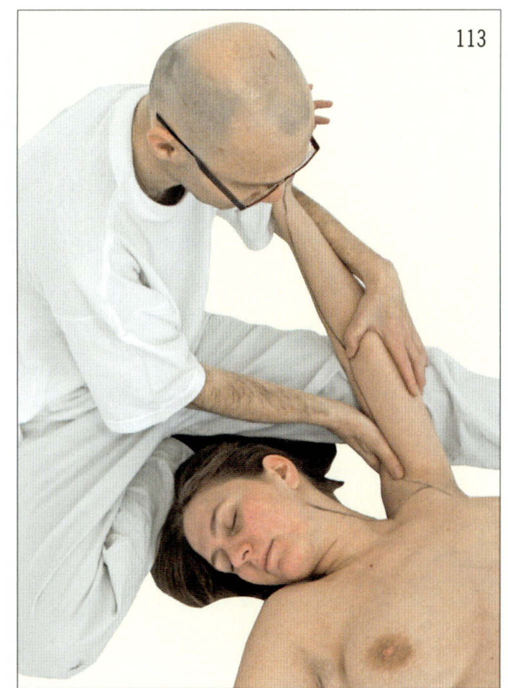
113

14.3 Alternative Positionen

Der Milz-Meridian lässt sich natürlich auch in Seitenlage behandeln (Abb. 114–118), was bei Klientinnen mit schweren Brüsten am Oberkörper oft angenehmer ist. Man muss jedoch für den Verlauf am Bein dieses entweder auf das eigene Knie legen, oder einmal zusätzlich die Position wechseln.

Auch in Bauchlage kannst du den Milz-Meridian behandeln (Abb. 119/120), aber es erfordert etwas Kreativität und bei der Behandlung des Oberkörpers sollte man ein Kissen unterlegen.

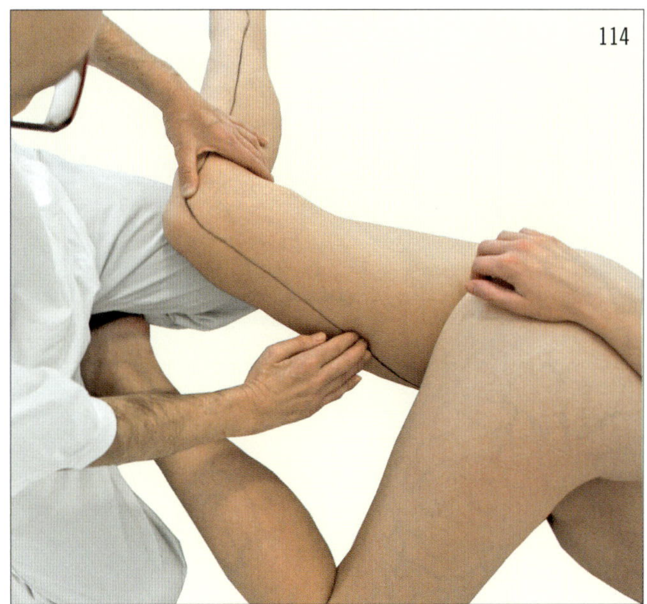
114

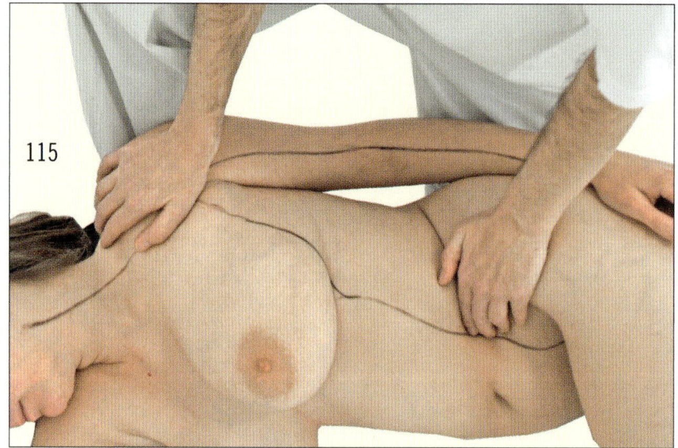
115

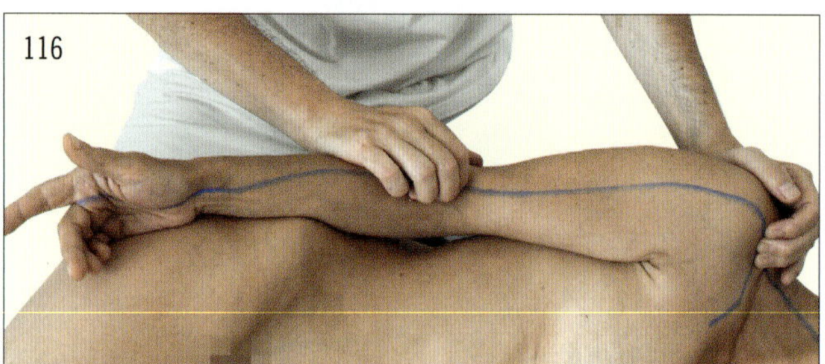
116

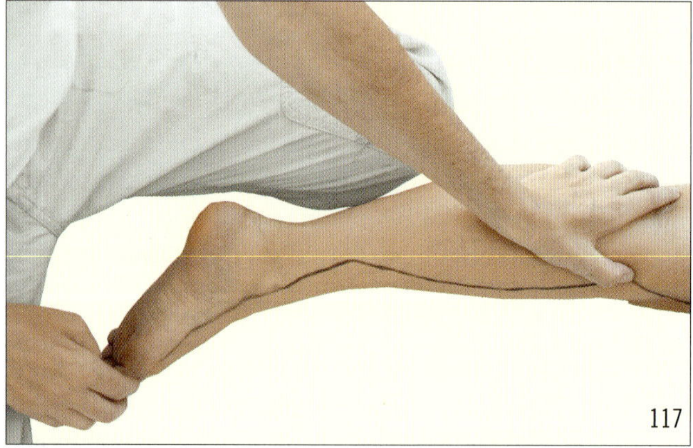
117

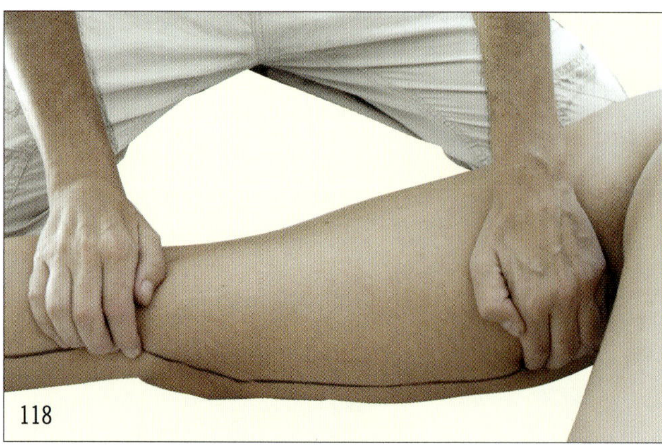
118

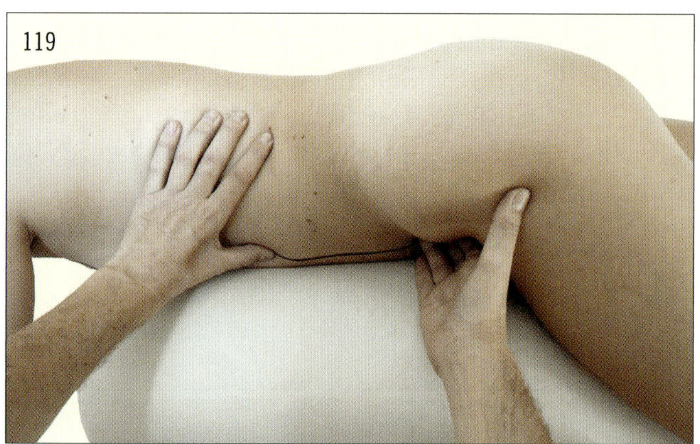
119

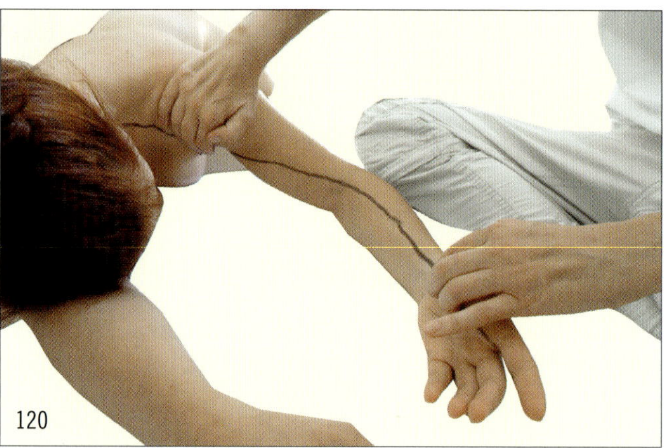
120

14.4 Zonen

Hara-Zone: Um den Nabel
Rücken-Zone: Mittig um den 10. Brustwirbel
Gesichts-Zone: Am oberen, äußeren Bereich der Oberlider und an der Nasenwurzel

Auch an den Oberschenkeln zeigt sich der Milz-Meridian entlang seines Verlaufs recht gut. Natürlich ist auch die Beschaffenheit des Bindegewebes ein Hinweis auf den Zustand des Milz-Funktionskreises.

14.5 Tsubos

Mi 3: Das verborgene Weiße | Quellpunkt

Am körperseitigen Ansatz des Mittelfußköpfchens des 1. Mittelfußknochens
- Öffnet und harmonisiert den Meridian
- Fördert die Umwandlungsfunktion der Milz – ideal zum Moxen

Mi 6: Die Verbindung der drei Yin

3 cun über dem Innenknöchel
- Treffpunkt der drei Yin
- Tonisiert Yin
- Leitet Ki nach unten
- Nicht in den ersten 16 Wochen der Schwangerschaft

- Treffpunkt der 3 Yin am Bein: Ni, Le, Mi
- Nährt stark das Yin und das Blut – ebenfalls ideal für Moxa
- Menstruationsbeschwerden (Verbindung zum UE)

Mi 9: Die Quelle am Yin Grabhügel | Wasserpunkt

In der Vertiefung unter dem Schienbeinköpfchen
- Tonisiert Yang und Ki
- Gut bei Wasserproblemen der Milz
- eliminiert Schleim – Moxa
- bei Schwellungen allg. im Körper

Mi 10: Das Meer des Blutes | Blutpunkt

2 cun über der Kniescheibe
- Tonisiert Yin und Blut
- Gut bei Blutproblemen der Milz
- Kühlt und bewegt das Blut (z.B. Hautausschläge)
- Bei unregelmäßiger, ausbleibender oder schmerzhafter Mensis

Mi 15: Die große Horizontale

Auf Nabelhöhe
- Bewegt Ki
- Bei Blähungen
- Unterstützt die Umwandlungsfunktion der Milz – Moxa

Mi 20: Das eingefriedete Land
Treffpunkt von Milz- und Lungen-Meridian

Im 2. Zwischenrippenraum 6 cun von der Mitte
- Reguliert und senkt Ki ab
- Befreit den Brustraum

14.6 Funktion

Aufgaben des Meridians
- Die Milz kümmert sich darum, dass alles seinen Platz hat und an seinem Platz bleibt. Damit ist sie eng mit den Faszien verbunden.
- Sie sorgt für die Qualität der Blutgefäße und regiert die Extremitäten.
- Sie bildet das Fleisch, dem das Holz seine Kraft und Flexibilität verleiht.
- Sie regiert die Extremitäten.
- Sie stärkt die Mitte.
- Sie ordnet die harmonischen Prozesse im Körper.

Der Milz-Meridian orientiert sich an den Faszien der Muskulatur und tiefen Hautschichten, sowie des Bindegewebes. So verändert sich sein Verlauf, mit der Veränderung des Fleisches (Gewichtszunahme). Trotzdem bemüht er sich, die Dinge an ihrem Platz zu halten.

Aufgaben des Funktionskreises
- Milz wandelt Nahrung in Gu-Ki um.
- Sie sammelt im geistigen, wie im materiellen Sinn.
- Sie interessiert sich für andere und sorgt für sie.
- Die Milz ist der Inbegriff des Mütterlichen.
- Die Milz liebt es warm und trocken.
- Sie ist maßgeblich an der Blutbildung beteiligt, da dazu Gu-Ki gebraucht wird.
- Sie sorgt dafür, dass wir uns überall zu Hause fühlen.

14.7 Qualität des Meridians

Der Milz-Meridian hat alles in sich, was man schlechthin als Mutterenergie bezeichnet. Er ist warm und weich und lässt sich gerne berühren. Milz-Behandlungen vermitteln sowohl der Praktikerin als auch der Klientin ein sehr angenehmes Gefühl.

Er steht für Stabilität und Sicherheit.

Der Meridian ist auch sehr eng mit der Qualität des Bindegewebes verbunden, genauso wie mit der Qualität und Bildung des Fleisches. Deshalb sollte die Berührung so sein, dass sie sich angenehm anfühlt.

Der Meridian ist immer bemüht, uns zu umsorgen und hat dadurch etwas Betuliches. Er ist weich und freundlich und immer bemüht, Harmonie zu erreichen.

Der Milz-Meridian sorgt aber auch dafür, dass man nicht zu kurz kommt. Er hilft zu sammeln, damit in schweren Zeiten genug Vorräte vorhanden sind.

14.8 Wie er sich anfühlt

Man hat das Gefühl, willkommen und geborgen zu sein, wenn man den Milz-Meridian berührt. Die Milz beinhaltet alles, was man schlechtweg als mütterlich bezeichnet. Er greift sich warm, weich und angenehm an. Die energetische Richtung geht nach oben. Das Ki spricht besonders auf nährende Behandlungen an. Der Meridian hat einen leicht saugenden Charakter. Milz-Behandlungen sind wohlig und lassen im Geist der Klientin oft Bilder aus der wohlbehüteten Kindheit erstehen. Unter der Handfläche vermittelt er oft das Gefühl, als würde er in die Breite fließen und fast die ganze Oberfläche einnehmen.

Er vermittelt aber immer das Gefühl, sich zur Mitte zu orientieren. Seine „Bewegung" ist die Ruhe.

14.9 Meridian-Kommunikation

Er möchte freundlich und aufrichtig angesprochen werden. Die Milz reagiert positiv auf Hinwendung, Verständnis und Sorgfalt.

Die Milz möchte sich gut aufgehoben fühlen. Deshalb

ist es wichtig, ihr das richtige Maß an Ehrlichkeit und Sorge-tragen, entgegenzubringen. Laute, herrische Töne kann sie gar nicht leiden. Damit treiben wir sie in die Flucht.

Eine wohlige, angenehme Atmosphäre hilft bei der Milz-Behandlung.

14.10 Indikation

- Da die Milz vor allem mit Verdauung und der Bildung von Gu-Ki beschäftigt ist, sind auch Verdauungsprobleme und Blutmangel Indikationen für Milz-Behandlungen.
- Organsenkungen, Krampfadern, blaue Flecken oder Hämorriden gehören auch zum Beschwerdebild der Milzinbalance und lassen sich über Meridian-Behandlungen verbessern.
- Wenn die Merkfähigkeit und Konzentration leiden, kann man sie gut über die Milz erreichen.
- Auch wenn die Bildung von Fleisch nicht ausreichend ist oder das Bindegewebe schlaff wird, hilft die Behandlung des Meridians.
- Blutmangel und damit verbunden ausbleibende Menstruation können auch einen Milz-Mangel anzeigen. Auch Schwäche des inneren Immunsystems wird einem schwachen Milz-Ki zugeschrieben und kann deshalb gut behandelt werden.

14.11 Form der Behandlung

Der Milz-Meridian stellt einen Teil der energetischen Mutter dar. Damit kann er mit allem, das der Mütterlichkeit entspricht, etwas anfangen.

Warme, flächige Berührungen in sympathischer Atmosphäre, darauf steht der Milz-Meridian.

Der nährende Aspekt sollte bei der Milz-Behandlung im Vordergrund stehen.

Angenehmer Druck, flächig und deutlich, aber auf keinen Fall zu fest oder grob.

Deutliche Sympathie für Klientin empfinden. Mehr Emotion und Hinwendung als Analyse.

Immer das Gefühl vermitteln, dass alles in Ordnung ist und man als Behandlerin Sorge dafür trägt.

Bei der Behandlung sollte sich die Klientin zu Hause fühlen (vorausgesetzt das ist ein angenehmer Ort für sie).

14.12 Wirkung der Meridian-Behandlung

Die Milz-Behandlung nährt das postnatale Yin, fördert das Denken und nährt den Körper. Sie gibt das Gefühl von Geborgenheit und „zu Hause sein“. Die Behandlung fördert die Harmonie.

Milz-Behandlungen haben einen positiven Einfluss auf die Verdauung und, da sie Blut bildet, auf die Menstruation, bei Blutmangel und auch nach der Menstruation.

Vorsicht bei Krampfadern und Bindegewebsschwächen; die Milz-Behandlung ist zwar angezeigt, doch muss man mit der Berührung extrem vorsichtig sein, da es schmerzhaft sein kann und leicht blaue Flecken entstehen.

Da die Milz auch für die Qualität der Gebärmutter verantwortlich ist, hilft die Behandlung bei Problemen, die befruchtete Eizelle zu halten.

Die Behandlung kann den Appetit fördern und auch dazu führen, dass man sich besser um sich selbst kümmert.

Sie fördert auch ein gesundes Gleichgewicht zwischen Geben und Nehmen.

15. Magen-Meridian (Abb. 121/122) – Wei Mai, Yang-Meridian

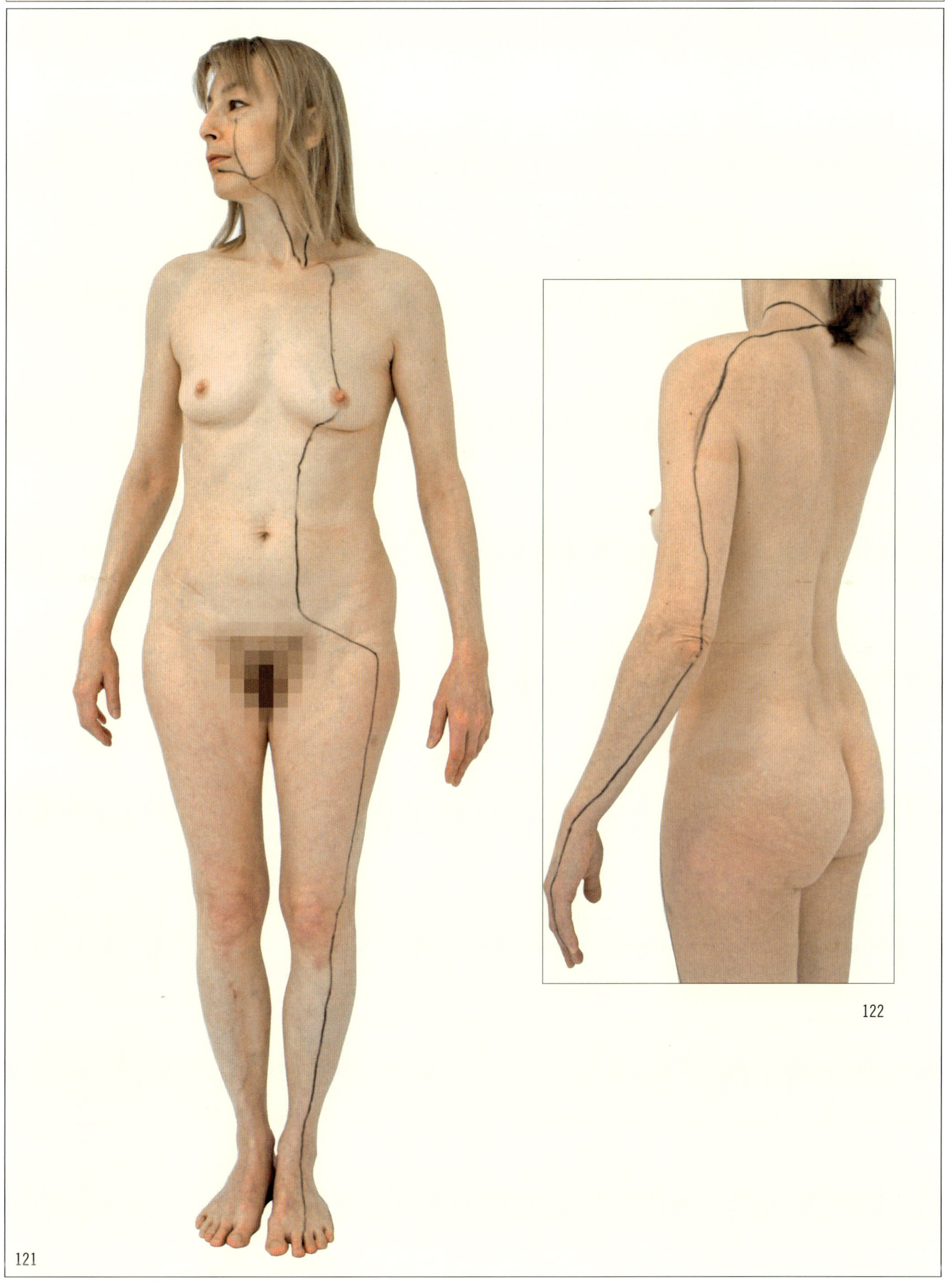

121

122

15.1 Verlauf

Verlauf im Gesicht (Abb. 123)

1. Ast

- Ursprung unter dem Auge (senkrecht unter der Pupille) am Knochenrand (Orbitarand) des Jochbeins
- senkrechter Verlauf nach unten über die Kaumuskulatur (M. masseter) am Mundwinkel vorbei zum Unterkieferrand

2. Ast

- Von Magen 8 (2 cun von der Ohrspitze nach vorne Oben) gerade nach unten bis ½ cun über dem Unterkieferwinkel [dieser Teil wird oft der Milz zugeordnet]
- von dort entlang des Kiefers bis zum ersten Ast und weiter bis zur Mitte der Falte unter dem Mund [Ren Mai 24]

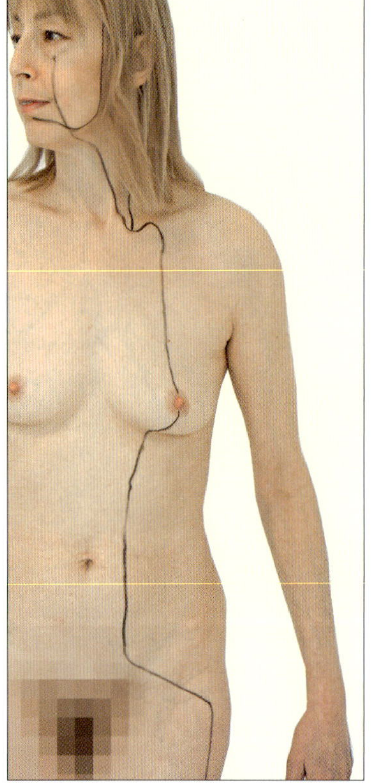
123

Verlauf am Hals und Oberkörper (Abb. 123)

- Bogig über das Unterkiefer
- zum medialen Rand des großen Kopfwenders (M. sternocleidomastoideus)
- dann über den Kopfwender zum oberen Rand des Schlüsselbeins (Clavicula bzw O. clavicularis) 2 cun von der Mittellinie
- oberhalb des Schlüsselbeins 2 cun nach lateral
- senkrecht nach unten über den großen Brustmuskel (M. pectoralis major) über die Mitte der Brustwarze (Mamillarlinie) bis zum 5. Zwischenrippenraum (Inter-Costal-Raum)
- 2 cun nach medial über die Rippen zu dem Punkt, an dem die Rippenbögen 4 cun Abstand haben
- senkrecht nach unten über den geraden Bauchmuskel (M. rectus abdominis) bis zum Hüftbein (Os ischias)

Verlauf am Bein (Abb. 124)

- Weiter in einem Bogen über das Leistenband [hier ist der Beinpuls zu spüren, am Schnittpunkt mit dem Leber-Meridian] über den Aussenroller der Hüfte (M. Sartori) zum äußeren (lateralen) Rand des Beugers im Hüftgelenk (M. rectus femoris)
- entlang des Beugers im Hüftgelenks (M. rectus femoris) außen (lateral) hinunter bis zum äußeren (lateralen) Rand der Kniescheibe (Patella)
- über das äußere Schienbeinköpfchen (Condylus lateralis der Tibia) nach medial zum Ansatz des Kniegelenksbandes (Tuberositas tibiae)
- über den Bauch des inneren Schienbeinmuskels (M. tibialis anterior), der den Fuß nach innen dreht (Suplination)
- am Fußrücken in der Mitte der Mittelfußfalte
- zwischen 2. und 3. Mittelfußknochen (Os metatarsale) zum äußeren (lateralen) Nagelwinkel der 2. Zehe

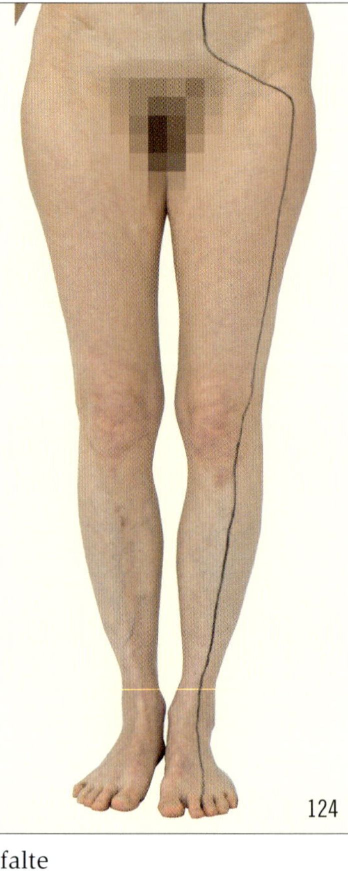
124

Verlauf am Rücken und an Arm und Hand (Abb. 125)

- Am tiefsten Punkt oberhalb des Schlüsselbeins (Clavicula) 2 cun von der Mitte
- verläuft weiter über den Kopfwender und den Nackenmuskel (M. sternocleidomastoideus und trapezius) zum Rücken
- über den 7. Halswirbel (Vertebrum prominens) (dieser Teil wird Kragen-Meridian genannt)
- vom medialen Nagelfalz des Ringfingers medial am Ringfinger
- zwischen 4. und 5. Mittelhandknochen (O. metacarpale) bis zum streckseitig gelegenen Handgelenk
- von dort am inneren (medialen) Rand des Fingerstreckers (M. extensor

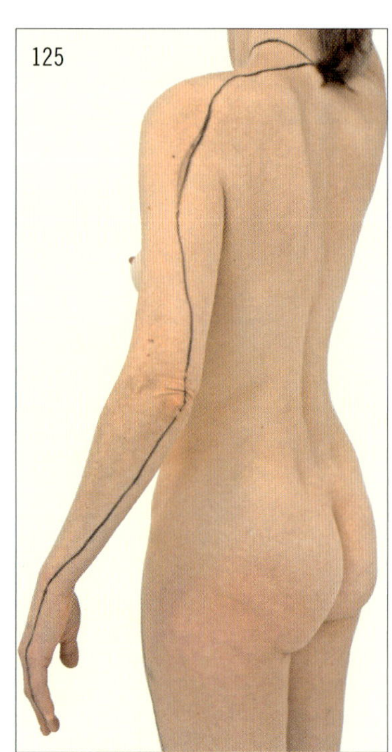
125

digitorum), Achtung nur bei 0-Stellung
- zum inneren (medialen) Rand des Ellbogens (Olecranons)
- über den Armstrecker (M. triceps brachii) zu einem Punkt 1 cun unter der Schulterhöhe (Acromion)
- von hier nach innen oberhalb der oberen Gräte des Schlüsselbeins (Margo superior scapulae)
- bis zum 7. Halswirbel (V. prominens)

Der Magen-Meridian liegt nicht allzu tief und unterliegt so auch den Verschiebungen des Bindegewebes. Besonders deutlich wird das bei der weiblichen Brust. Da er die Milchproduktion stützt, verläuft er immer durch die Brustdrüse und Brustwarze, ganz egal, wo diese gerade liegen.

Da er einen Teil zur äußeren Abwehr des Wei-Ki beiträgt, schützt uns seine oberflächliche Position.

15.2 Behandlungsposition

Ausgenommen vom Bereich um den Hals und vom Prominens zur Schulter, ist der Magen-Meridian sehr gut in Rückenlage zu erreichen (Abb. 126–131). Beim Verlauf auf der Brust ist vor allem zu bedenken, dass der Magen-Meridian dem Gewebe folgt und damit immer durch die Brustwarze geht. Sonst könnte der Magen die Versorgung der Milchdrüsen nicht gewährleisten. Das bedeutet, dass der Meridian nicht mehr 4 cun von der Mittellinie entfernt ist, sondern nach außen wandert (Abb. 129).

Man sollte den Meridian in seinem gesamten Verlauf behandeln. Vor der Behandlung der Brust unbedingt die Klientin fragen, ob ihr das recht ist. Wenn nicht, versuche, zwischen deinen Händen, die über und unter der Brust am Meridian liegen, Verbindung zu schaffen. Gegebenenfalls so lange warten, bis diese spürbar wird. Wenn du über die Brust behandelst, nur mit leichtem Druck.

Auch der Arm lässt sich gut in Rückenlage behandeln.

In Rückenlage ist darauf zu achten, dass bei leicht nach innen geneigtem Fuß der Meridian gerade ganz oben verläuft (Abb. 130/131).

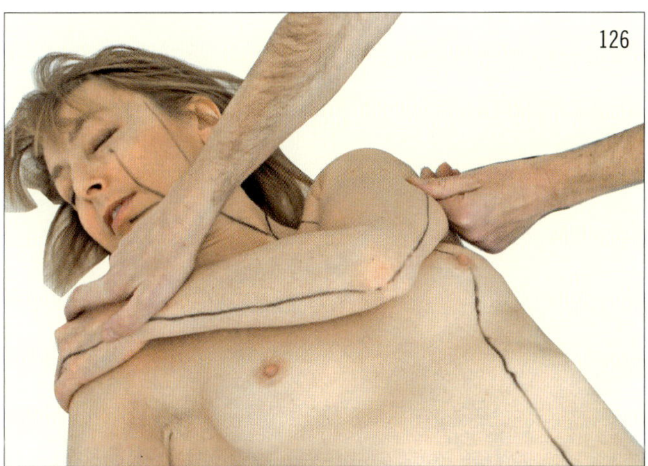
126

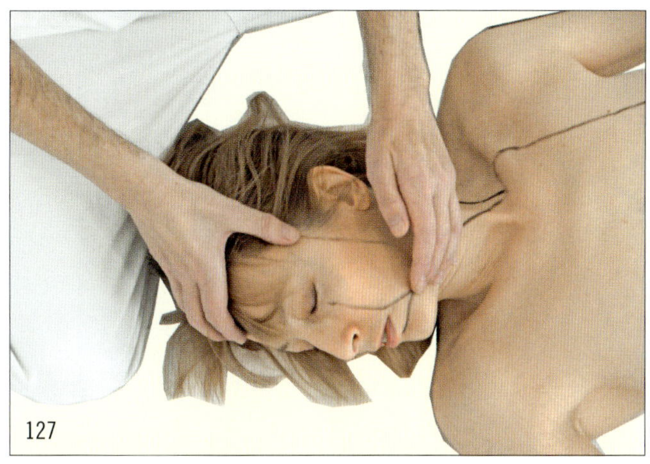
127

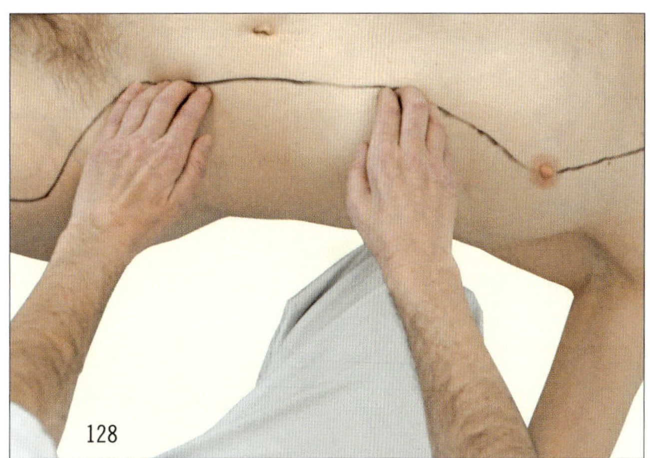
128

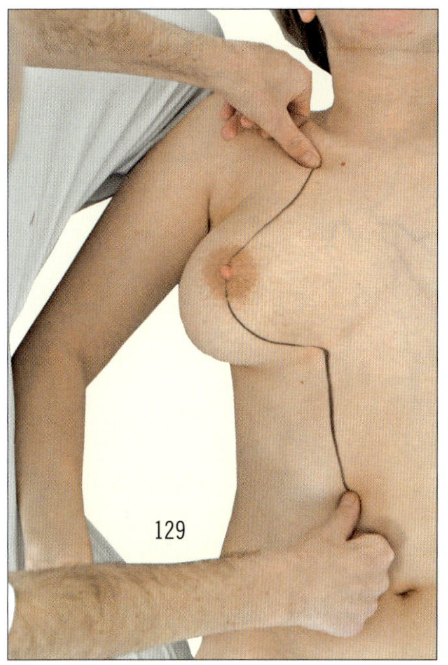
129

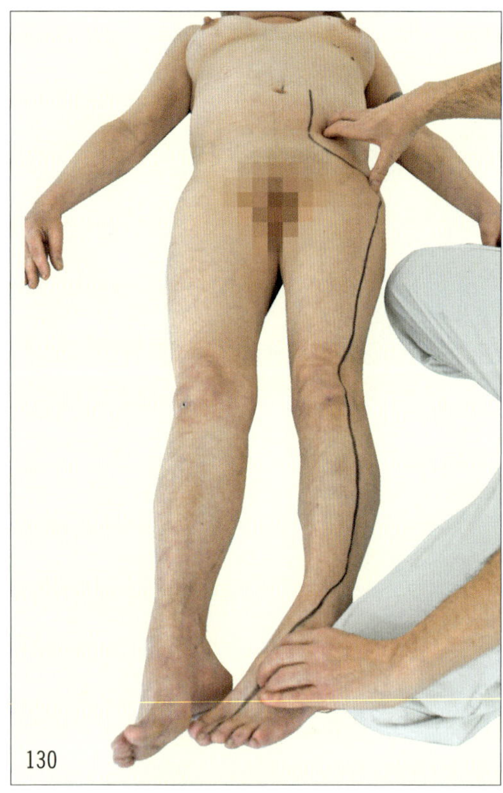
130

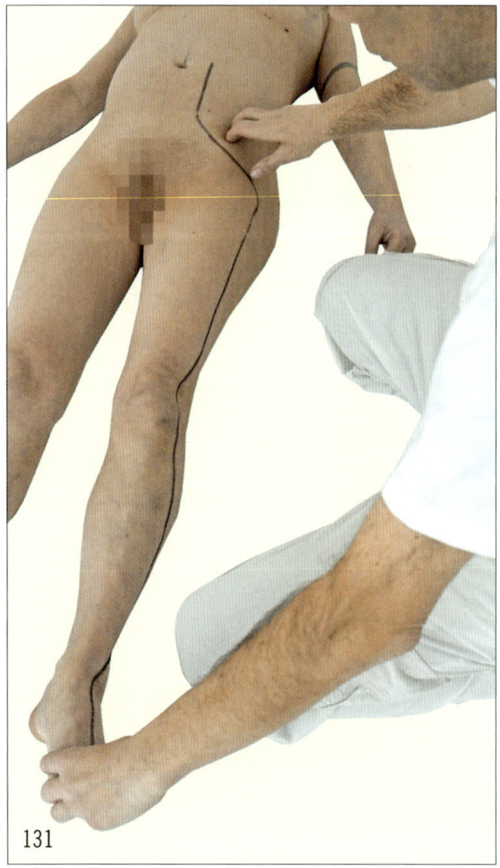
131

15.3 Alternative Positionen

Behandlung und Verlauf in Seitenlage (Abb. 132–137): Die Behandlung über die Brust bei Klientinnen mit großer Oberweite ist dabei etwas schwierig, da die Brust weit nach unten rutscht. Dafür sind der „Kragen-Meridian" und der Verlauf zum Prominens sehr gut erreichbar (Abb. 134). Am Bein gibt es auch keine Probleme (Abb. 137).

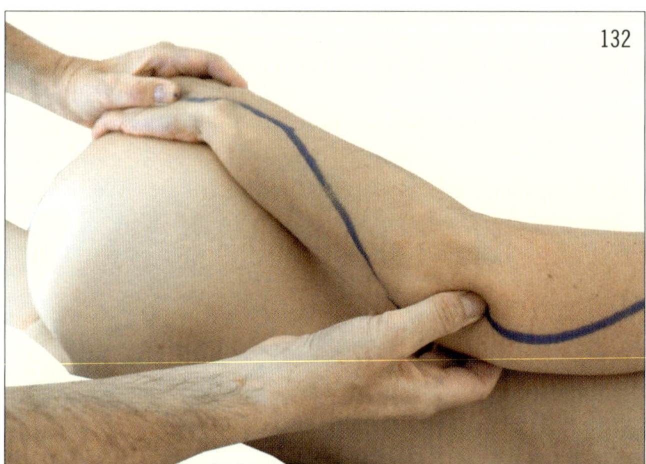
132

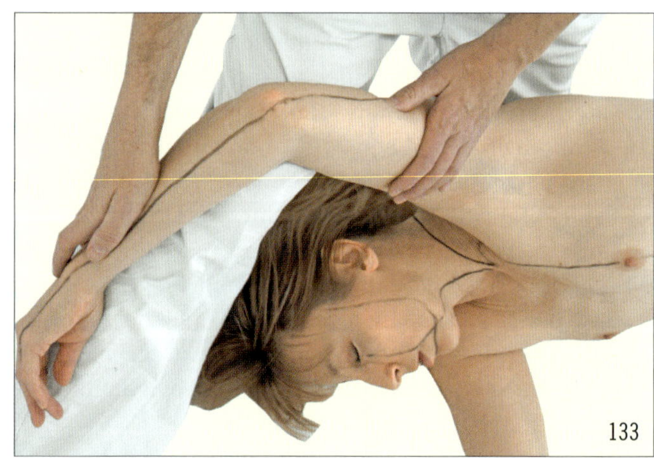
133

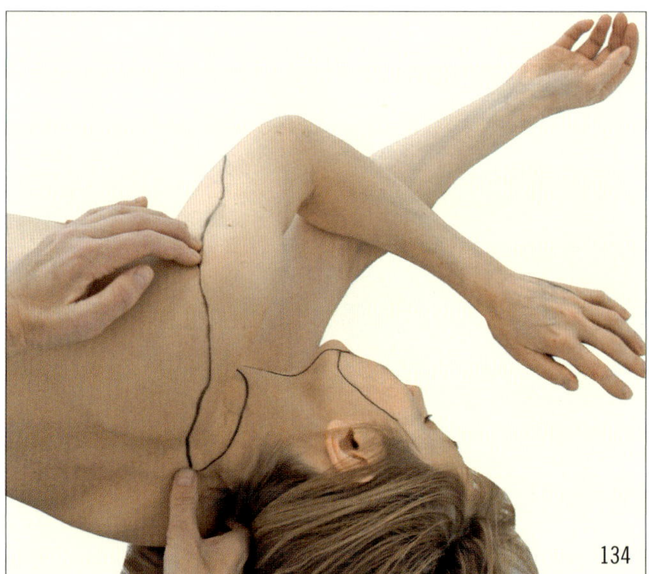
134

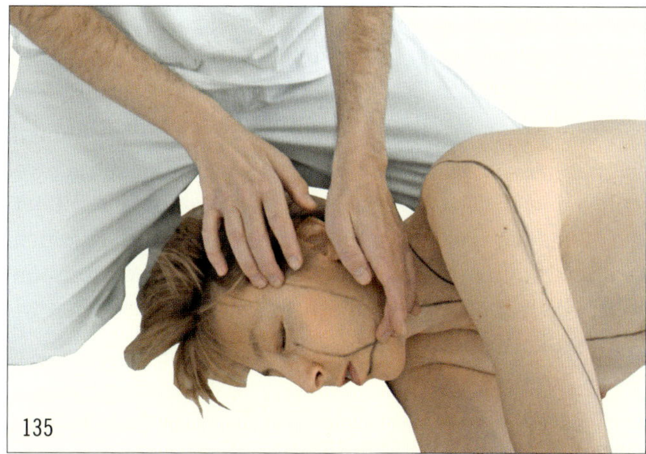
135

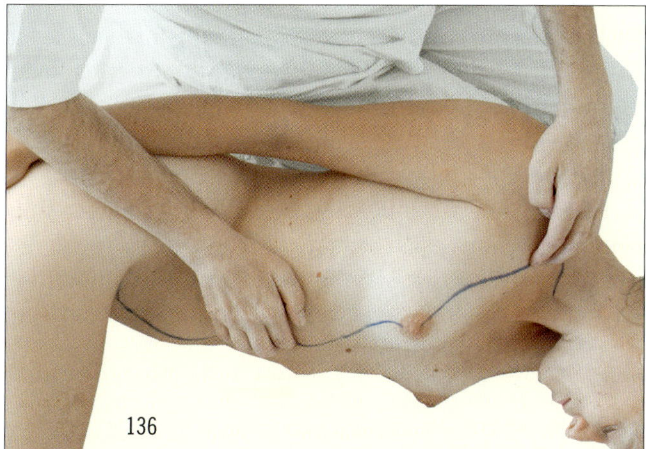
136

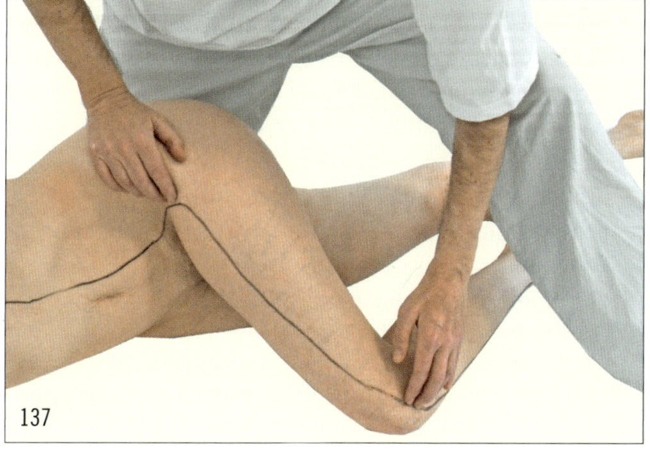
137

15.4 Zonen

Hara-Zone: Unterhalb der Rippen, links oben
Rücken-Zone: Unter dem Schulterblatt links
Gesichts-Zone: Oberlippe, senkrechte Falte bei den Mundwinkeln

Auch der Bereich vom Auge abwärts entlang des Meridians sowie der Nacken und der Prominens zeigen oft Hinweise auf das Magen-Ki (Witwenbuckel).

15.5 Tsubos

Mg 1: Der die Tränen aufnimmt

Am Unterrand der Augenhöhle in der Mitte der Augen
- Tonisiert Ki und Yang
- Vertreibt Wind
- Bei tränenden Augen
- Augendruck

Mg 3: Weites Kellerloch

Neben dem Nasenflügel am Unterrand des Jochbeins
- Zerstreut Wind
- Tonisiert Yin
- Löst Schwellungen
- Vermindert Schmerz
- Trigeminusneuralgie
- Faszialisparese

Mg 8: Den Kopf verbinden

4,5 cun von der Mittellinie, ½ cun hinter dem Haaransatz
- Vertreibt Wind
- Hebt das Milz-Ki
- Kopfschmerz und Schwindel
- Augenprobleme wie verschwommenes Sehen, zuckende Lider
- Gesichtsmuskelkrampf
- Halbseitige Lähmung im Gesicht

Mg 18: Die Wurzel der Brust

Im 5. Intercostalraum auf der Mamilarlinie
- Leitet Ki und Stagnation aus dem Oberen-Erwärmer aus
- Öffnet den Fluss zwischen Oberen- und Mittleren-Erwärmer
- Öffnet den Meridian
- Gut bei Stillproblemen
- Löst Schwellungen

Mg 25: Angel des Himmels | Front Mu des Dickdarms

2 cun lateral des Nabels
- Stellt den Ki-Fluss im Darm wieder her
- Löst Blockaden im Darm

Mg 36: Der dritte Weiler am Bein

4 Finger unter der Kniescheibe zw. Schienbein und Muskel
- trägt uns bei müden Beinen noch 3 Meilen oder 7 Dörfer weit
- Tonisiert das Yang, Ki und Blut; hebt das Milz-Ki;
- Bei Überanstrengung (Sport) moxen; regt den Darm an; lokale Wirkung auf das Knie

Mg 42: Das Yang der großen Straße | Quellpunkt
- Auf der höchsten Stelle des Mittelfußes
- Öffnet den Meridian
- Harmonisiert Ki

15.6 Funktion

Aufgaben des Meridians

- Er hat eine starke, nach unten gerichtete Energie.
- Er bringt die Energie zu den Füßen und stärkt damit des Nieren-Yin.
- Er senkt das Ki ab.
- Er versorgt die Beine mit Ki.
- Er nährt die Brustwarzen und Milchdrüsen mit Ki.
- Da er direkten Zugang zum Nieren-Ki hat, verbindet er die Brust mit dem Sex, was sehr anregend wirkt.

Der Magen-Meridian liegt etwas tiefer und hat einen Zug nach unten. Auf der Brust verläuft er immer durch die Milchdrüsen der Brustwarze. Auch hier ist klar, dass sich bei Rückenlage die 4 cun Angabe relativiert. Zum Rippenbogen hin wird es wieder klarer.

Aufgaben des Funktionskreises

- Magenenergie leitet den Verdauungsprozess ein und transportiert und vermengt den Speisebrei.
- Der Magen macht Appetit in jeder Hinsicht. Dieser Appetit beinhaltet aber auch ein gewisses Abhängigkeitspotential.
- Er macht Lust am Leben und zum Teil auch am Sex.
- Er ist für die Aufnahme zuständig, sowohl geistig als auch materiell.
- Da er mit Materie von außen direkt in Berührung kommt, hat er mit Wei-Ki zu tun.
- Zur Ergänzung der Milz, dem mütterlichen Prinzip, steht der Magen für das väterliche Prinzip.

15.7 Qualität des Meridians

Der Magen-Meridian ist einer der Meridiane, die stark nach unten leiten, wodurch er auch das Nieren-Yin fördert. Magen steht für Appetit und Verdauung und hat damit auch Appetit auf Berührung. Obwohl er ein Fu-Organ ist, mag er es feucht. Er ist auch sehr stark an unseren Empfindungen für das Leben beteiligt, macht uns Appetit und lässt uns manchmal sogar gierig werden.

Der Magen-Meridian verläuft zwar an der Vorderseite des Körpers, hat aber eine Verbindung zum Prominens und sorgt damit dafür, dass wir uns rundum wohl fühlen können.

15.8 Wie er sich anfühlt

Der starke energetische Zug nach unten ist zu spüren. Die Magenenergie ist sehr lustvoll und so greift sie sich auch an. Ich habe bei Magen-Ki das Bild, das ich meine Hand in einen Wasserfall halte, zwar teilt sich das Wasser, doch die Kraft und der Druck sind deutlich zu spüren. Ich bekomme Lust auf mehr und möchte ins Wasser tauchen.

Er macht überhaupt Lust auf mehr. Er vermittelt schon das Gefühl, nicht genug zu bekommen. Damit verbunden ist, dass er sehr fordernd ist und es ausgesprochen schwer fällt, seine Erwartungen zu erfüllen. Diese fordernde Energie ist mit ein Grund, warum in unserer Gesellschaft Süchte so verbreitet sind. Einerseits macht uns Werbung und Konkurrenz Lust auf immer mehr, andererseits sollen wir dieser aber nicht unbedingt nachgeben.

15.9 Meridian-Kommunikation

Im Umgang mit dem Magen-Meridian sollte man auf jeden Fall auf Behaglichkeit achten. Nur dort, wo er es angenehm hat, lässt er sich gerne behandeln. Wenn ich ihm grob, bevormundend oder unsympathisch komme, werde ich bei der Behandlung keinen großen Erfolg haben.

Für den Magen muss eine Behandlung sehr stimmig sein und sie muss sich richtig gut anfühlen.

Er muss eindeutig das Gefühl haben, im Mittelpunkt zu stehen und hofiert zu werden. Nur so kann man gut Zugang zu seinem Ki finden.

15.10 Indikation

- Magen-Behandlungen sollte man natürlich bei Verdauungsproblemen machen, wo der Stuhl nicht anständig weitertransportiert wird.
- Bei Frauen, die stillen, hilft er, die Milchproduktion zu verbessern respektive einzuleiten.
- Probleme, die sowohl das Wasser als auch die Erde betreffen, lassen sich hervorragend über dem Magen behandeln.
- Wenn man auf nichts mehr Lust (Appetit) hat, ist eine Magen-Behandlung angezeigt.
- Auch wenn das Gegenteil zutrifft, wenn man also zu viel Appetit hat, wie bei jeder Art von Sucht oder Abhängigkeit, hilft die Magen-Meridian-Behandlung.
- Mangelndes Nieren-Yin kann man auch über den Magen behandeln. Das hat mit seinem stark nach unten leitenden Ki zu tun.

15.11 Form der Behandlung

Der Magen-Meridian will Zuwendung und vor allem mehr. In sich hat er den Samen des Appetits und der ist manchmal fast unersättlich. Als Praktikerin muss man sich dieser Tatsache klar sein und ihn in gewissem Maße in die Schranken weisen. Auch der Magen versteht, was ihm gut tut und was zu viel ist.

Bekommt er das richtige Maß an Druck und Zuwendung, kann er sich entspannen und fühlt sich wohl.

15.12 Wirkung der Meridian-Behandlung

Die Behandlung wirkt entspannend und fördert Lebenslust.

Sie bringt die Klientin nahe an die eigene Wurzel.

Oft beschreiben Klientinnen den Zustand nach der Behandlung als besonders tiefgehend. Ruhe kehrt ein und innere Unzufriedenheit legt sich durch die Stärkung von Nieren-Yin. Dieses Gefühl wurzelt in der Verbindung von Magen (väterlicher Schutz) und Niere (Ruhe und Zuversicht).

Die Behandlung des Magen-Meridians macht richtig Lust auf mehr, sowohl bei der Klientin, als auch bei der Praktikerin.

Natürlich erleichtert die Behandlung den Nahrungsmitteltransport und unterstützt dadurch das Milz-Ki bei der Bildung von Gu-Ki.

Auch bei der Behandlung von Suchtkranken hilft der Magen-Meridian.

16. Lungen-Meridian (Abb. 138/139)– Fei Mai, Yin-Meridian

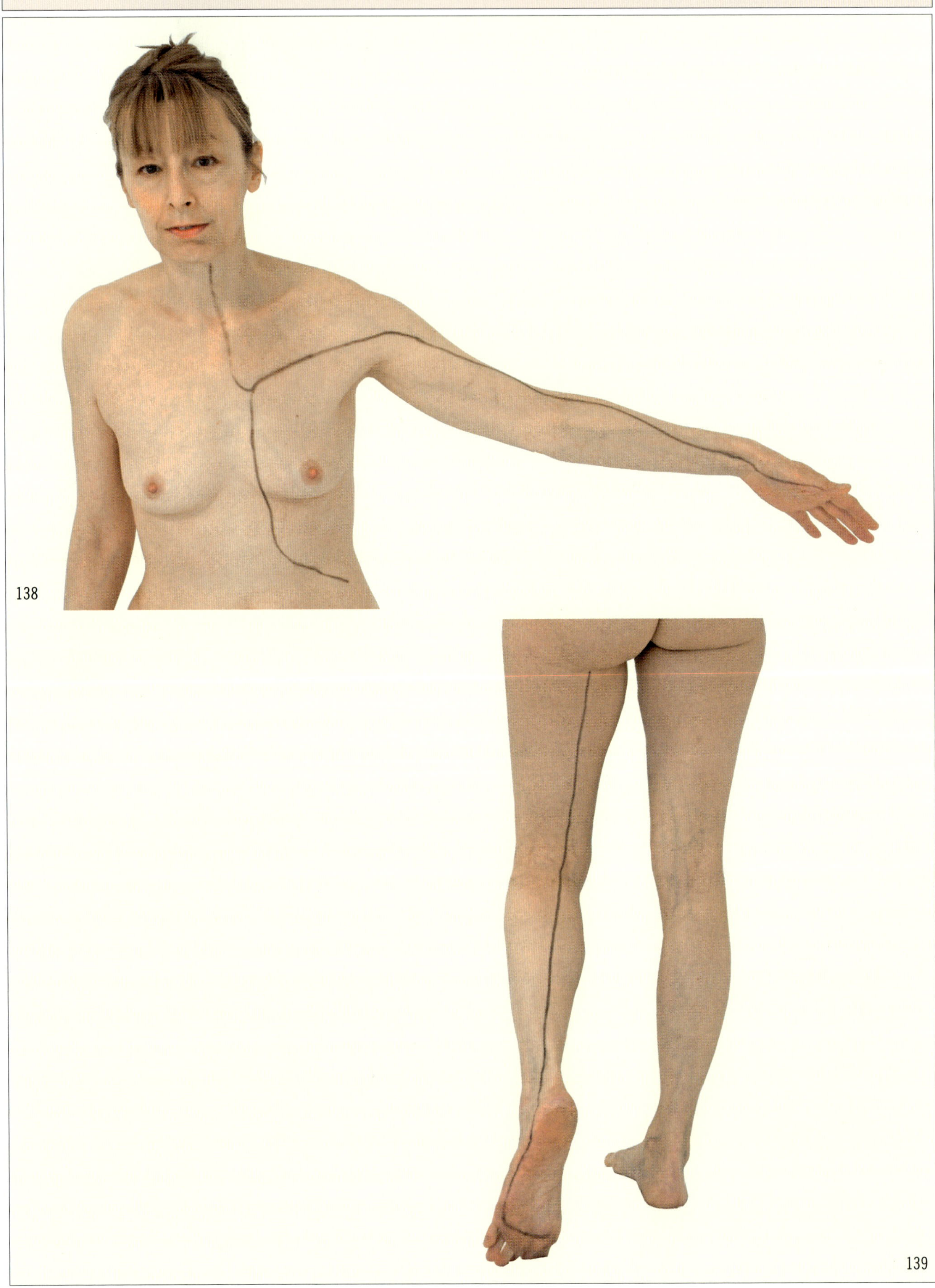

138

139

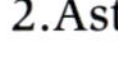

16.1 Verlauf

140

Verlauf am Bein (Abb. 140)

- Beginnt [½ cun distal von Niere 1] auf dem Großzehenballen
- in einem Bogen über den Zehenballen nach außen (lateral)
- am äußeren Teil der Fußsohle zur Ferse
- über das Fersenbein (Os calcaneus)
- lateral an der Achillessehne vorbei
- weiter hinauf auf der Mitte zwischen den Bäuchen des Unterschenkel-Zwillingsmuskels (M. gastrocnemius)
- in der Kniekehle zieht er zwischen den Sehnen des Beinbeugers (M. biceps femoris) und einem der Kniebeuger (M. semitendinosus)
- zieht dann einen cun lateral des Blasen-Meridians am Beinbeuger (M. biceps femoris) mittig bis zur Gesäßfalte (Glutealfalte), wo er nach innen geht

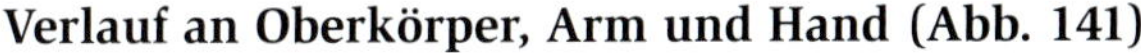

Verlauf an Oberkörper, Arm und Hand (Abb. 141)

- Von der Hara-Diagnosezone aus am Rippenbogen entlang bis 2 cun von der Mittellinie im 8. Zwischenrippenraum (Intercostalraum) [Schnittpunkt mit dem Magen-Meridian] – senkrecht nach oben bis zur 2. Rippe (costa)

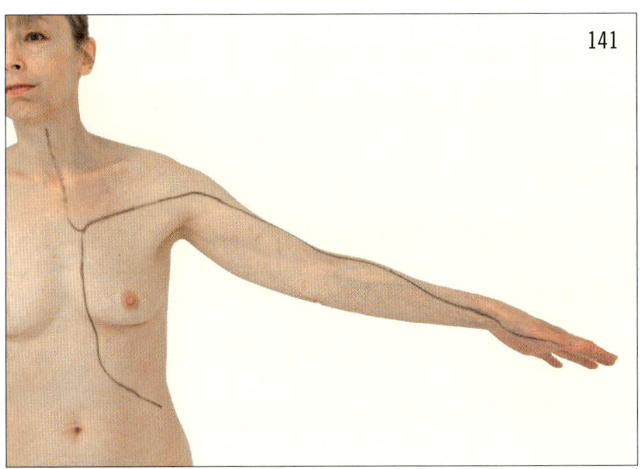

141

1.Ast

- Geht nach innen und steigt ½ cun von der Mittellinie am Hals auf bis zum Kopf

2.Ast

- Zieht nach außen und geht vom 2. Zwischenrippenraum (Intercostalraum) am lateralen Anteil des großen Brustmuskels (Musculus pectoralis major)
- über den Gelenkskopf des Oberarmknochens (Humeruskopf)
- lateral des Armbeugers (M. biceps brachii)
- lateral an der Bicepssehne vorbei
- zwischen dem daumenseitigen Unterarmmuskel (M. brachioradialis) und dem daumenseitigen Handbeuger (M. flexor carpi radialis) an der Daumenseite der Speiche (laterale Seite des Radius)
- über die daumenseitige (radiale) Seite der Handgelenksfalte
- über den Daumenballen
- zum äußeren (lateralen) Nagelwinkel des Daumens

Der Lungen-Meridian liegt natürlich direkt in der Hautschicht, da diese ja auch zum Funktionskreis Lunge gehört. Damit kann er auch gut seinen Anteil am Schutz nach außen erfüllen.

Weiters verhindert er das Eindringen von krankheitserregenden Faktoren durch die Haut. So gesehen gehört er zur äußersten Schutzschicht unseres Immunsystems.

Nur dadurch ist es dem Lungen-Meridian möglich, die Poren zu öffnen und zu schließen und so für einen angenehmen Temperaturaustausch zu sorgen.

16.2 Behandlungsposition

Der Bein-Verlauf wird am besten in Bauchlage behandelt (Abb. 142/143).

Oberkörper-, Hals- und Arm-Verlauf können gut in Rückenlage behandelt werden (Abb. 144/145).

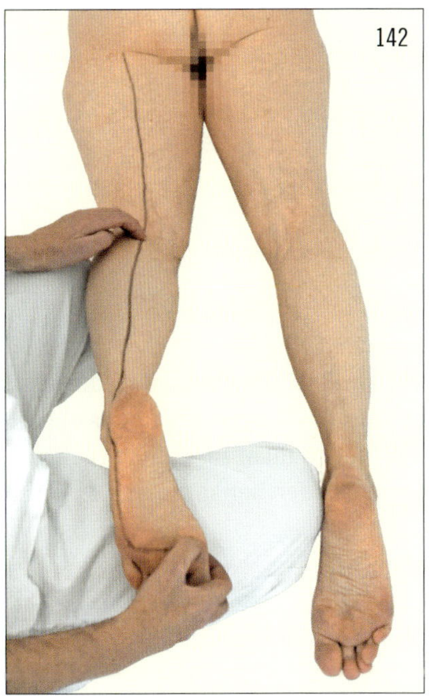

142

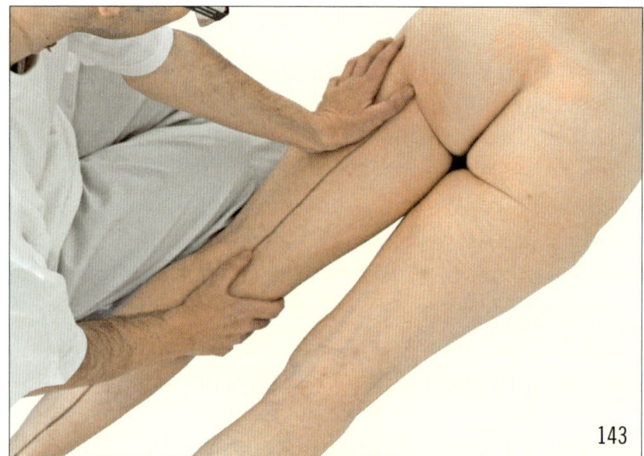
143

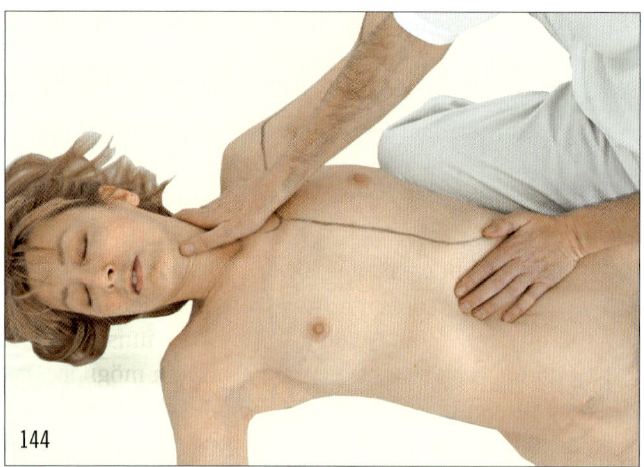
144

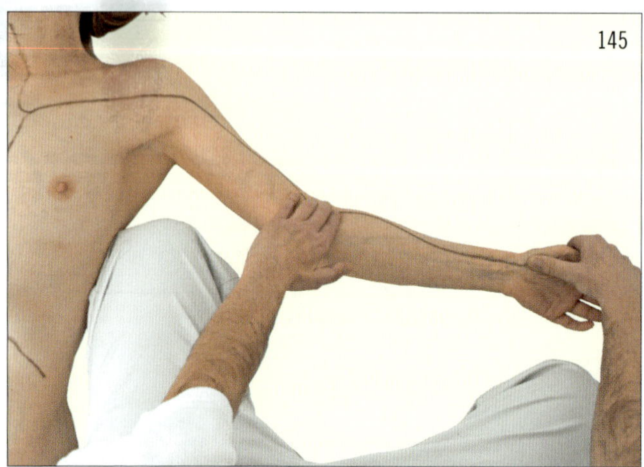
145

Manchen Klientinnen ist es schlecht möglich, den Arm seitlich flach abzulegen. In diesem Fall empfiehlt es sich, ihn auf das eigene Knie oder einen Polster abzulegen und den Winkel im Schultergelenk eher spitz zu halten. Teste vor der Behandlung, ob sich der Meridian öffnet.

16.3 Alternative Positionen

Behandlung und Verlauf in Seitenlage macht manchmal am Bein Probleme, da sich der Meridian in dieser Position nicht mehr ganz in der Mitte des Oberschenkels befindet (Abb. 146–151).

Das Bein kann auch gut in Rückenlage behandelt werden, wenn du es leicht anwinkelst (Abb. 151/152/153).

In Bauchlage ist der Meridian am Bein mittig, aber am Oberkörper nicht zu erreichen; am Arm geht es wieder leicht (Abb. 154/155).

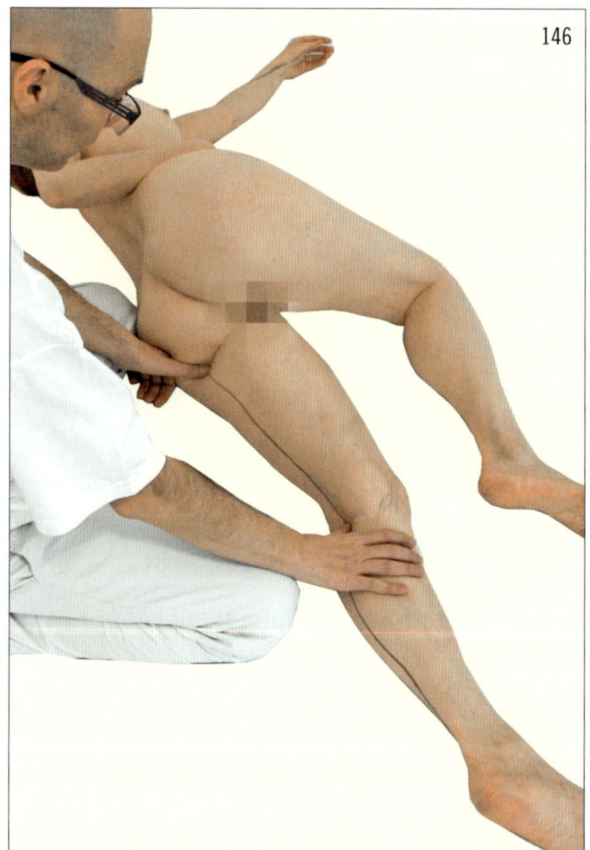
146

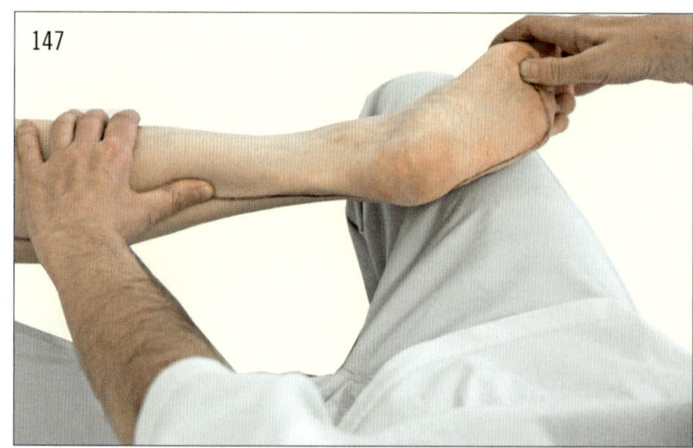
147

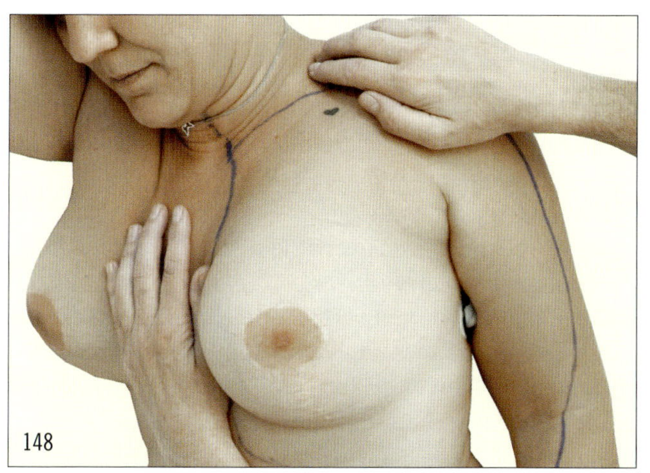
148

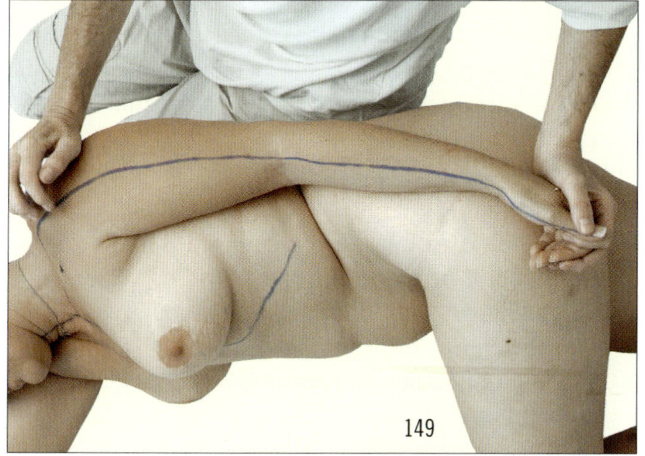
149

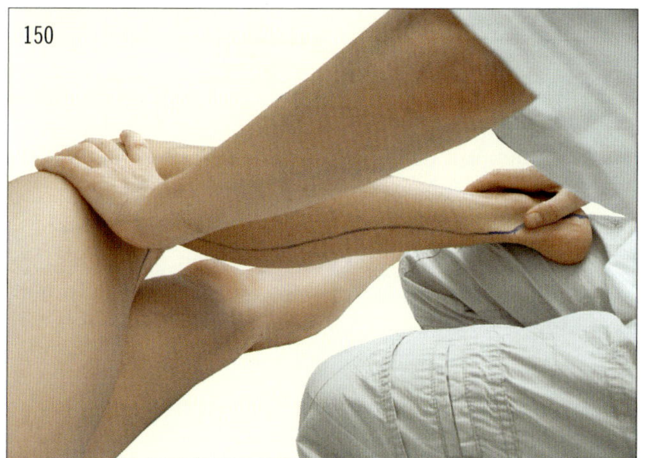
150

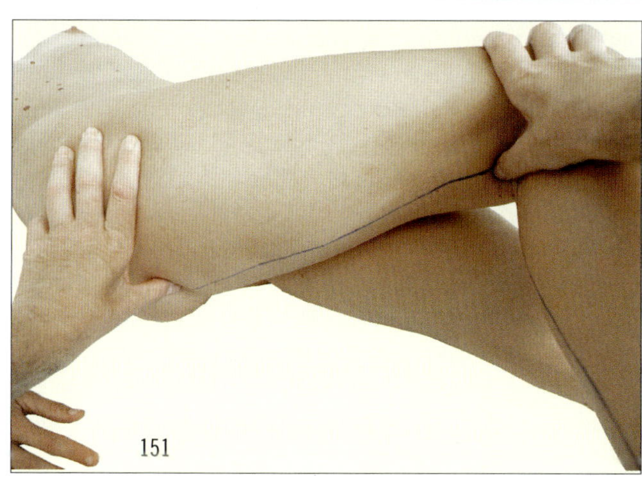
151

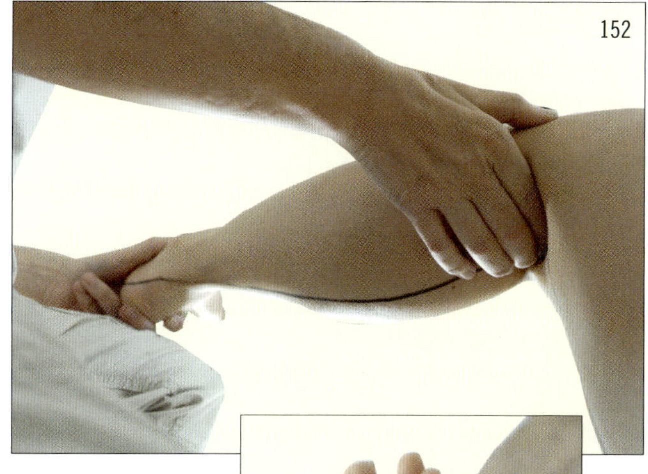
152

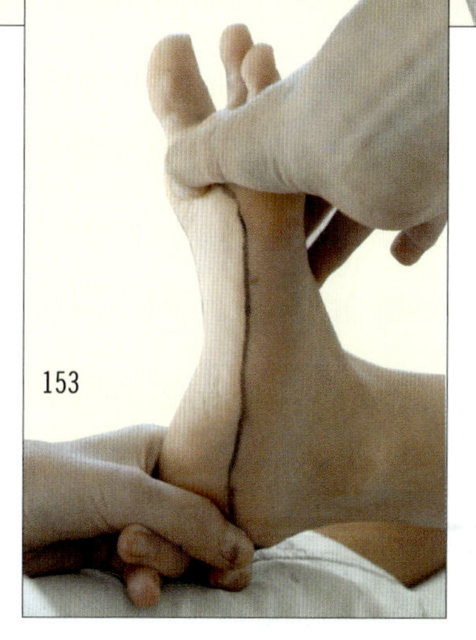
153

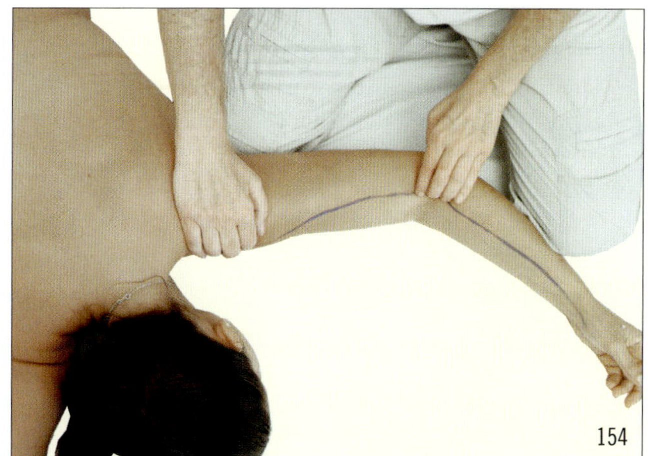
154

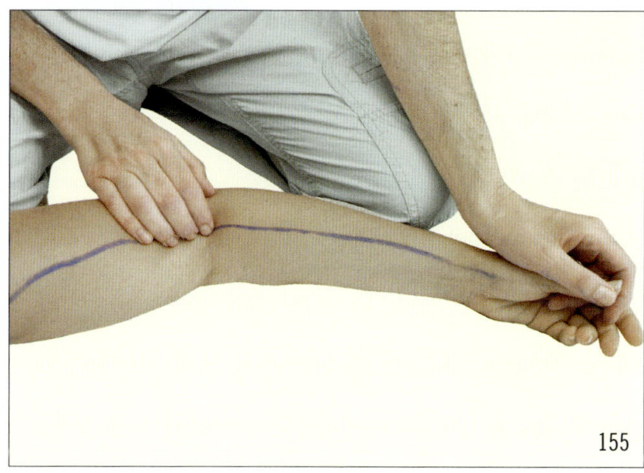
155

16.4 Zonen

Hara-Zone: Links und rechts unter der 10.–11. Rippe
Rücken-Zone: Um den 3. Brustwirbel
Gesichts-Zone: Das Lungen-Ki äußert sich im Bereich der Nasenflügel

Generell ist das Lungen-Ki auch an der Gesichtsfarbe (sehr weiß) erkennbar. Ebenso ist die Beschaffenheit des Brustkorbs ein Abbild des Ki.

16.5 Tsubos

Lu 1: Die Versammlungshalle der Mitte

Nicht in den ersten 16 Wochen der Schwangerschaft
- 1 cun unter dem Schlüsselbein, 6 cun von der Mittellinie
- Vertreibt Wind
- Senkt Ki ab
- Stärkt das Lungen-Ki
- Klärt Hitze im Oberen-Erwärmer
- Beruhigt den Geist
- Fördert eine tiefe Atmung
- Nährt den Nacken und die Schulter (Moxa)

Lu 5: Der Moorsee am Fußpunkt

In der Beugefalte der Ellbeuge, lateral der Bizepssehne
- Senkt das Lungen-Ki ab
- Klärt Hitze im Oberen-Erwärmer
- Lokale Wirkung auf den Ellbogen (Tennisarm)
- Entfernt Schleim und Hitze aus der Lunge

Lu 7: Die Reihe von Lücken

1 ½ cun vom Handgelenk
- Aktiviert den Meridian
- Vertreibt Wind
- Gut bei Schleim
- Öffnet den Ren-Mai
- Bei akuten Beschwerden HNO, Kopf
- Öffnet das Äußere

Lu 9: Der große Wasserschlund | Quellpunkt

Am Handgelenk
- Öffnet und aktiviert den Meridian
- Harmonisiert Ki
- Fördert die Lungen-Funktion
- Bei chronischen Beschwerden im HNO-Bereich, Husten

16.6 Funktion

Aufgaben des Meridians

- Die Lunge ist für die gleichmäßige Verteilung von Ki und Flüssigkeit verantwortlich.
- Die Flüssigkeit dient einerseits zum befeuchten der Atemluft, andererseits wird sie über die Haut im ganzen Körper verteilt.
- Der Lungen-Meridian verbindet die beiden Funktionsorgane miteinander und verbindet damit auch Innen (Lunge) mit Außen (Haut).
- Die Lunge verschafft uns Raum und Struktur.
- Sie ist anfällig bei steigender Energie oder bei Blockaden unterhalb des Brustkorbs.
- Der Meridian kontrolliert das Öffnen und Schließen der Poren und sorgt für Anpassung an die Außentemperatur. Er ermöglicht damit auch das Schwitzen zum Kühlen.

Aufgaben des Funktionskreises

- Die Niere atmet ein und die Lunge atmet aus.
- Sie wandelt Atemluft mit Hilfe von Gu-Ki in Zhong-Ki um. Atemluft liefert, neben Nahrung, Postnatales Ki. Die Qualität ist sowohl von unserer Atmung als auch von der Luft abhängig.
- Die Lunge ist an der Bildung von Wei-Ki beteiligt.
- Sie ist für das rationale Denken und für die planerische Organisation von Aktionen zuständig.
- Die Lunge legt unsere Grenzen fest und achtet darauf, dass diese gewahrt bleiben.
- Sie hält unsere Kommunikation auch über große Entfernungen aufrecht.
- Zusammen mit dem Herzen bildet sie den Oberen-Erwärmer.
- Sie sorgt dafür, dass wir rational denken, wenn es nötig ist und detaillierte Pläne erstellen.
- Sie hält Emotionen in Schach, wenn sie uns zu unvernünftigen Handlungen verleiten.

16.7 Qualität des Meridians

Der Lungen-Meridian hat eine verteilende Wirkung, die sich auch darin, wie er sich anfühlt, spiegelt. Die Energie ist sehr ruhig, in alle Richtungen verlaufend und sehr harmonisch. Lungen-Ki verbindet und schützt. Er neigt oft zum Verschleimen (Mutter Milz) und arbeitet mit dem Nieren-Meridian zusammen, um den Transport von Wärme und Flüssigkeit zu gewährleisten. Der Lungen-Meridian kühlt die gesamte Haut und damit auch die Meridiane.

Der Meridian zeigt auch die Widersprüchlichkeit des Lungen-Funktionskreises. Einerseits fest und scharf, andererseits luftig. Einerseits Aufnehmen, andrerseits Abgeben. Irgendwie ist er wie eine große Schwingtüre, die das Innen mit dem Außen verbindet.

16.8 Wie er sich anfühlt

Er ist eher etwas kühl, manchmal sogar spröde und wahrt eine gewisse Distanz, wohl auch um sich zu schützen. Ich stelle mir da immer einen sehr harmonischen, langsam fließenden breiten Strom vor.

Doch nicht nur das Wasser ist ein gutes Bild für Lungen-Ki, auch die Luft ist ganz eng mit der Lunge verbunden. So ist auch im Haptischen dieser Spagat zwischen scharfem Metall und leichter Luft zu spüren.

Er vermittelt den Eindruck von kühlem Wasser, das nicht gleich zum Baden einlädt. Das Ki achtet auf seine Grenzen.

Oft vermittelt der Lungen-Meridian auch das Gefühl des kosmischen Tores, das unabänderlich auf und zu geht und ein ständiges Aufnehmen und Abgeben ist.

16.9 Meridian-Kommunikation

Um den Lungen-Meridian zu erreichen, ist es ganz wichtig, exakt zu arbeiten. Ich habe das Gefühl, das der Lungen-Funktionskreis in sich so viele Facetten trägt, dass er Widersprüchlichkeiten seiner Umwelt schwer verkraften kann. Das vermittelt wohl auch den kühlen Eindruck, den er oft hervorruft.

Unsicherheiten beim Umgang mit dem Lungen-Meridian sind äußerst kontraproduktiv und behindern eine sinnvolle Behandlung.

Der Lungen-Meridian bevorzugt feine Berührungen. Sie sollten möglichst auf den Bereich des Meridians beschränkt sein, also nicht großflächig. Nur so nimmt er die Behandlung gut an.

Die Behandlerin sollte Ruhe und Kompetenz vermitteln.

16.10 Indikation

- Natürlich ist die Lunge bei allen Arten von Bronchialproblemen angezeigt.
- Auch wenn man unter zu trockener Haut leidet, oder immer wieder Hauterscheinungen hat.
- Darunter fällt auch übermäßiges oder fehlendes Schwitzen.
- Allergien gehören auch in den Bereich der Lungenstörungen, sofern sie die Bronchialschleimhäute und die Haut betreffen.
- Auch wenn es einem schwer fällt, andere auf Distanz zu halten oder seine Grenzen nicht respektiert werden. Nähe-Distanz-Probleme können auch durch anhaltende Lungen-Behandlungen verbessert werden.
- Bei Hitzebeschwerden ist es ganz gut, die Lunge mit zu behandeln, da sie kühlt.
- Natürlich hilft die Behandlung des Lungen-Meridians bei allen Arten von Problemen mit Bronchien und der Lunge.
- Asthma ist auch eine Indikation für Lunge-Behandlung.

16.11 Form der Behandlung

Seiner Funktion folgend, möchte der Lungen-Meridian sehr exakt berührt werden. Er erwartet, dass wir seinen Verlauf genau kennen, aber auch, dass wir ihm auf etwaigen Abwegen ohne Zögern folgen. Großflächige Techniken sind nicht so sein Ding, da dabei zu sehr verschwimmt, ob man genau am Verlauf ist. Also besser mit dem Daumen oder der Dreifingertechnik behandeln. Vor allem am Arm wird das ganz deutlich. Hier liegen die Meridiane sehr eng beieinander. Die Handfläche berührt also gleich vier bis fünf Meridiane. Der Lungen-Meridian schätzt die Schönheit der Ideallinie, um diesen Ausdruck aus dem Skilauf zu bemühen.

Ebenso wichtig wie der exakte Meridianverlauf ist auch die Angemessenheit des Drucks, weder zu intensiv noch zu leicht.

16.12 Wirkung der Meridian-Behandlung

Die Behandlung des Lungen-Meridians wirkt kühlend und ausleitend, da sie die Funktionen von Verteilung des Ki und der Flüssigkeiten fördert.

Sie öffnet die Bronchien und erleichtert die Atmung. Ist die Lunge gestärkt, fühlt man sich besser gegen die Außenwelt geschützt.

Die Behandlung hilft der Klientin, ihre Grenzen klar zu sehen und auch zu ziehen. Im Wechselspiel mit Gallen-Ki schützt er sich gegen Übergriffe. Die Lunge gibt der Galle Raum, aggressiv auf Übergriffe zu reagieren.

Während der Behandlung kann es zu starker Traurigkeit kommen, da sie alte Trauer, die nicht ausgedrückt wurde, wieder an die Oberfläche bringt. Das ist oft mit einem ziehenden Schmerz im Brustkorb verbunden.

Öfters kommt es auch zu tiefem Seufzen im Zuge der Behandlung, mehr noch als bei den anderen Meridianen.

Die Lunge fördert auch die Fähigkeit, sich gewählt auszudrücken und auch über weite Distanzen zu kommunizieren.

Die Lungen-Behandlung fördert auch unseren Sinn für Gerechtigkeit und lässt uns kluge Entscheidungen treffen.

17. Dickdarm-Meridian (Abb. 156) – Da Chang Mai, Yang-Meridian

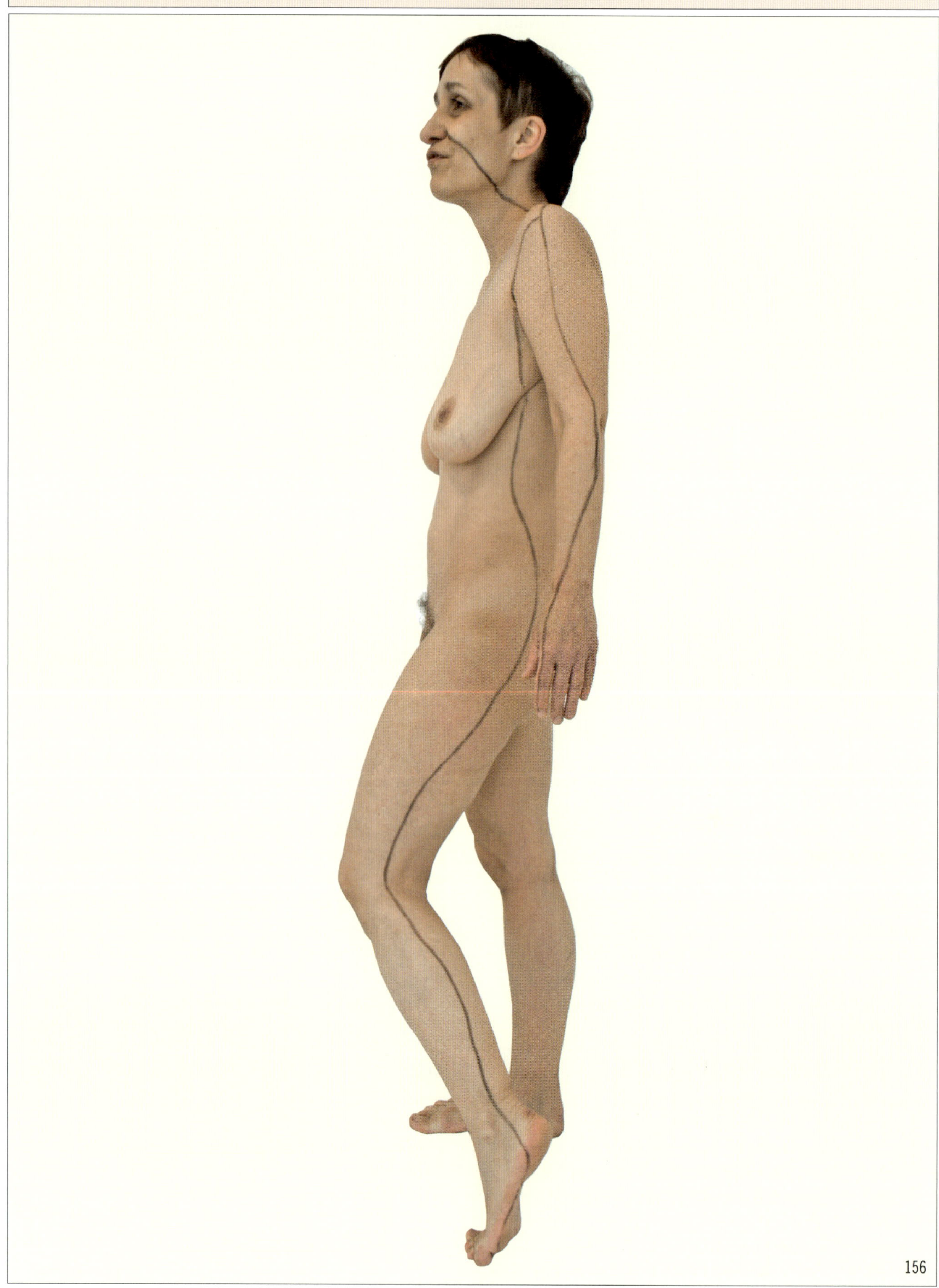

156

17.1 Verlauf

157

Verlauf an Arm und Hand (Abb. 157)

- Entspringt am äußeren (lateralen) Nagelwinkel des Zeigefingers
- weiter zum Zeigefingergrundgelenk
- lateral über die Sehne des Daumenstreckers (M. Extensor pollicis brevis)
- zwischen den Sehnen der beiden Strecker-Muskeln des Daumens (M. extensor pollicis brevis und M. extensor pollicis longus)
- lateral über das Handgelenk
- entlang des speichenseitigen Streckers der Hand (M. extensor carpi radialis [longus, brevis]) und seiner Sehne (über dem Radius gelegen)
- zum Ellbogengelenk, bei maximaler Beugefalte
- vorbei am äußeren Köpfchen des Oberarmknochens (Epicondylus lateralis humeri)
- zum lateralen Rand des dreiteiligen Armstreckers (M triceps brachii)
- über den Ansatz des Delta-Muskels (M. deltoideus)
- verläuft über den vorderen Anteil des Delta-Muskels (M. deltoideus) zur Schulterhöhe (Acromion)
- hin zum vorderen Schulterloch, das vom Delta-Muskel und dem Acromion bei Hebung des Arms gebildet wird

Verlauf an Kopf und Hals (Abb. 158)

- Beginnt [am DM 26] in der Mitte der beiden Erhebungen zwischen Nase und Mund (Philtrums)
- zum unteren Rand des Nasenflügels [dieser Teil wird oft als eigener Ast beschrieben] in einer Vertiefung
- über die Kaumuskulatur (M. masseter)
- verläuft über den Kapuzenmuskel (M. trapecius), vorderer Anteil, über das Schlüsselbein (O. clavicularis) zum vorderen Schulterloch zwischen Schulterhöhe (Acromion) und Deltamuskel (M. deltoideus)

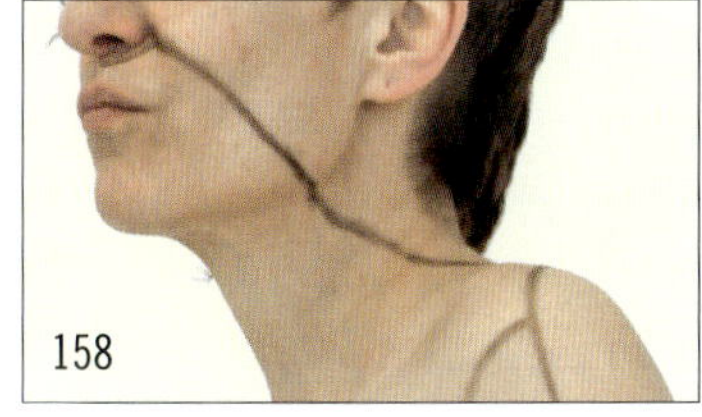

158

Verlauf am Oberkörper und am Bein (Abb. 157/159)

- Von der Schulterhöhe (Acromion) in einem Bogen abwärts an der Körpervorderseite bis zur 10. Rippe (Costa), das ist die Linie, die der Arm vorne am Körper bildet, wenn er anliegt
- scharfer Bogen um die 12. Rippe herum auf den Rücken
- bis zum höchsten Punkt des Hüftbeinkamms (Crista illiaca)
- über den großen Gesäßmuskel (M. gluteus maximus)
- am lateralen Rand des Beinbeugers (M. biceps femoralis) über den großen Rollhügel (O. trochanter major) und seiner Sehne
- auf dem äußeren (lateralen) Anteil des Zwillingswadenmuskels (M. gastrocnemius)
- hinter dem Außenknöchel (lateralen Malleolus) vorbei
- über die Ferse (Os Calcaneus)
- zum Ballen der großen Zehe, 1 cun körperfern (distal) des Lungen-Anfangspunktes

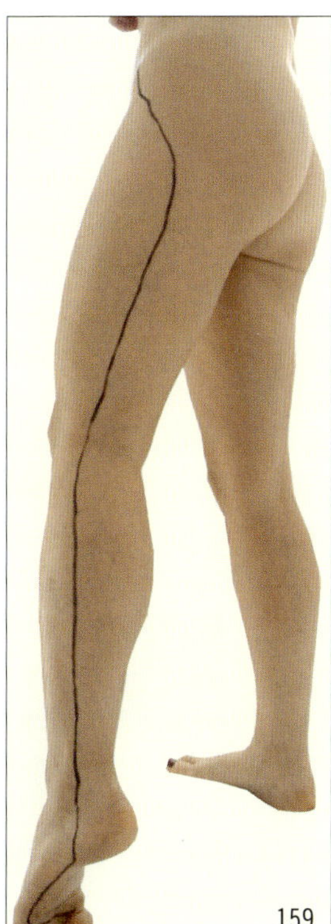

159

Der Dickdarm-Meridian liegt ähnlich dem Lungen-Meridian und unterstützt ihn bei der Ausscheidung von Schweiß und Giftstoffen. Er dominiert auch die Nebenhöhlen und die Tsubos an der Hand wirken sehr stark auf den Bereich des Gesichts.

17.2 Behandlungsposition

Der Dickdarm-Meridian wird am Kopf, Oberkörper und Arm in Rückenlage (Abb. 160/161/162) und am Bein in Bauchlage behandelt (Abb. 163). Der Arm sollte bei manchen Klientinnen unterfüttert werden, wenn zu viel Spannung entsteht.

Das Bein sollte man über den Knöchel kreuzen, da dadurch der Meridian gut nach oben kommt und so am besten zu erreichen ist. Wenn das für die Klientinnen unangenehm ist, reicht es auch, einen Polster unter den Knöchel zu legen.

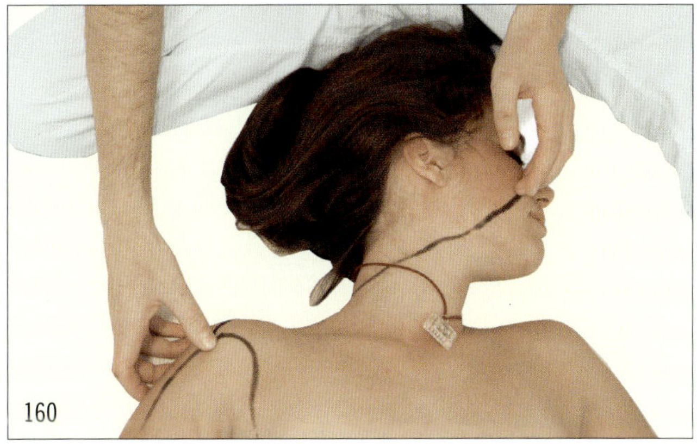

160

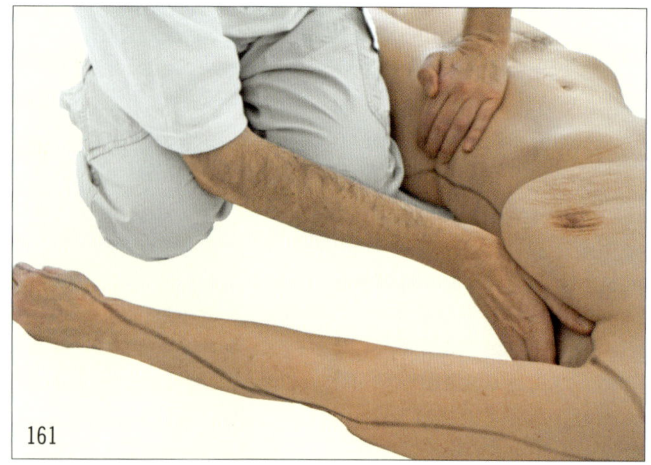
161

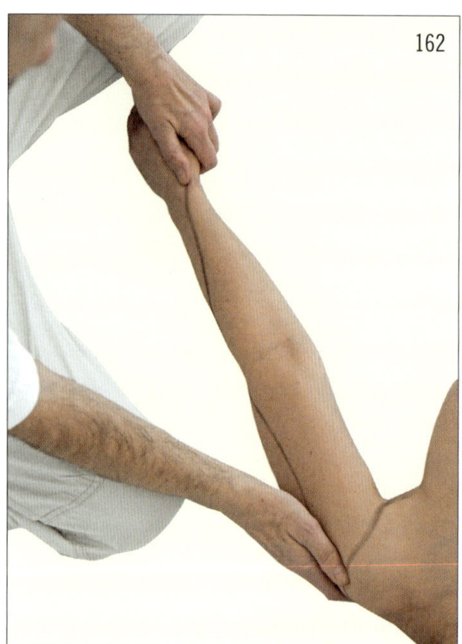
162

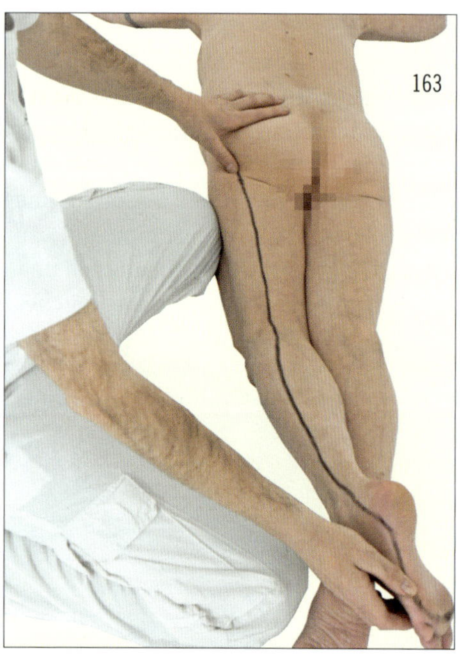
163

17.3 Alternative Positionen

Behandlung und Verlauf in Seitenlage (Abb. 164–168): Diese Lagerung hat den Vorteil, dass sich die Klientin nicht umdrehen muss und der Meridian in seinem gesamten Verlauf einigermaßen gut zu behandeln ist.

Den Verlauf am Arm kannst du auch in Bauchlage behandeln (Abb. 169): und natürlich auch den Kopf (Abb. 170/171). Der Oberkörperanteil des Meridians ist bei den meisten Menschen gut erreichbar. Wenn nicht, lege ein Seitenliegekissen unter, dass macht es leichter.

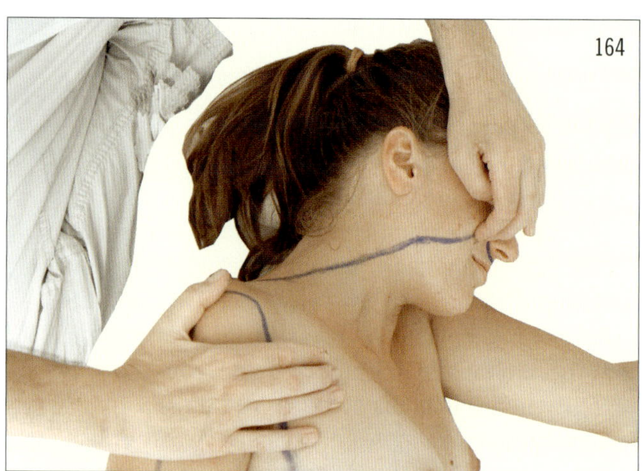
164

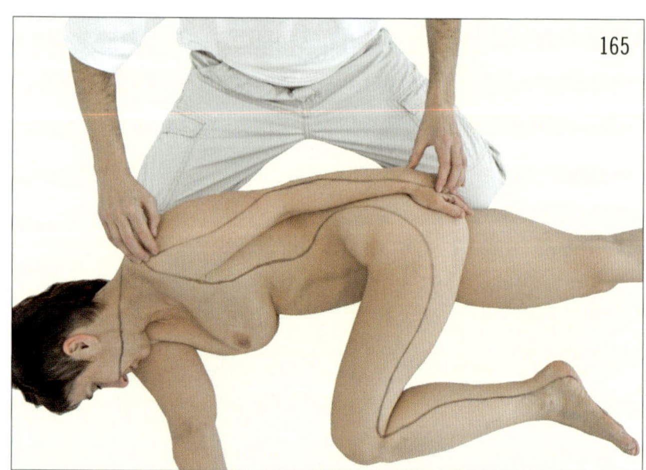
165

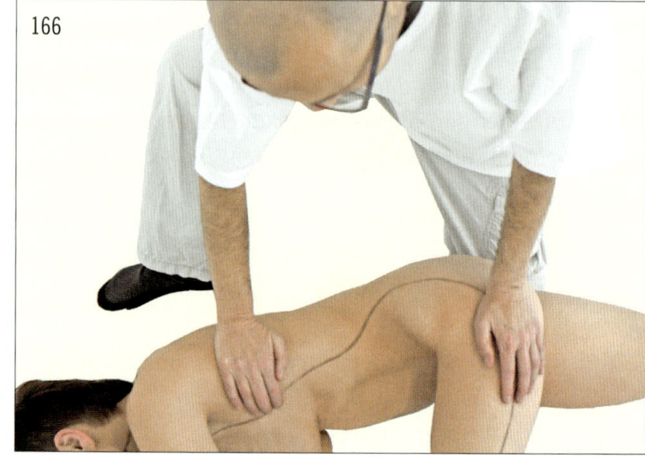
166

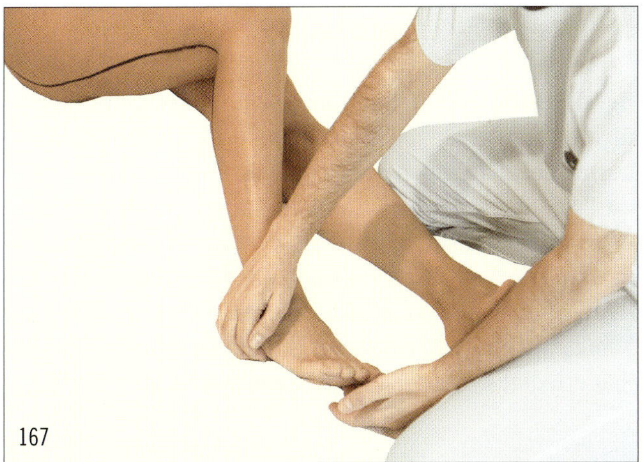
167

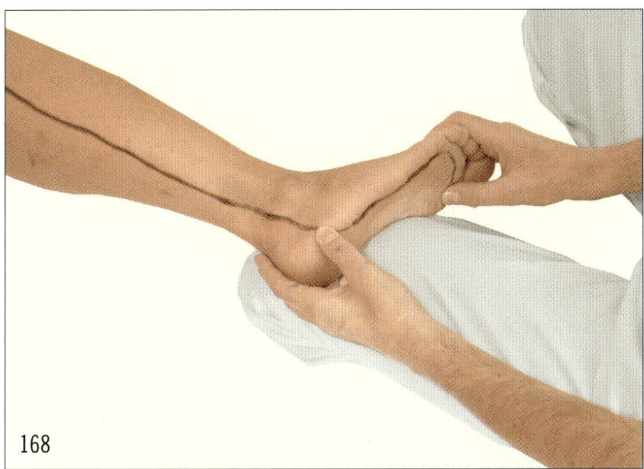
168

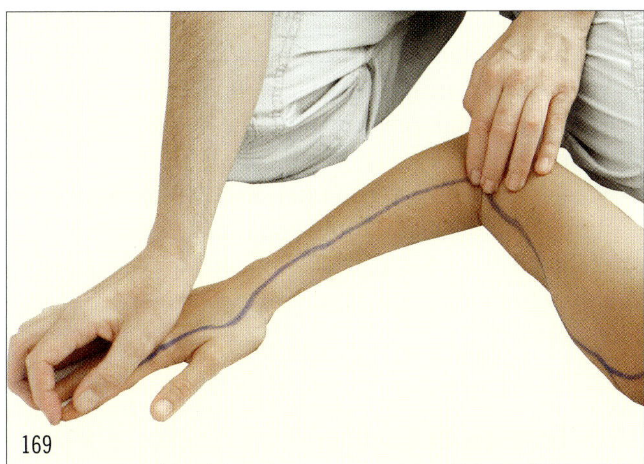
169

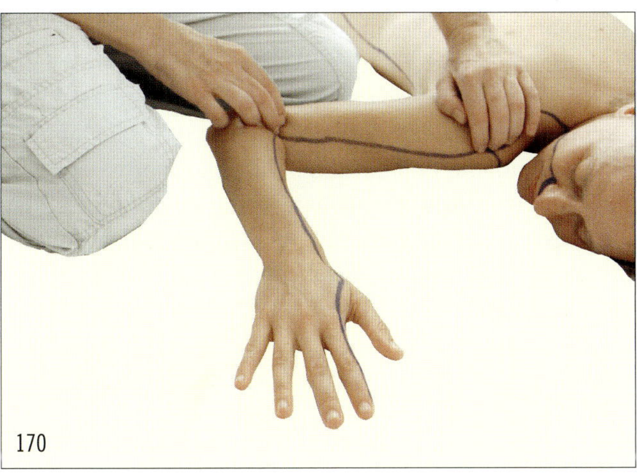
170

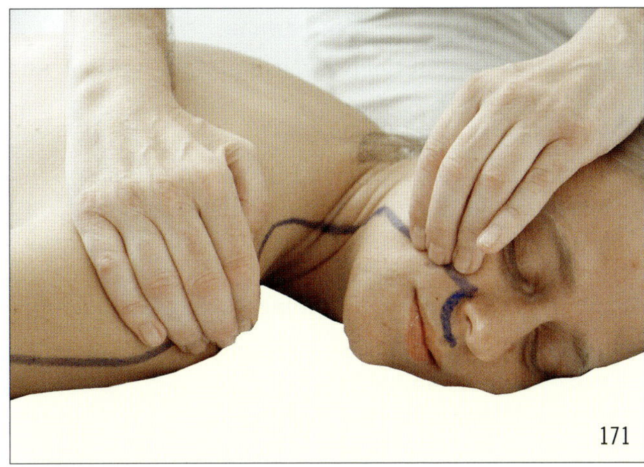
171

17.4 Zonen

Hara-Zone: über dem vorderen, oberen Darmbeinstachel
Rücken-Zone: links und rechts unter der 12. Rippe
Gesichts-Zone: Der Dickdarm-Funktionskreis zeigt sich in den seitlichen senkrechten Stirnfalten

Die Haltung des Arms kann auch eine Inbalance im Dickdarm-Meridian zeigen. Die Ellbogen sind dann etwas zurückgenommen, so als hätte man die Daumen in den Hosenträgern eingehakt.

17.5 Tsubos

Di 4: Zwischen den Hügeln | Quellpunkt

Am Ende der Falte zwischen Daumen und Zeigefinger, Richtung Zeigefinger

- Öffnet und harmonisiert den Meridian
- Öffnet das Äußere (Poren) und bringt das Abwehr-Ki an die Oberfläche; regt zum Schwitzen an
- Ist somit gut bei Fieber, Schnupfen, Halsschmerzen und lindert allgemein Schmerzen im Gesicht

Di 10: Der dritte Weiler der Hand

1 cun vor der Ellbeuge

- Tonisiert Ki und Blut. 3 – Meilen am Arm – analog zu Mg 36
- Bei Erschöpfung u. Schwäche

Di 11: Der gekrümmte Teich

An der maximalen Beugefalte der Ellbeuge

- Klärt Hitze
- Vertreibt Wind und Feuchtigkeit
- Starke lokale Wirkung auf den Ellbogen
- Kühlt das Blut (Hautausschläge usw.); senkt den Blutdruck

Di 15: **Der Spalt an der Schulterhöhe**

Im vorderen Schulterloch zwischen M. deltoideus und Acromion

- Zerstreut Schleim
- Reguliert Ki
- Starke lokale Wirkung auf die Schulter und den ganzen Meridian

Di 20: **Das Empfangen der Wohlgerüche**

Neben den Nasenflügeln

- Vertreibt Wind und klärt Hitze
- Gut bei Nebenhöhlenproblemen
- Bei Schnupfen; vertreibt den eingedrungenen Wind; für den Geruchssinn gut

17.6 Funktion

Aufgaben des Meridians

- Er sorgt für die willentliche Aufrichtung.
- Er hält Andere auf Abstand, wenn wir das wollen und brauchen.
- Er zieht Schmerz und Hitze aus dem Gesichtsbereich.
- Er holt Ki aus den Nebenhöhlen.
- Er begleitet den Nervus ischias das Bein hinunter.

Aufgaben des Funktionskreises

- Der Dickdarm lässt los und bringt zu Ende.
- Er befreit sowohl von alter Materie, als auch von alten Themen und Energien (Jaki).
- Er befreit den Stuhlbrei von überschüssigem Wasser.
- Indem er ausscheidet, entgiftet er auch.

17.7 Qualität des Meridians

Der Dickdarm-Meridian ist einem der Ausscheidungsorgane zugehörig. Seine energetische Richtung geht nach unten und er scheidet aus. Ordnung ist auch ganz wichtig für den Dickdarm.

Damit ist er deutlich mit dem Loslassen verbunden, was gleichbedeutend mit Abschließen ist.

Für den Dickdarm gilt ganz oder gar nicht. Halbfertiges ist für ihn unerträglich.

17.8 Wie er sich anfühlt

Er hat vom Anspüren etwas Befreiendes und Erleichterndes. Der Dickdarm hat eine deutliche, gerichtete Energie, die stark abführt. Bei Berührung ist er fordernd und erleichternd. Trotzdem ist der Dickdarm immer etwas angespannt. Vielleicht liegt es daran, dass es bei den meisten Menschen noch einige unerledigte Dinge im Leben gibt.

17.9 Meridian-Kommunikation

Bei der Dickdarm-Behandlung sollte man darauf achten nichts auszulassen, oder zu vergessen. Das kann der Dickdarm-Meridian gar nicht leiden. Er möchte alle Sachen zu Ende bringen und so möchte er das auch bei seiner Behandlung haben. Spannung sollte man dabei tunlichst vermeiden. Loslassen und Loslösen sind Faktoren, von denen der Dickdarm wirklich einiges versteht. Deshalb keine Ausreden, warum man es jetzt nicht gleich ordentlich erledigt, sondern auf die lange Bank schiebt.

17.10 Indikation

- Ausscheidungsprobleme sind ein Indikator für die Dickdarm-Behandlung.
- Auch wenn man die Dinge nie zu Ende bringt, die man angefangen hat, oder auch wenn man sich zwingt, unbedingt alles zu Ende zu bringen (auch wenn es sich längst als Irrtum erwiesen hat), sollte man den Dickdarm Meridian behandeln.
- Dickdarm-Ableitung hilft auch bei Nebenhöhlenproblemen.
- Manchmal ist die Behandlung auch gut bei Ischiasschmerzen. Vorher ist aber abzuklären, ob der Schmerz entlang des Dickdarm- oder des Gallen-Meridians verläuft.
- Bei nach hinten gezogenen Armen, die am Ellbogen gebeugt sind, ist der Dickdarm oft gespannt und die Klientinnen tun sich schwer, den Arm nach hinten zu heben.
- Wenn wir uns schwer tun mit der inneren Aufrichtung, kann die Dickdarm-Behandlung zur Überbrückung helfen. Man sollte aber auch den Nieren-Meridian behandeln, um genügend Stärke von innen zu erzielen.

17.11 Form der Behandlung

Der Dickdarm-Meridian möchte eine durchgehende Behandlung, die von Anfang bis Ende in einem Zug erfolgt. Er ist nicht ganz so gnadenlos wie der Lungen-Meridian, aber dennoch schätzt er Exaktheit und das Bemühen um eine ordentliche Behandlung. Nur so öffnet er sich, um aufzunehmen und abzugeben, wenn es an der Zeit ist. Genauso, wie er die Dinge zum Abschluss bringt, erwartet er das auch von seiner Behandlerin. Darum empfiehlt es sich, beim Dickdarm den ganzen Meridian zu behandeln und nicht nur ein Teilstück. Das lässt bei den Klientinnen ein Gefühl der Unbefriedigtheit zurück, nach dem Motto „was kommt jetzt".

17.12 Wirkung der Meridian-Behandlung

Die Behandlung wirkt oft lösend und nimmt Druck vom Kopf, vor allem aus dem Gesichtsbereich, und Schultern.

Oft bewirkt sie, dass die Klientinnen zu Hause ausmisten und zusammenräumen.

Die Behandlung hilft auch, Angefangenes zu Ende zu bringen und mit Altem abzuschließen.

Bei starken Spannungen im Bereich der Arme und Schultern hilft sedieren, um wieder beweglich zu machen.

Natürlich hat sie auch Einfluss auf die Verdauung und den Stuhlgang.

Unbeweglichkeit des Armes, vor allem bei der Hebung nach hinten, kann durch die Behandlung verbessert werden.

Bei stark gespanntem Jitsu im Dickdarm-Meridian muss man vorsichtig sein, es könnte zur Aufrichtung gebraucht werden. Vor dem Abszedieren des Dickdarms ist darauf zu achten, dass die Niere die Aufgabe übernehmen kann.

18. Nieren-Meridian (Abb. 171/172) – Shen Mai, Yin-Meridian

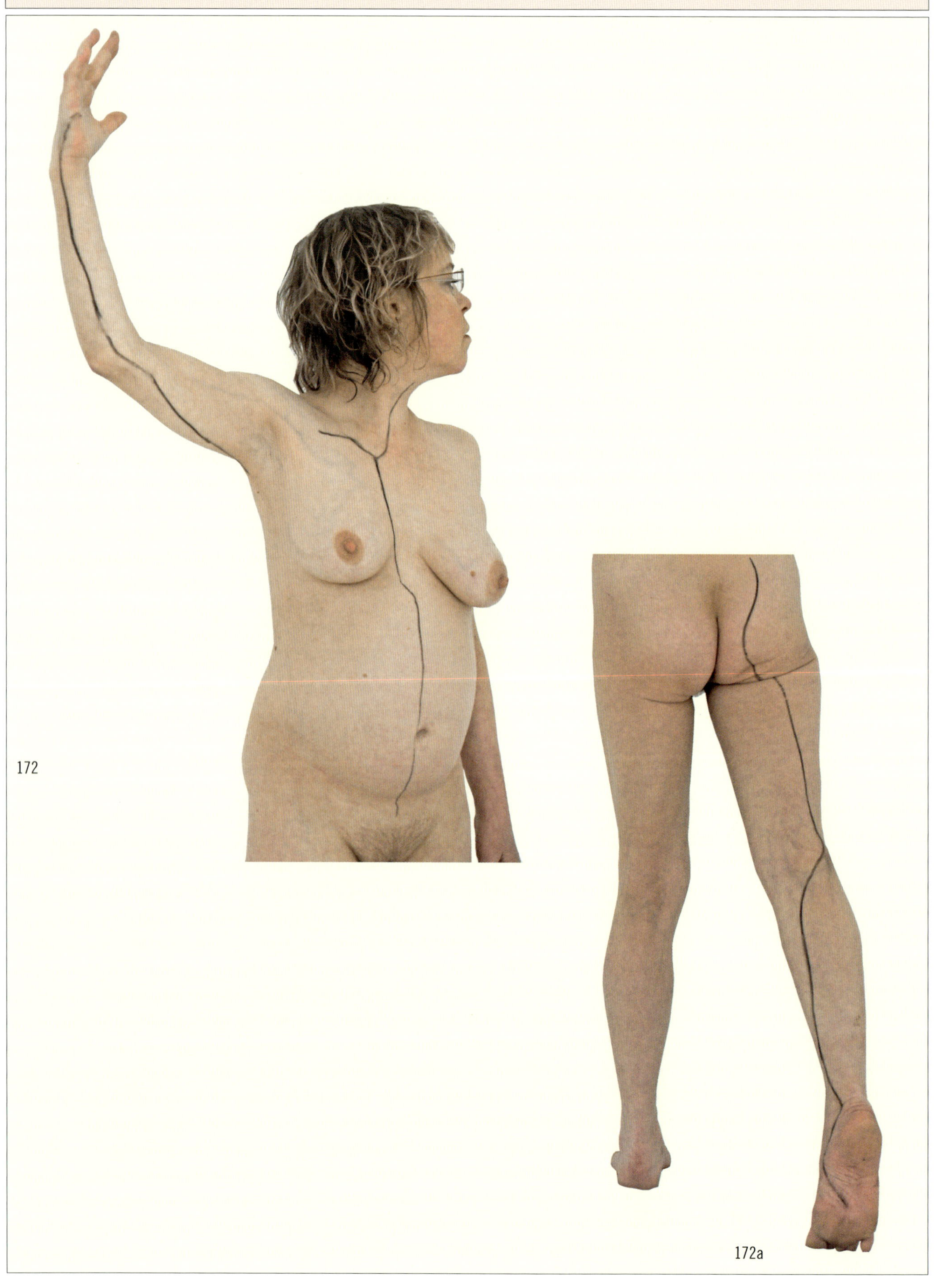

172

172a

18.1 Verlauf

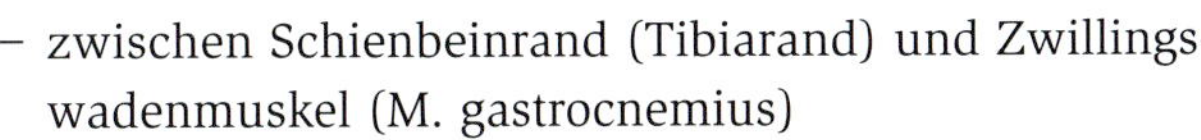

173

Verlauf am Bein (Abb. 173)

- Ursprung an der Fußsohle zwischen 2. und 3. Mittelfußknochen (Os metatarsale), körpernah (proximal) des Großzehenballens
- über das Kahnbein (Os naviculare) in Richtung Innenknöchel (medialer Malleolus)
- dann in einem Bogen unter den medialen Knöchel [von NI 6 bis NI 3]
- nach oben zum Treffpunkt mit dem Milz-Meridian und dem Leber-Meridian (3 cun oberhalb des Malleolus) hinter dem Schienbeinrand
- zwischen Schienbeinrand (Tibiarand) und Zwillingswadenmuskel (M. gastrocnemius)
- mittig auf dem medialen Anteil des Zwillingswadenmuskels zur Kniekehle
- zwischen den Sehnen des Beugers und Innenrollers des Knies (M. semitendinosus) und des Kniekapselspanner (M. semimembranosus)
- über den Beinbeuger (M. biceps femoris), außen (lateral) des Blasen-Meridians 1 cun lateral der Mitte
- über den großen Gesäßmuskel (M. gluteus maximus) in einem leichten Einwärtsbogen zum Gelenk zwischen Hüft- und Kreuzbein (Iliosacralgelenk)
- hinauf bis zur Endigung des zweiten (lateralen) Astes des Blasen-Meridians am Rücken auf der Oberkante des Hüftbeins (O. ischias) [hier geht der Verlauf in den des äußeren Astes des Blasen-Meridians über]

Verlauf am Körper (Abb. 174)

- An der Vorderseite des Schambeins (Os pubis) ½ cun von der Körpermitte hinauf bis zum Rippenbogen
- parallel zum Brustbein (Sternum) 1½ cun von der Mitte
- über die Knorpelverbindung zwischen Brustbein (Sternum) und Rippen (Costae)
- hinauf zum Gelenk zwischen Brustbein und Schlüsselbein (Sternoclaviculargelenk)

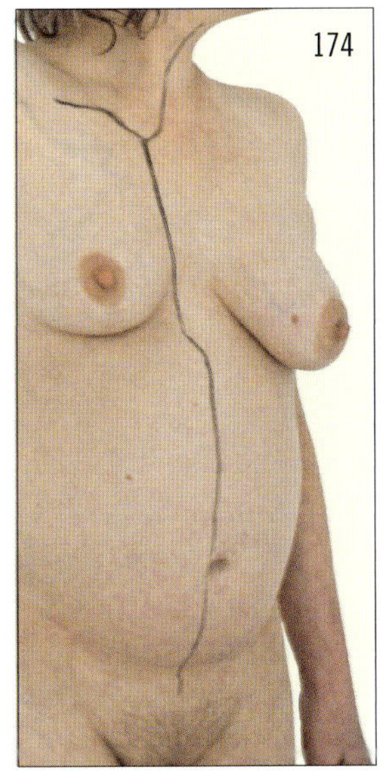

174

1. Ast
- Über das Schlüsselbein (Clavicula) hinauf zum Kehlkopf

2. Ast
- Im ersten Intercostalraum nach außen und vor dem Schultergelenk nach innen

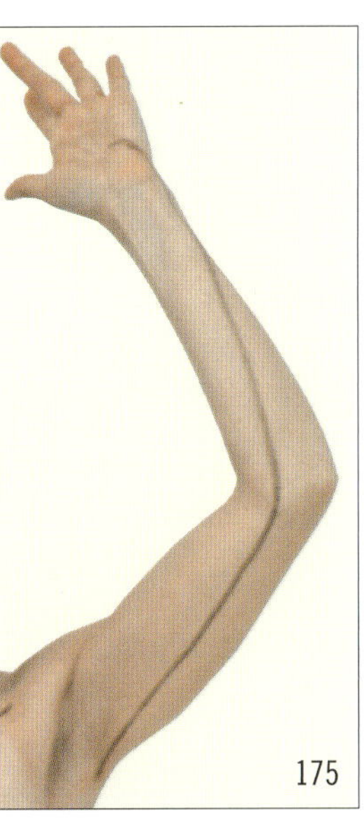

175

Verlauf am Arm und Hand (Abb. 175)

- Zwischen Yin- und Yang-Seite innen am Armstrecker (medial des M. triceps)
- seitlich über den Innenknöchel des Oberarms (medialen Epicondylus)
- innere, ellenseitige (mediale, ulnare) Seite des ellenseitigen Handstreckers (M. extensor carpi ulnaris) - mediales Handgelenk
- über den kleinfingerseitigen Ballen zur Vertiefung des Os metacarpale des Ringfingers auf der Handfläche

Der Nieren-Meridian orientiert sich eher an unserem Skelett. Auch bei Menschen mit viel Bindegewebe ist der Verlauf eher durch die Knochen vorgegeben. Das merkt man sehr schön am Arm, wo er sich erst am Oberarm medial findet und dann entlang des Os ulnar zur Hand verläuft.

Ebenso wie der Herz-Meridian wird der Nieren-Meridian eher geschützt. Er liegt etwas tiefer unter der Haut.

18.2 Behandlungsposition

Den Meridian am Bein kannst du am besten in Bauchlage behandeln (Abb. 176/177).

Den Verlauf an Oberkörper und Arm am besten in Rückenlage (Abb. 178/179).

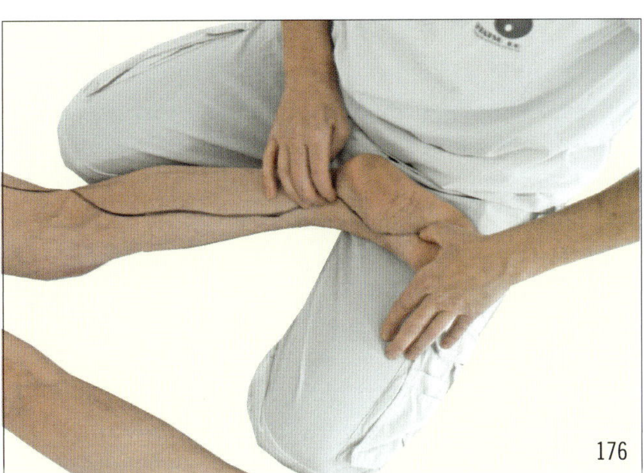

176

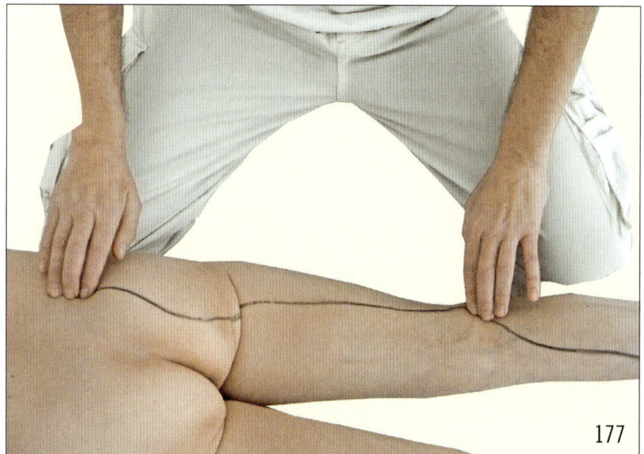

177

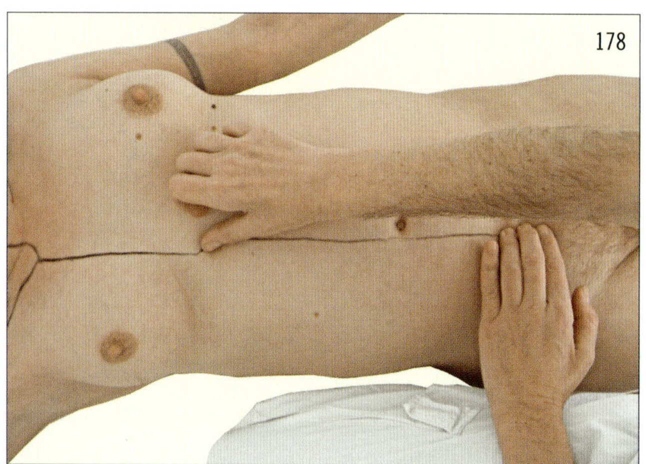

178

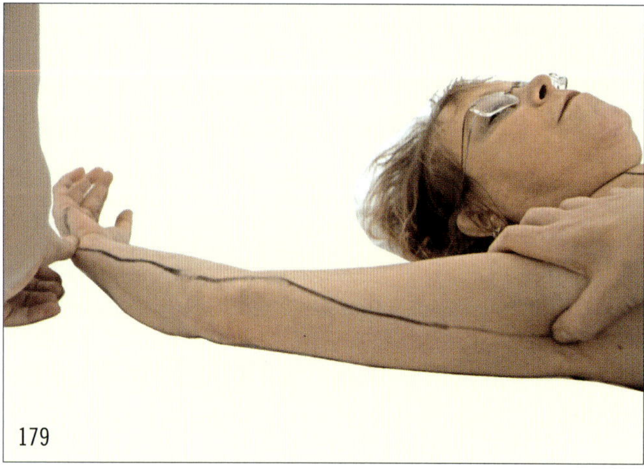

179

18.3 Alternative Positionen

In Seitenlage (Abb. 180–183)ist der Nieren-Meridian auch recht gut zu erreichen; es ist gut, den Fuß auf dem eigenen Bein abzulegen. Am Oberschenkel rutscht der Meridian etwas weit nach unten. Den Verlauf in Seitenlage kannst du durchgehend behandeln. Der einzige Nachteil ist, dass du am Bein wieder auf die andere Seite wechseln musst.

Den Armverlauf kannst du auch gut in Bauchlage behandeln (Abb. 184).

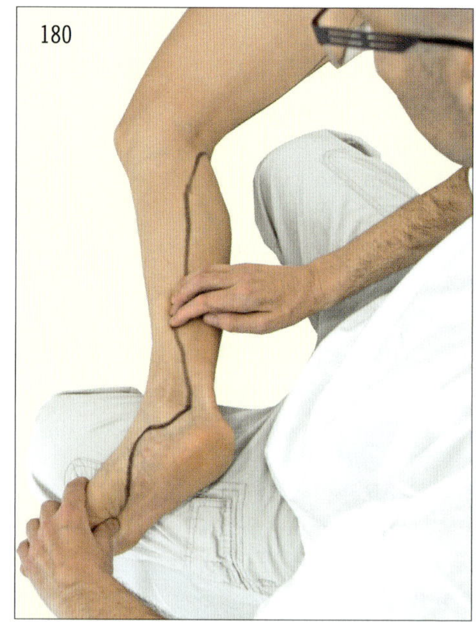

180

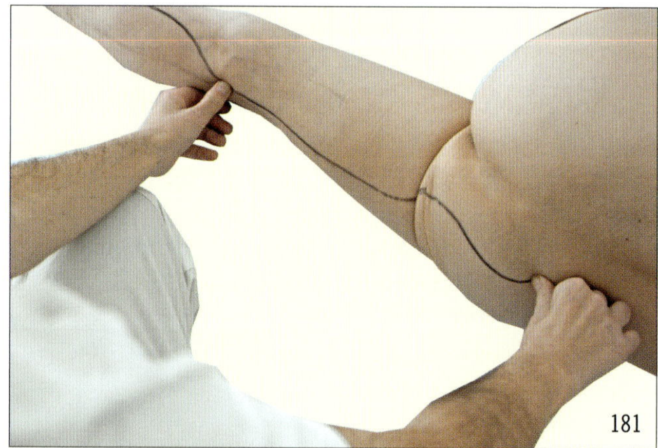

181

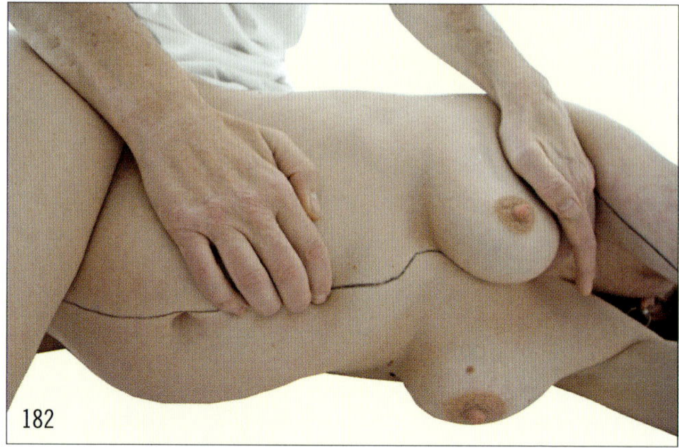

182

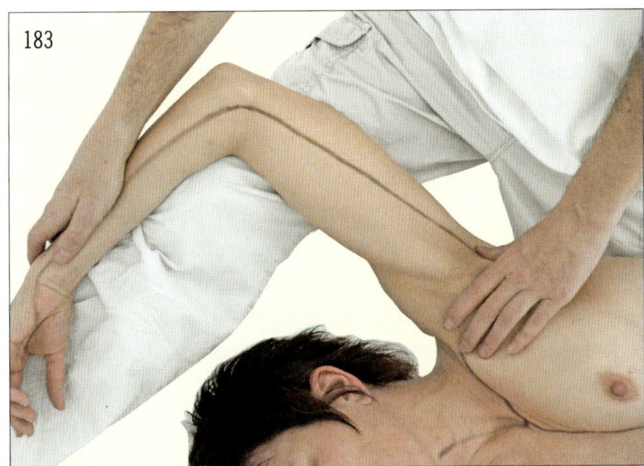
183

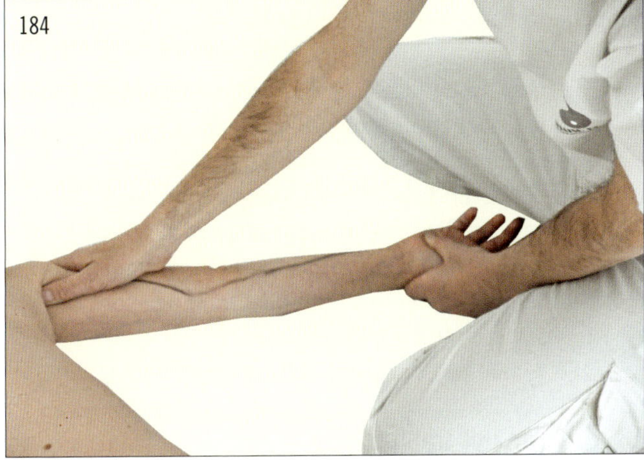
184

18.4 Zonen

Hara-Zone: Sie liegt in einem weitem Bogen um den Nabel, bzw. die Milz-Zone
Rücken-Zone: Sie liegt auf Höhe des 2.–3. Lendenwirbels unterhalb der Rippen
Gesichts-Zone: Unter den Augen, konstitutionell am Kinn

Gut zeigt sich der Zustand des Nieren-Ki im Bereich der Lendenwirbelsäule; ebenso an der Kopfbehaarung und den Füßen.

18.5 Tsubos

Ni 1: Die sprudelnde Quelle

Zwischen dem 2. und 3. Mittelfußknochen vor dem Großzehenballen
- Nährt das Yin
- Ankert den Geist (bei Hysterie, Panik etc.), senkt Exzesse im Kopf
- Bringt Ki nach unten

Ni 3: Der mächtige Wasserlauf | Quellpunkt

Nicht in den ersten 16 Schwangerschaftswochen!
- Zwischen Innenknöchel und Achillesferse
- Öffnet und harmonisiert den Meridian
- Nährt das Yin und das Yang (Moxa)
- Tonisiert die Nieren
- Starker Bezug zum Unteren-Erwärmer, Gebärmutter
- Lokale Wirkung auf den Knöchel
- Distalwirkung zum Unterrücken und Knie

Ni 10: Das Tal der Yin

In der Kniekehle
- Klärt feuchte Hitze
- Reguliert die Flüssigkeiten in den Organen
- Tonisiert das Yin
- Starker Bezug zum Unteren-Erwärmer (Moxa)
- Lokale Wirkung auf das Knie – nährt das Knie

Ni 27: Die Versammlungshalle der Einflussnahme Treffpunkt Ni – Lu

2 cun von der Mittellinie am Unterrand des Schlüsselbeins
- Senkt rebellisches Ki
- Wandelt Schleim um und lindert Husten
- Unterstützt das Ankern der Atmung und das Ergreifen des Ki

18.6 Funktionen

Aufgaben des Meridians
- Die Niere richtet uns auf, körperlich sowie psychisch
- Sie sorgt für die Erdung, dass wir fest auf dem Boden der Realität stehen.
- Sie erwärmt unseren Körper.
- Sie kontrolliert die Einatmung.
- Sie gibt uns Stabilität.

Aufgaben des Funktionskreises
- Die Niere versorgt den Flüssigkeitshaushalt der inneren Organe.
- Sie wärmt den Körper.
- Sie gibt Mut und bildet unsere Lebensbasis.
- Die Nieren mahnen uns aber auch zur Vorsicht, wo es nötig ist.
- Sie sorgt für die Arterhaltung und den Sexualtrieb. Sie macht uns fruchtbar.
- Sie entgiften den Primärharn und leitet den unreinen Anteil an die Blase weiter.
- Sie speichern Angsterlebnisse.
- Die Nieren bewahren unsere pränatalen Substanzen das Jing und das Yuan-Ki. Diese sind für unsere Konstitution verantwortlich.
- Sie bildet das Mark, die Nerven und die Knochen.
- Sie entgiftet die Körperflüssigkeiten.

18.7 Qualität des Meridians

Die Nierenenergie ist der ursprüngliche Anteil unseres Ki. Es wird klar, dass nicht im Tun sondern in der Ruhe die Kraft liegt. Wenn man die Niere begreift, so hat man es direkt mit dem „Selbst“ einer Person zu tun. Sie fühlt sich ruhig und tief an, so als ob man etwas Wesentliches berührt. Hier begreifen wir die Quelle unserer Energie. Das hat sicher auch damit zu tun, dass die energetischen Informationen der letzten sieben Generationen in den Nieren gespeichert werden.

Entsprechend den Aufgaben von Feuer- und Wasser-Niere zeigt sich der Meridian auch manchmal feurig, manchmal kühl. Auffällig hierbei ist, dass der Verlauf des japanischen Herz-Meridians am Oberschenkel dem des chinesischen Nieren-Meridians entspricht.

18.8 Wie er sich anfühlt

Das Ki wirkt tief und ruhig, doch von großer Kraft. Es ist sehr ursprünglich und verbindet mit dem Wesen der Person. Das Nieren-Ki macht nicht viel Aufhebens. Es bewegt sich ruhig, kräftig und stetig. Bei Nieren-Behandlungen habe ich den Eindruck, mit dem Innersten der Klientinnen in Kontakt zu kommen. Sie fühlt sich wie das große Urmeer an – warm, ruhig und sicher. Bei der Behandlung begreift man das Wesen der Klientinnen und kann sie an ihrer Wurzel erreichen. Das setzt Vertrauen voraus, gibt der Praktikerin aber die Möglichkeit, bis in die innerste Schicht vorzudringen. Nieren-Ki beschränkt sich auf das Wesentliche. Es braucht Ruhe und Sicherheit, um sich zu entfalten.

18.9 Meridian-Kommunikation

Wie es seinem Wesen entspricht, möchte der Nieren-Meridian ruhig und mit Ernsthaftigkeit wahrgenommen werden. Störungen jeder Art mag die Niere gar nicht. Sie verlangt vollste Konzentration. Dadurch werden auch Unsicherheiten vermieden, mit denen die Niere auch nicht besonders gut umgehen kann.

Sicherheit ist eines der wichtigsten Dinge bei der Nieren-Meridian-Behandlung. Das Nieren-Ki kämpft ohnehin oft mit Unsicherheit und Angst. Deshalb kann sie das beim Behandeln gar nicht brauchen.

Vermittle Sicherheit und die Niere wird sich dir öffnen.

18.10 Indikation

- Alle Probleme im Urogenitaltrakt indizieren eine Behandlung des Nieren-Meridians.
- Auch Angstmuster oder Übermut kann man so behandeln. So sollte man auch bei Panik-Attacken oder nach traumatischen Erfahrungen den Nieren-Meridian behandeln.
- Auch wenn jemandem ständig zu heiß oder zu kalt ist, ist das ein Fall für den Nieren-Meridian. Das Nieren-Yang erzeugt die Wärme und sein Mangel lässt uns frieren. Das Nieren-Yin kühlt uns ab und sein Mangel lässt uns heiß werden.
- Mangelnde innere Aufrichtung (beachte den Meridianverlauf am Oberkörper) und Unterrückenproblem gehören auch zum Nieren-Ki.
- Auch Jing-Probleme werden über den Nieren-Meridian behandelt.
- Genauso hilft die Behandlung bei Störungen im Hormonsystem.
- Weiters hilft die Behandlung bei Unregelmäßigkeiten der Knochenbildung oder auch des Wachstums. Deshalb ist auch eine Behandlung bei jungen Frauen in der Pubertät besonders angezeigt, vor allem, wenn es in der Familie Fälle von Skoliose gibt.
- Bei Schwäche der Lebensbasis, auch nach schweren Erkrankungen oder Traumata, ist es klug, den Nieren-Meridian zu behandeln.

18.11 Form der Behandlung

Der Nieren-Meridian verabscheut Unruhe und Hektik. Er möchte ruhige, zielgerichtete Griffe, die ohne Angst vor Fehlgriffen ausgeführt werden. Ruhe und Tiefe ist die beste Technik, ihn zu erreichen und auch, ihn zu stärken. Sicherheit ist ein unbedingtes Muss bei der Nieren-Behandlung. Die Niere will sich sicher fühlen. Nur so kann sie sich wohlfühlen und sich hingeben.

Vor allem bei Mangel an Nieren-Ki ist eine Unsichere Behandlung sehr beunruhigend und verspannt die Klientinnen. Ruhe und Vertrauen ist die Grundlage für eine gute Nieren-Meridian-Behandlung.

18.12 Wirkung der Meridian-Behandlung

Mit der Nieren-Meridian-Behandlung tritt man mit dem Menschen sehr direkt in Kontakt und berührt seine innersten Schichten. Es ist so, wie etwas auf Herz und Nieren zu prüfen.

Die Behandlung ist entspannend und macht oft müde.

Sie gibt Sicherheit und Mut, lässt den Boden unter den Füßen fest und sicher sein. Manchmal kommt es während der Behandlung zu „flashbacks“ aus der Kindheit und Jugend, da alte Erinnerungen und Traumata in der Niere gespeichert werden und durch die Behandlung an die Oberfläche gespült werden.

Oft fühlt sich die Klientin geraume Zeit nach der Behandlung etwas aus der Bahn geworfen, da er sie manche Dinge unter neuen Aspekten sieht.

Die Behandlung bringt uns auf den Boden der Realität und lässt uns erkennen, was nur Einbildung ist.

Sie bringt auch den Geist zur Ruhe und lässt uns dadurch besser einschlafen.

Die Behandlung vermindert auch massive Hitze- oder Kälteempfindungen, auch in den Wechseljahren.

Manchmal kann sie auch bei Unfruchtbarkeit oder Zeugungsunfähigkeit Besserung bringen.

19. Blasen-Meridian (Abb. 185/186) – Pang Guang Mai, Yang-Meridian

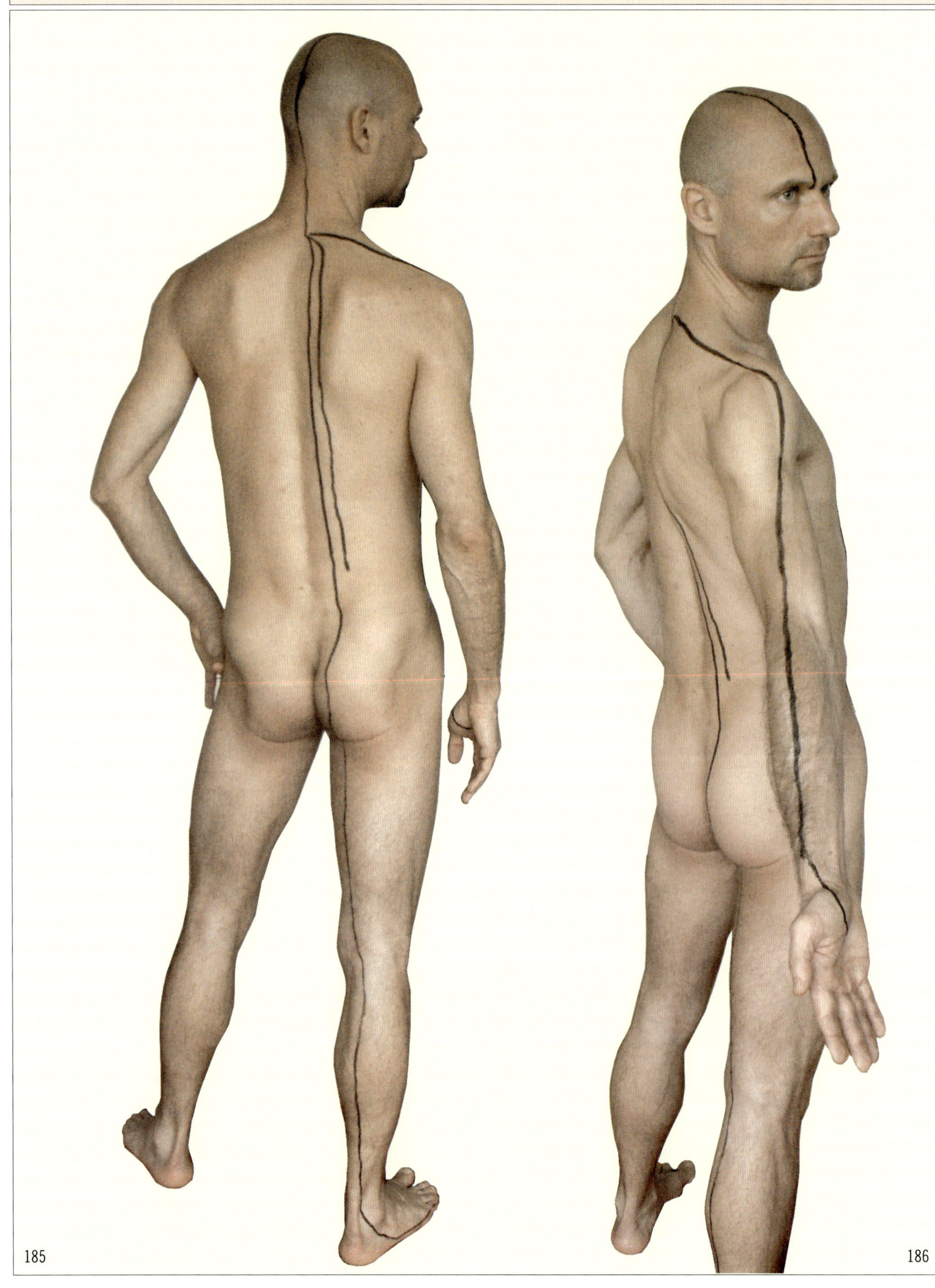

185 186

19.1 Verlauf

Verlauf am Kopf und Rücken (Abb. 187–189)

- Ursprung an der Nasenwurzel direkt neben dem medialen Augenwinkel
- 1 cun auseinanderliegend, parallel der Mittellinie über den Schädel, wo sie sich am höchsten Punkt treffen [Du Mai 20] und dann wieder auseinanderlaufen
- über den Hals am Kapuzenmuskel (M. Trapezius) bis zum 7. Halswirbel (Vertebra prominens), wo die Äste wieder zusammentreffen
- dort Aufteilung in einen inneren (medialen), 1½ cun von der Mitte und äußeren Ast (lateralen), 2½ cun von der Mitte
- beide verlaufen über den Kapuzenmuskel (M. trapezius), den Rückenstrecker (M. latissimus dorsi und der tieferen Muskelschicht, dem M. errector spinae)

1. lateraler Ast

- Verläuft ca. 2½ cun entfernt parallel der Mittellinie bis zum Hüftbein (Crista illiaca), in Höhe des Gelenks zwischen Hüft- und Kreuzbein (Iliosacralgelenks) und setzt sich dann in den Nieren-Meridian fort

2. medialer Ast

- Verläuft 1½ cun von der Mittellinie bis zum Kreuzbein (Os sacrum)

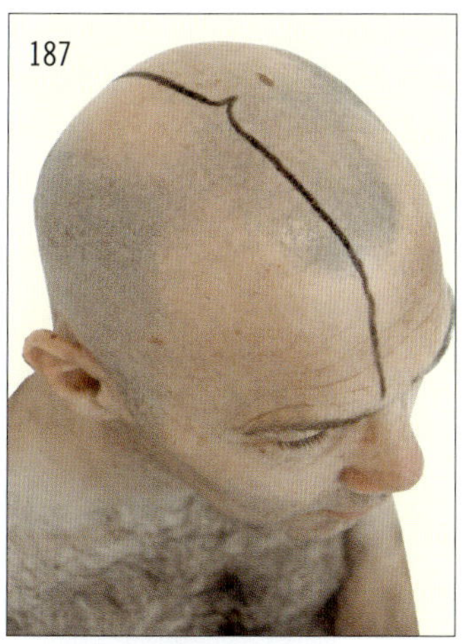
187

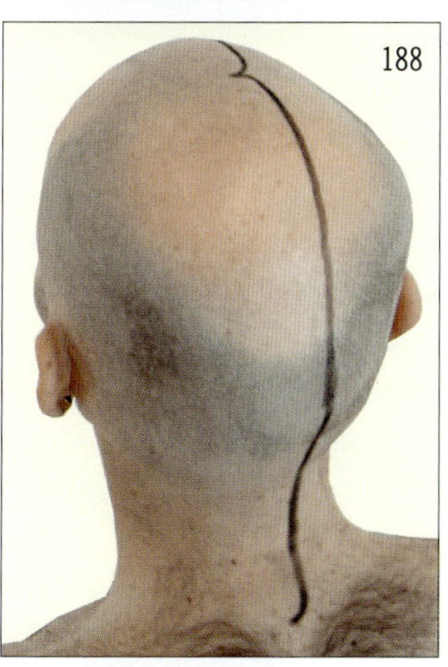
188

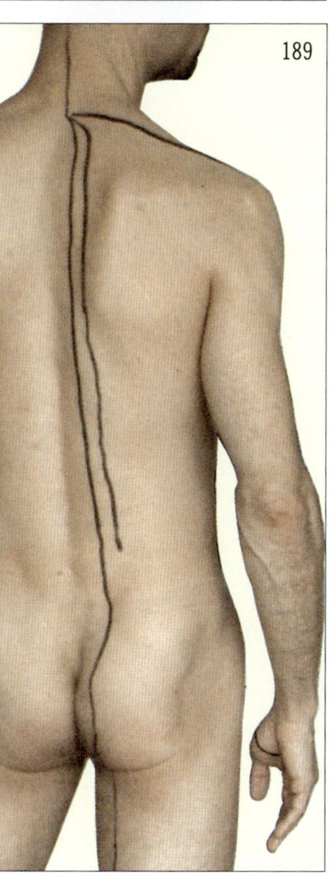
189

Verlauf an Gesäß und Bein (Abb. 190)

- Vom Rand des Kreuzbeins geht er nach innen ½ cun von der Mittellinie übers Kreuz und Steißbein, dann über den großen Gesäßmuskel (M. gluteus maximus)
- ½ cun medial der Mitte über den Beinbeuger (M. biceps femoris) zur Kniekehle
- am lateralen Rand des inneren Anteils des Zwillingswadenmuskels (medialer Anteil des M.gastrocgnemius)
- zwischen der Achillessehne (Tendo calcaneus) und dem Knöchel
- über den Fersenbeinhöcker (Tuber calcanei)
- nach oben vorne bis unter den Außenknöchel
- nach unten - außen (lateral) entlang des 5. Mittelfußknochens (Os metatarsale fünf) zum äußeren (lateralen) Rand der kleinen Zehe

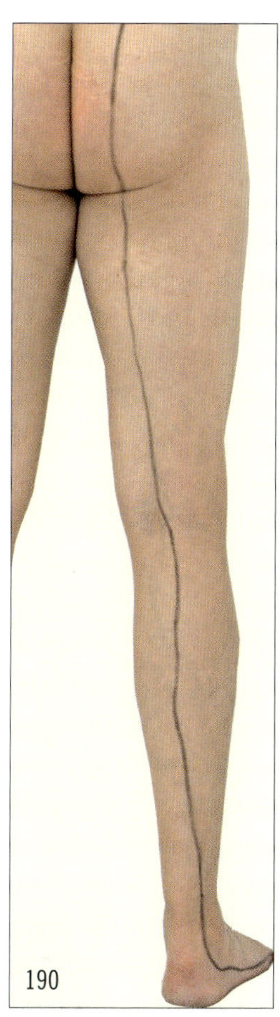
190

Verlauf am Oberkörper, Arm und Hand (Abb. 191)

- Vom Zwischenraum des 2. und 3. Mittelhandknochens (Metacarpale 2 und 3) bogig über den Daumenballen zum Handgelenk
- entlang der Speiche (Radius)
- zum Oberarm (Humerus)
- über den Delta-Muskel (M. deltoideus)

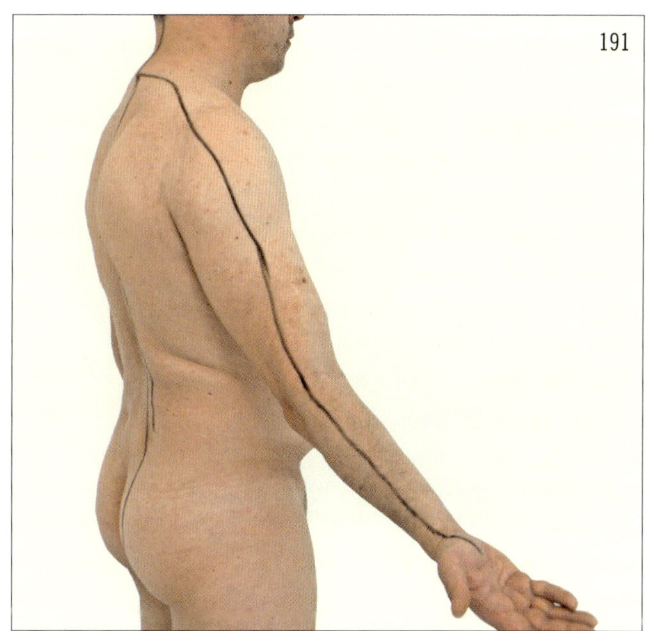
191

- über den kleinen Muskelansatzhöcker vorne am Oberarmknochen (Tuberculum minus humeri)
- über das Schlüsselbein und die Schulterhöhe [1 cun vor Dickdarm 13]– zum 7. Halswirbel

Der Blasen-Meridian liegt näher an der Oberfläche und stellt damit eine Verbindung zwischen der Wandlungsphase Wasser und der Umwelt her. Auch seine Beziehung zu unseren Vorfahren und der Schutz nach hinten kommt dadurch zum Ausdruck.

19.2 Behandlungsposition

Abgesehen von Kopf und Nacken kann der Blasen-Meridian gut in Bauchlage behandelt werden (Abb. 193–197). Es empfiehlt sich jedoch, da es durch das lange „am Bauch Liegen" möglicherweise zu Nackenverspannungen kommen kann, zum Abschluss eine Nacken-Behandlung zu machen.

Der Kopf kann gut in Rückenlage behandelt werden (Abb. 192).

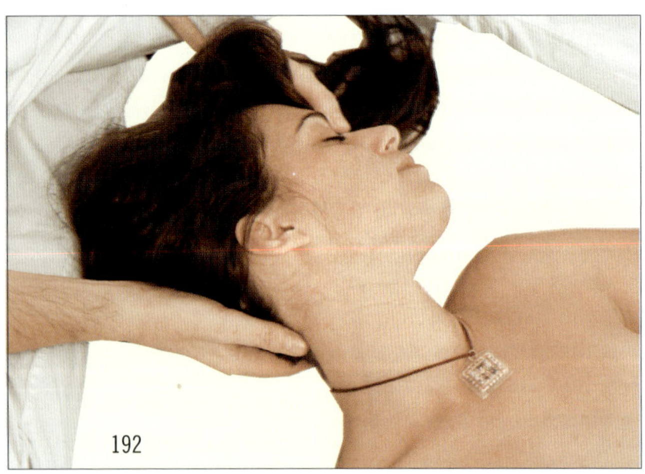
192

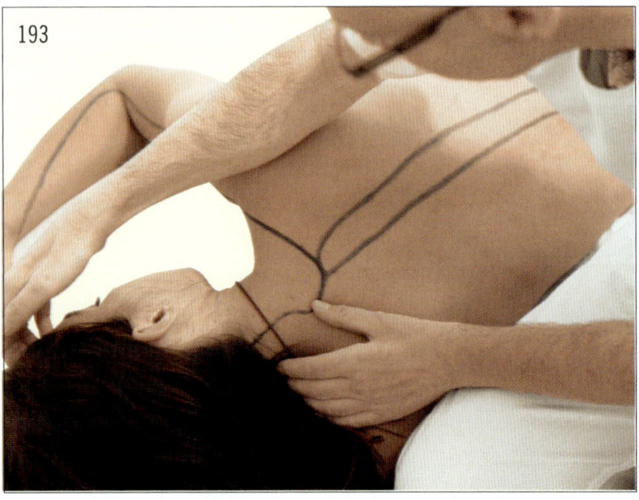
193

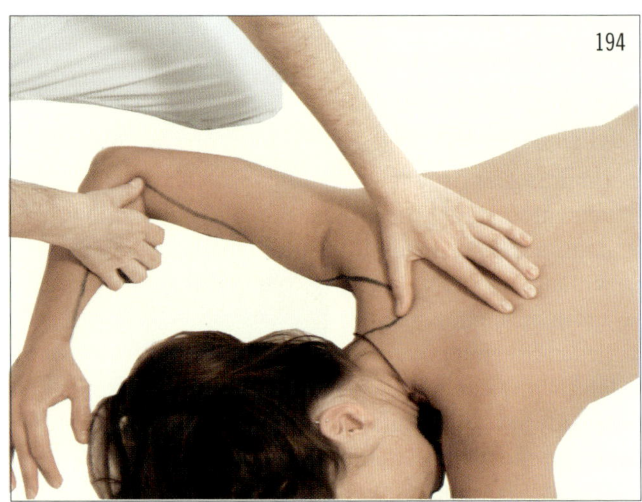
194

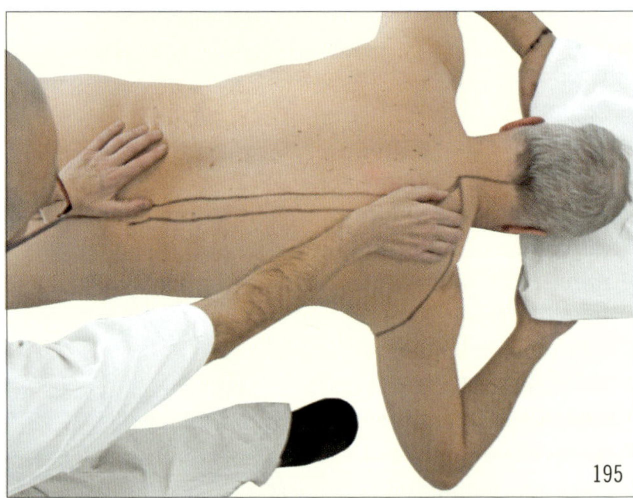
195

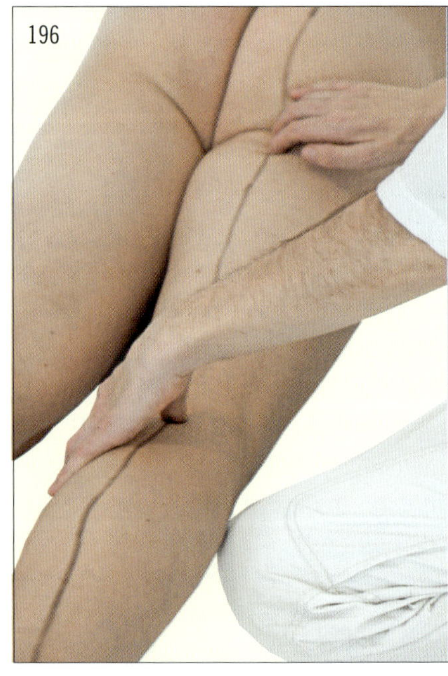
196

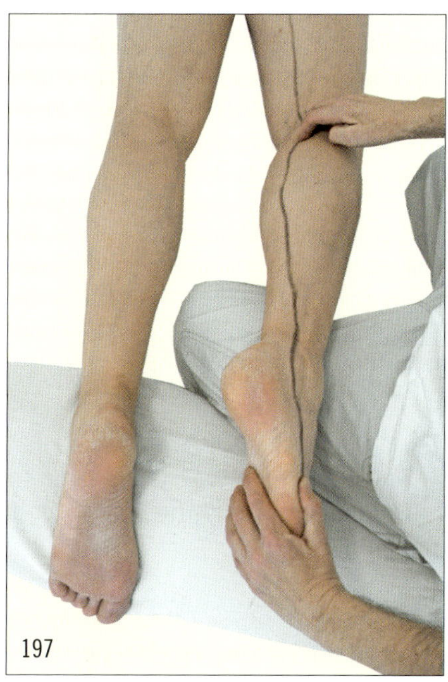
197

19.3 Alternative Positionen

Der Blasen-Meridian lässt sich auch leicht in Seitenlage behandeln (Abb. 198–202). Das ist gut bei Klientinnen, die nicht so lange am Bauch liegen können, oder starke Unterrücken-Probleme haben.

Der Arm lässt sich auch gut in Rückenlage behandeln (Abb. 203), genau wie das Bein (Abb. 204).

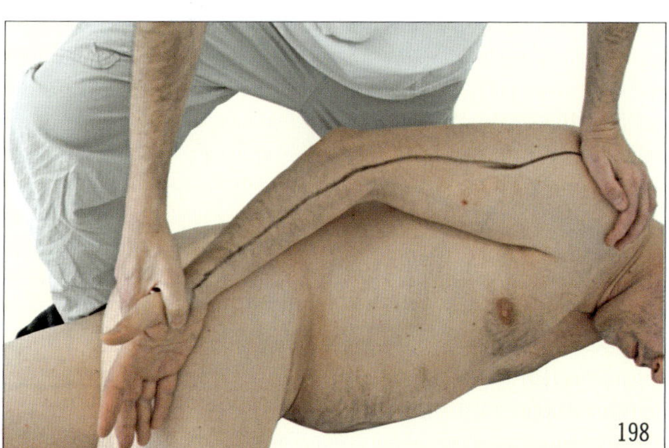
198

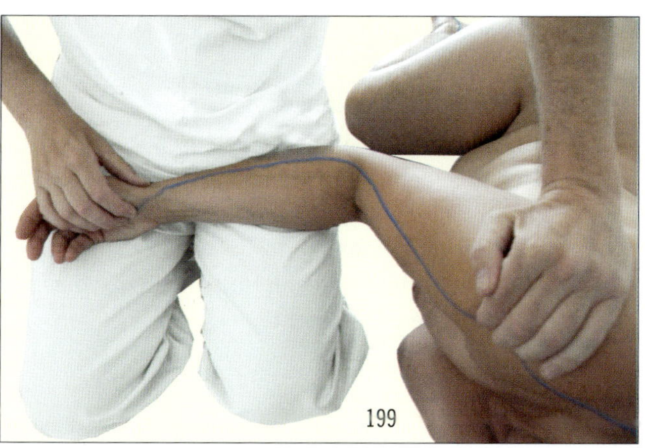
199

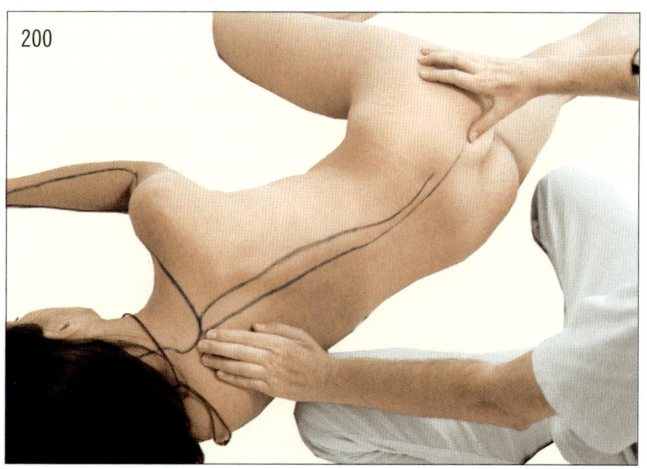
200

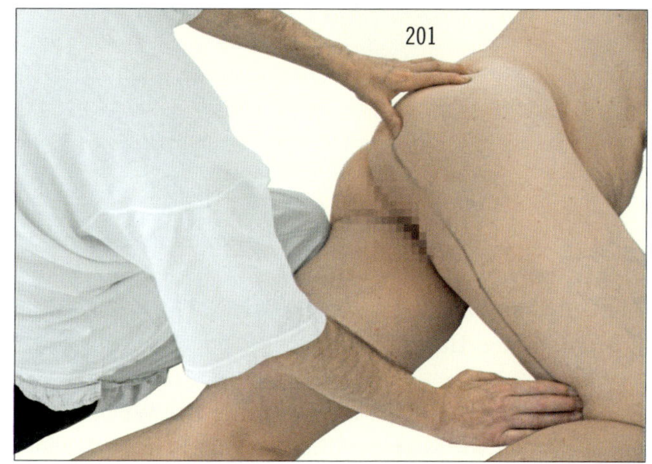
201

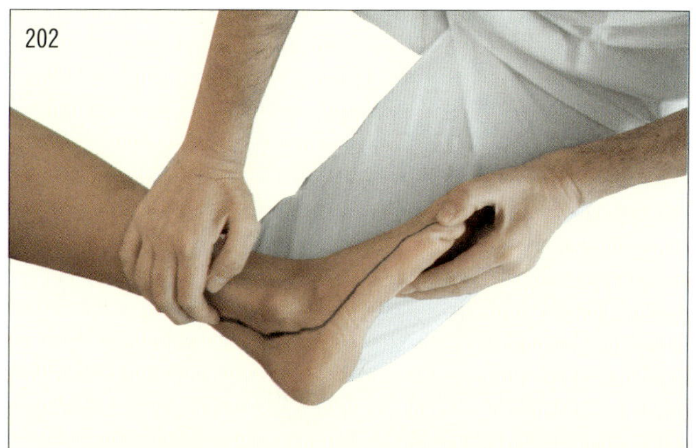
202

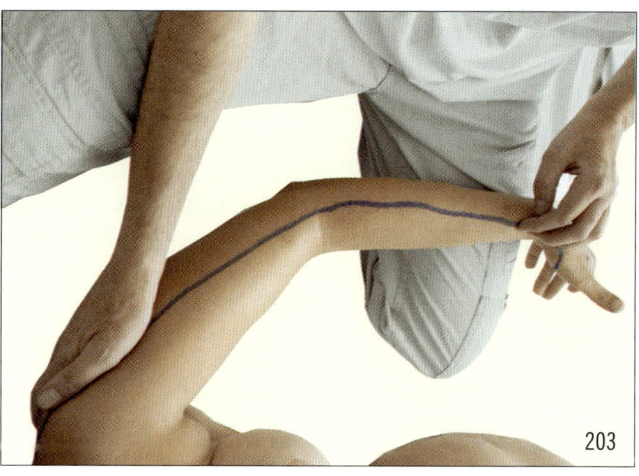
203

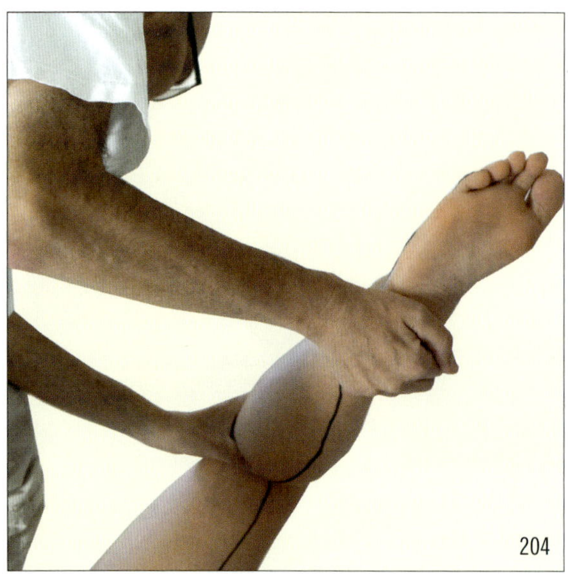
204

19.4 Zonen

Hara-Zone: U-förmig über dem Oberrand des Hüft- und Schambeins
Rücken-Zone: Am Kreuzbein
Gesichts-Zone: Haaransatz

Das Blasen-Ki zeigt sich auch entlang der Wirbelsäule. Ebenso sehen wir es an der Rückseite der Beine, vor allem der Waden.

19.5 Tsubos

Bl 1: Das Helle des Auges

Neben den inneren Augenwinkeln
- Vertreibt Wind
- Klärt Hitze
- Befeuchtet die Augen

Bl 2: Der zusammengelegte Bambus

Am Unterrand des Stirnbeins
- Vertreibt Wind und Hitze
- Stärkt die Augen
- Mit Bl 10 gut bei Unterrückensteifigkeit
- Gut bei Bl Kopfschmerz

Bl 10: Die Säule des Himmels

Am Hinterhauptrand 1 cun von der Mittellinie
- Reguliert Ki
- Beruhigt Wind und Geist
- Öffnet den Kopf, den Geist und die Augen
- Starker Bezug zum Unterrücken v. a. in Kombination mit Bl 2

Bl 40: Die Mitte des Stausees

In der Kniekehle medial der Bizepssehne
- Aktiviert den Meridian
- Harmonisiert den 3E
- Nährend für das Knie
- Leitet Feuchtigkeit und Hitze aus (bei Blasenentzündung Moxa)
- Distalwirkung Unterrücken und Unterer-Erwärmer

Bl 57: Die Säule des Fleisches

In der Mitte der Wade
- Bewegt Ki
- Gut bei Wadenkrämpfen
- Bewegt das Blut (bei Hämorrhoiden, Krämpfen)
- Entspannung der Sehnen

Bl 60: Olympus

Zwischen Außenknöchel und Achillessehne
- Aktiviert den gesamten Meridian
- Klärt Hitze und senkt Yang
- Beruhigt Wind und Exzesse
- Fernwirkung zum Nacken, Kopf und Unterrücken
- Lokale Wirkung auf den Knöchel

Bl 64: Der Pyramidenknochen | Quellpunkt

Außen zwischen Schaft und Basis des 5. Mittelfußknochens
- Öffnet und harmonisiert den Meridian
- Gleicht Unterschiede im Meridianverlauf aus

19.6 Funktion

Aufgaben des Meridians
- Die Blase liefert Antrieb.
- Sie hebt unseren Blick auf die Welt.
- Sie sorgt für den Fluss der Tränen.
- Sie stabilisiert unsere Wirbelsäule.
- Sie verbindet Kopf mit Füßen.
- Die Blase stellt über die Shu-Punkte eine Verbindung mit den Organen her.
- Sie unterstützt den emotionalen Aspekt der Funktionskreise im äußeren Rückenverlauf.

Aufgaben des Funktionskreises
- Sie steht für Interesse an der Umwelt.
- Die Blase scheidet unreine Flüssigkeit aus, die sie von den Nieren bekommt.
- Sie produziert die Tränen.
- Sie steht für das, was uns von hinten stützt – die Familie und unsere Geschichte.

19.7 Qualität des Meridians

Die Qualität des Blasen-Meridians ist, ähnlich der des Magen-Meridians, stark nach unten gerichtet und ausleitend. Auch die Blase ist ein Ausscheidungsorgan, das den Körper von Giftstoffen befreit.

Dazu hält der Meridian die Wirbelsäule gerade und uns damit aufrecht.

Die Energie ist in etwa so, als würde man von hinten gestützt und gehalten werde. Die hinter uns Stehenden sind unsere Familienmitglieder. Sie unterstützen uns und geben Sicherheit. Damit braucht der Blasen-Meridian Vertrauen und Unterstützung von den Menschen, die ihm vertraut sind.

Mit Unterstützung des Nieren-Meridians entwickelt er Interesse und Wollen am Leben.

19.8 Wie er sich anfühlt

Wie in einem großen Abflussstrang rauscht das Ki im Meridian nach unten. Er hat etwas Schweres, fast Schwerfälliges, aber auch Beständiges. Der Blasen-Meridian ist ein breiter Strom, der langsam aber beständig vorankommt - unbeirrbar und sicher.

Im Rückenbereich ist es schwer, die Qualität der Blase zu spüren, da die Back-Shu-Punkte auch die Energien aller anderen Organe mit einbringen. Aber auch die Integration aller Organ-Energien gehört zu Qualität der Blase.

Entlang der Wirbelsäule kann der Ki-Zustand des Blasen-Meridians sehr unterschiedlich sein, da er stark von den Back-Shu-Punkten beeinflusst wird und damit direkt auf den Zustand des Blasen-Meridians wirkt.

19.9 Meridian-Kommunikation

Der Blasen-Meridian braucht Verlässlichkeit auch in der Berührung. Er ist darauf angewiesen, dass die Behandlerin hinter ihm und hinter der Behandlung steht und damit Sicherheit gibt. Ruhe und Beständigkeit mag der Blasen-Funktionskreis. Dadurch fühlt er sich angesprochen und öffnet sich.

19.10 Indikation

- Bei Ki-Ansammlungen im Kopf und den Nacken hinauf hilft eine Blasen-Meridian-Behandlung.
- Auch bei Rückenproblemen und schlechter Ki-Verteilung entlang der Wirbelsäule kann sie Besserung bringen.
- Wenn der Antrieb fehlt, kann das ein Blasenproblem sein.
- Die Bereiche um die Back-Shu-Punkte beeinflussen direkt die Organe, im äußeren Verlauf auch die dazugehörigen Emotionen. So kann man mit Hilfe dieser speziellen Tsubos gewisse Aufgaben aller Funktionskreise behandeln, wenn sie auf Organebene sind.
- Auch bei Problemen im Umgang mit der Herkunftsfamilie empfiehlt sich eine Blasen-Meridian-Behandlung.

19.11 Form der Behandlung

Im Gegensatz zum Nieren-Ki braucht die Blase nicht diese Sicherheit, auch wenn etwas Rückhalt der Behandlung sehr gut tut. Dem Blasen-Meridian reicht das Gefühl, unterstützt zu werden und Rückendeckung zu bekommen. Über die Funktion der Shu-Punkte hat er enge Verbindung zum Dreifacherwärmer. Wissend, dass alle Organe mehr oder weniger von ihm abhängen, fühlt er sich sehr gestärkt und ist es auch. So sollte auch die Behandlung sein, stark und gerichtet mit einem klaren Auftrag, der den Blasen-Meridian unterstützt, während er die Arbeit erledigt.

Vor allem im Bereich der Wirbelsäule bei den Shu-Punkten ist der Blasen-Funktionskreis nicht so leicht wahrzunehmen, da sich seine Qualität mit jener, der doch sehr dominanten Punkte mischt.

19.12 Wirkung der Meridian-Behandlung

Wirkt entspannend und leitet Schmerzen im Kopfbereich ab. Die Klientinnen schlafen oft während der Behandlung ein, da das Ki vom Kopf (Shen) zu den Füßen (Nieren-Yin) geht. Nach der Blasen-Meridian-Behandlung fühlen sich die Klientinnen oft müde und sehr entspannt.

Die Behandlung entspannt den Rücken und richtet ihn auf.

Blasen-Meridian-Behandlungen lassen die Klientinnen oft die Nähe der Familie wahrnehmen, oder auch das Fehlen dieser Nähe.

Auch die Verbindung von Innen und Außen gehört zur Qualität des Blasen-Meridians, da ja die Back-Shu-Punkte eine direkte Verbindung zu den Zang-Fu sind.

Er liefert uns den Antrieb, uns den Problemen des Lebens zu stellen und neue Projekte anzugehen.

Weiters hilft die Behandlung bei allen Blasenproblemen.

Auch bei zu trockenen Augen kann die Behandlung den Tränenfluss verbessern. Hier empfiehlt sich eine Kombination mit der Behandlung des Dünndarm-Meridians.

20. Meridiane bei Kindern

Bei Kindern bis zum 5. Lebensjahr machen Behandlungen ohnehin nur dann wirklich Sinn, wenn auch die Eltern behandelt werden. Ausgehend von der Idee, dass ein energetisches Muster sieben Jahre braucht, um Symptome zu bilden, können Kinder noch keine eigenen Muster soweit ausgeprägt haben, dass sie Symptome entwickeln. Also werden sie stark von den Mustern der Eltern geprägt und sollten sie bereits Symptome eines Musters aufweisen, sind es die Muster der Eltern, die sich hier manifestieren. Daraus folgt, dass die Muster der Erwachsenen sich verändern müssen, bevor sich die Symptome der Kinder verbessern können.

In den ersten Lebensjahren entwickeln sich erst einmal die Funktionskreise. Mit dieser Entwicklung gehen auch die Ausprägungen der Meridiane einher.

Zeitgleich mit dem Knochenwachstum entwickeln sich auch die Funktionskreise. Die frühkindliche Entwicklung der FK wird nachfolgend kurz angeführt. Diese werden verdeutlichen, warum in der chinesischen Medizin krankhafte Züge in den einzelnen Phasen nicht als Krankheiten behandelt, sondern als „Krisen" angesehen werden. Tuina-Techniken helfen, diese „Krisen" zu erleichtern und zu beschleunigen.

1. *Wachstumszyklus – FK Niere: In dieser Phase bildet das Kind das Erinnerungsvermögen aus.*
2. *Wachstumszyklus – FK Blase: In der Phase entwickelt sich der FK Blase weiter. Damit einhergehend treten bei vielen Kindern Störungen im Bereich der Ohren und ein Kältegefühl im Bereich der Lendenwirbelsäule auf.*
3. *Wachstumszyklus – FK Herz: Sich freuen und Lachen gehen in dieser Phase einher mit der Entwicklung der Funktionen des FK Herz.*
4. *Wachstumszyklus – FK Dünndarm: In dieser Phase schwitzen Kinder viel und zeigen häufig Angst- und Schreckreaktionen.*
5. *Wachstumszyklus – FK Leber: Der FK Leber entwickelt sich weiter. In dieser Zeit weinen Kinder häufig, da Gefühlsregungen wie Trauer und Kummer auftreten.*
6. *Wachstumszyklus – FK Gallenblase: Einhergehend mit der Weiterentwicklung des FK Gallenblase treten oft Störungen im Bereich der Augen sowie Gesichtsrötungen auf.*
7. *Wachstumszyklus – FK Lunge: Es äußern sich stimmliche Veränderungen beim Kind.*
8. *Wachstumszyklus – FK Dickdarm: Veränderungen im FK Dickdarm, die sich in Hautreaktionen und Schweiß manifestieren.*
9. *Wachstumszyklus – FK Milz: In dieser Phase wird die Wissens- und Denkfähigkeit des Kindes weiterentwickelt.*
10. *Wachstumszyklus – FK Magen: Mit Entwicklung des FK Magen treten bei Kindern häufig Appetitlosigkeit, Schmerzen im Abdomen, Übelkeit und Erbrechen auf.*
11. *Nach den 10 Wachstumszyklen: Es bricht der erste Backenzahn durch und das Kind lernt allmählich zu sprechen. Häufig werden Kinder in dieser Phase launisch.*

(Aus einer Hausarbeit für das Shen Men Institut von Beate Werning nach Han Chaling)

Nach Abschluss dieser Entwicklung sind die Meridiane noch nicht ganz ausgeformt und ändern sich oft noch im Verlauf und auch in ihrer Ausprägung. Das kann bis zum Ende der Pubertät dauern. Dennoch ist es möglich, Meridiane bei sehr jungen Menschen zu finden und zu behandeln. Man darf sich aber keinesfalls auf die Karten verlassen, sondern muss ganz genau die Verläufe verfolgen und suchen.

Diese Klientin ist 5 Jahre alt und ihre Meridiane sind noch nicht alle an ihrer Position. Dies sieht man schön am Dünndarm-Meridian (Abb. 206), Nieren-Meridian (Abb. 207) und Milz-Meridian (Abb. 205).

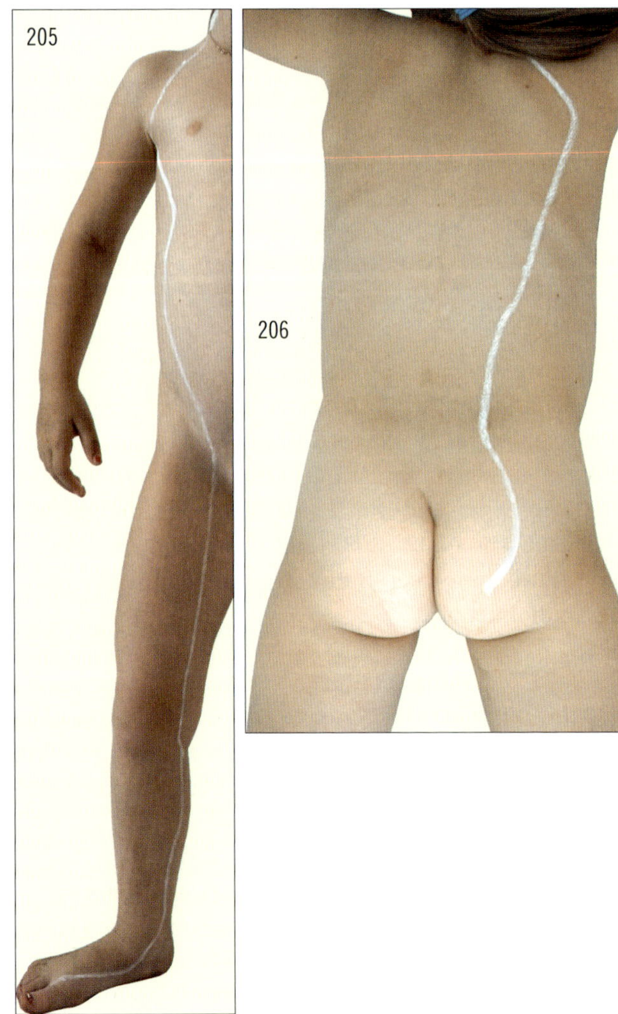
205
206

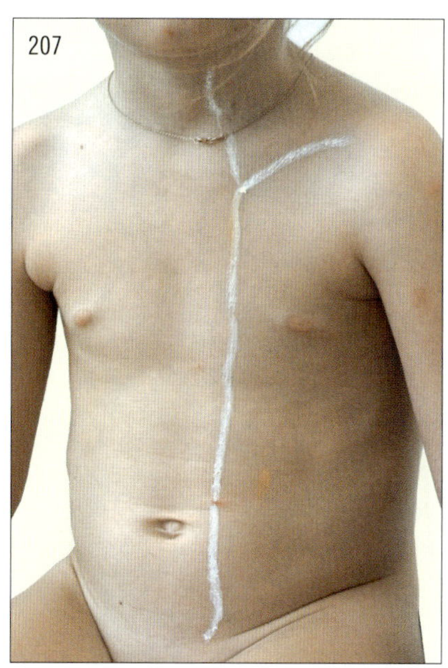
207

21. Sonderfälle

In speziellen Fällen ändert sich der Meridianverlauf aufgrund von äußeren Einflüssen, oder auch wegen innerer Prozesse, die den Verlauf von Meridianen wesentlich beeinflussen.

► Tätowierungen
Sie wirken sich besonders auf Meridiane aus, die direkt in oder unter der Haut liegen. Sie beeinträchtigen auch das Wei-Ki, das unsere äußere Hülle vor externen patogenen Faktoren schützt. Oft ist die Haut bei großflächigen Tätowierungen merkbar kühler. Bei manchen Klientinnen ist die Behinderung der Meridiane auch von der verwendeten Farbe abhängig. Meridiane, die nahe an der Oberfläche in der Haut liegen, sind besonders stark von Tätowierungen betroffen und weichen entweder zur Seite oder nach innen aus. Damit ist es ihnen oft nicht mehr ordentlich möglich, ihre Aufgabe zu erfüllen.

► Narben
Unabhängig davon, ob eine Narbe durch eine Verletzung oder durch eine OP entstanden ist, durchschneidet sie mit dem Gewebe auch den Meridian. Das führt zu Blockaden oder zwingt den Meridian, einen Umweg zu gehen. Manchmal verschwindet diese Einschränkung von ganz alleine, manchmal jedoch bleibt sie bestehen. Auch Knoten und Verhärtungen, genauso wie Verklebungen können die Folge der energetischen Blockade im Verlauf der Narbe sein. Das lässt sich ganz gut mit Narbenentstörungen lösen. Es kann jedoch einige Zeit dauern, bis der Meridian wieder annähernd seinen ursprünglichen Verlauf findet.

► Amputationen
Bei Amputationen von Gliedmaßen bleibt die energetische Information trotz fehlender Materie erhalten. Genauso bleibt auch bei einem fehlenden Organ die Energie bestehen. Ist nur ein Teil des Gewebes entfernt worden, so suchen sich die Meridiane einen neuen Weg, um das weiter entfernt liegende Gewebe so gut wie möglich zu versorgen. Wenn es nur darum geht, den amputierten Bereich zu überwinden, passiert das meist über den direkten Weg.

► Schwerwiegende Erkrankungen
Sowohl somatische, psychische oder energetische Störungen führen dazu, dass Meridiane ihren Verlauf verändern. Sei es, um das Ki dorthin zu transportieren, wo es gerade dringend gebraucht wird, oder weil die Energiebahn im Verlauf blockiert oder überlastet ist. Man könnte es mit verstopften Blutgefäßen vergleichen, wo der Körper mittels anderer neugebildeter Gefäße die Versorgung aufrechterhält. Je länger die Erkrankung dauert, desto umfassender werden die Auswirkungen auf die Meridiane.

► Pathologische Anomalien
Anomalien werden durch Veränderungen im energetischen Muster hervorgerufen. Erst die Anomalie im Muster bedingt die Anomalie im Körper. Energetische Muster brauchen eben einige Zeit, bis sie tatsächlich somatische oder psychische Symptome bilden. Das kann durchaus auch mit einer Anomalie der Meridianverläufe einhergehen.

► Schwangerschaft
In dem Bemühen, den Fötus bestmöglich zu schützen und zu nähren, weichen einige Meridiane von ihren ursprünglichen Bahnen ab, um diesen geänderten Vorgaben Rechnung zu tragen.

Dazu kommt natürlich auch, dass das Gewebe im Bauchbereich außerordentlich gedehnt wird und sich damit die oberflächlich liegenden Meridiane verschieben.

► Sonstiges
Manchmal verändern Meridiane auch ihre Bahn, ohne dass äußere Einflüsse das nötig machen. Das kann sein, da der ursprüngliche Verlauf überlastet ist, dass sich irgendwo eine energetische Stagnation befindet oder weil es für die Energie aus nicht offensichtlichen Gründen nötig ist.

► Piercings
Bei Piercings ist weniger das Problem, dass sich die Meridiane ändern, sondern dass ein Dauerreiz, ähnlich einer Dauerakupunktur, entsteht. Es stellt sich also die Frage, ob es Sinn macht, genau diesen Punkt zu tonisieren und welche Folgen das hat. Deshalb ist es unbedingt im Vorfeld mit einer Akupunkteurin abzuklären. Erst nach eingehender Befundung kann man an manchen Punkten Nadeln dauerhaft setzen, ohne bleibende Schäden zu verursachen.

Vor allem bei diesen Besonderheiten ist es enorm wichtig, die Meridiane blind zu erkennen und zu finden, da es sonst nicht möglich ist, ihrem Verlauf zu folgen und sie zu behandeln. Die Behandlung der Meridiane macht nur Sinn, wenn das zugrunde liegende Muster behandelt wird.

21.1 Tätowierungen

Jede Art der Tätowierung ist eine Verletzung unserer äußeren feststofflichen Ki-Form. Auch wenn viele tätowierte Menschen das Gefühl haben, dass ihnen die Zeichen auf der Haut mehr Sicherheit und Schutz bieten, sind sie doch eine Verletzung, die es externen patogenen Faktoren erleichtert, in uns einzudringen. Es wird dadurch sehr viel mehr Ki für den äußeren Schutz, das Wei-Ki benötigt. Das führt oft dazu, dass Menschen, die tätowiert sind, leicht frieren. Die Meridiane, die unsere Haut mit Ki und damit auch mit Wärme versorgen sollen, sind durch das Tattoo behindert.

Die feinen Nadeln, die die Tinte unter die obere Hautschicht einbringen, stellen auch Verletzungen der nah unter der Haut liegenden Meridiane dar. Dadurch wird der Ki-Strom behindert, wenn nicht gar blockiert. Die Meridiane müssen sich dann eine Ausweichroute suchen und manchmal sogar in die Tiefe abwandern, um einen Ki-Fluss aufrecht zu erhalten.

Auch kleinere Tätowierungen, wie bei diesen Klientinnen, können Veränderungen im Meridianverlauf bewirken. Der Blasen-Meridian liegt am ganzen Rücken deutlich weiter außen (Abb. 208/209). Die Shu-Punkte sind jedoch an ihrem angestammten Platz. Das lässt vermuten, dass sie etwas tiefer liegen als die Meridiane. Die Auswirkungen sind natürlich deutlich geringer als bei großflächigen Tattoos.

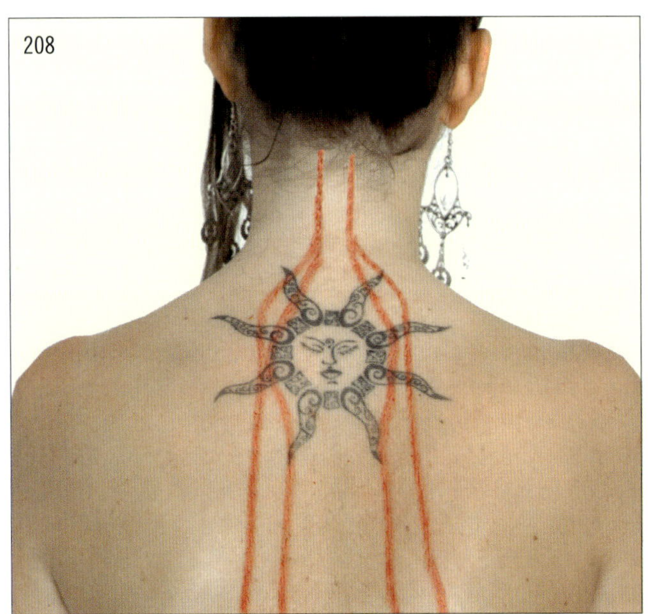
208

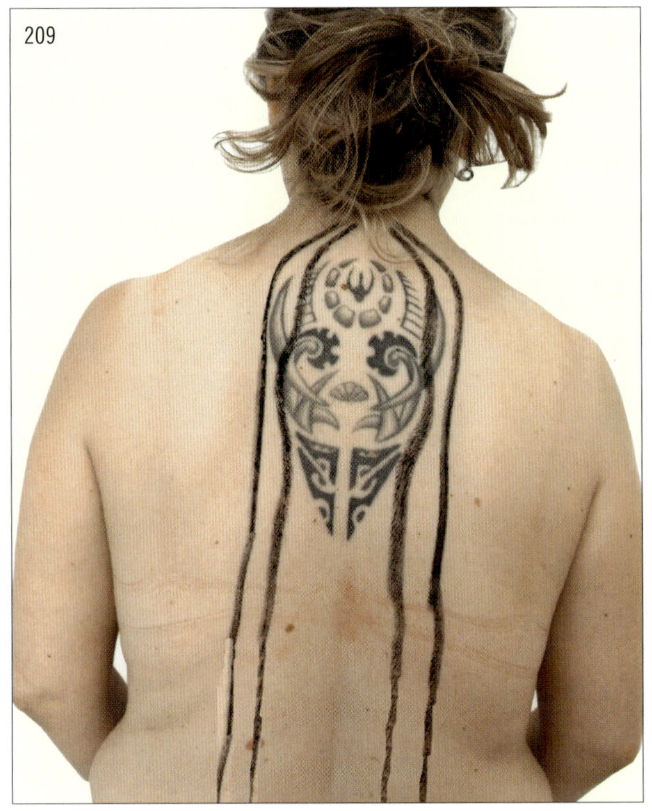
209

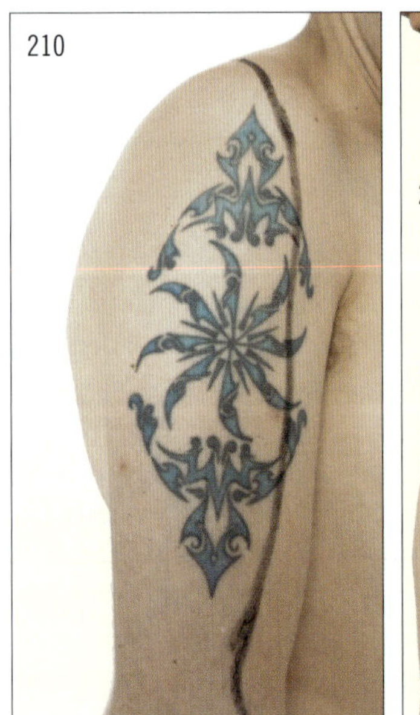
210

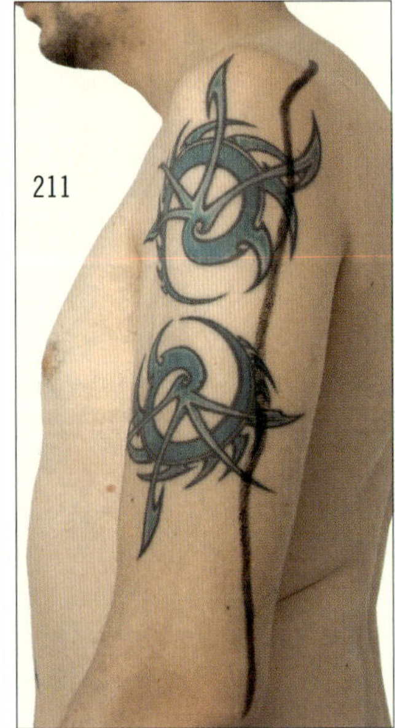
211

Auch diese Tätowierungen führten, wie wir sehen zu Meridianverschiebungen.

- Der Dünndarm-Meridian folgt quasi der Kontur der Tätowierung (Abb. 211).
- Der Dickdarm-Meridian weicht deutlich ab.
  Er schneidet die Tätowierung an der schwächsten Stelle (Abb. 210).
- Der Nieren-Meridian geht nach innen in den Körper und der weicht Magen-Meridian aus (Abb. 212).

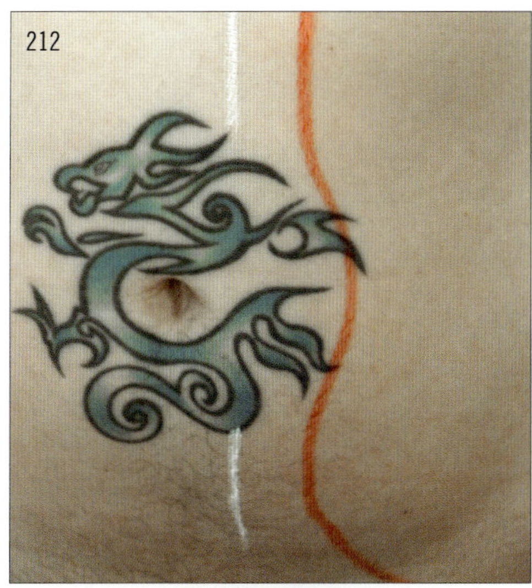
212

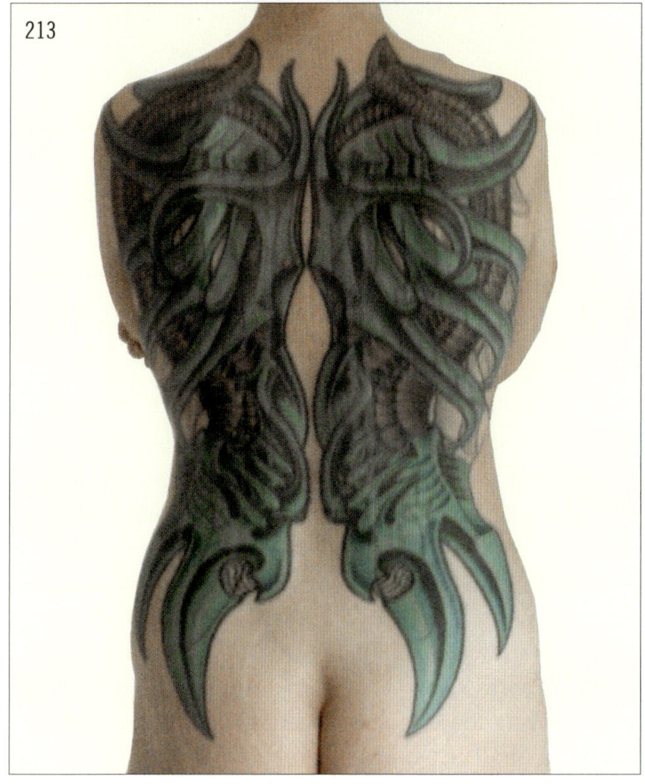
213

Wir sehen also, dass Tätowierungen die Meridiane veranlassen, ihren Verlauf zu ändern, mit mehr oder weniger gravierenden Folgen. Das hat natürlich auch mit Stichtiefe und tätowierter Fläche zu tun. Während kleine Motive meist nur zu geringfügigen Veränderungen der Meridiane führen, stellen großflächige unser Ki vor fast unlösbare Aufgaben.

Auch die Behandlung der Klientinnen, die unter den Folgen von Tätowierungen leiden, ist sehr langwierig und aufwendig und setzt großes Verständnis der Praktikerinnen für die energetischen Vorgänge voraus. Oftmals ändert sich nach der erfolgreichen Behandlung eines Musters lediglich der Schauplatz der Störung. Dann sollte man versuchen, die Folgen für die Klientinnen so angenehm wie möglich zu halten.

Bei so massiven Tätowierungen, die den ganzen Rücken einnehmen, können sich die Meridiane ins Körperinnere zurückziehen (Abb. 213). Sie sind dann ganz schwer zu behandeln. Wie diese Behandlung aussehen kann, habe ich im Kapitel „Fallbeispiel“ ausführlich beschrieben.

21.2 Narben

Ebenso wie unsere Blutgefäße, Nervenstränge und Lymphe, werden auch unsere Meridiane durch Verletzungen durchtrennt und blockiert. Die Stärke der Beeinträchtigung ist von der Tiefe und Länge der Verletzung abhängig.

Oberflächliche Schnitte oder Abschürfungen sind leicht zu umgehen und nach geraumer Zeit werden die Meridiane auch wieder auf ihren ursprünglichen Verlauf zurückkehren.

Bei tieferen Verletzungen wird es länger dauern und vor allem kann es sein, dass die Meridiane gar nicht mehr in ihren ursprünglichen Verlauf zurückkehren und damit immer die Ausweichroute nutzen. Das kann natürlich zu einer Verschiebung der energetischen Versorgung mancher Bereiche führen. Hauterscheinungen, Durchblutungsstörungen, Anfälligkeiten für Infektionen oder Allergien können die Folge sein.

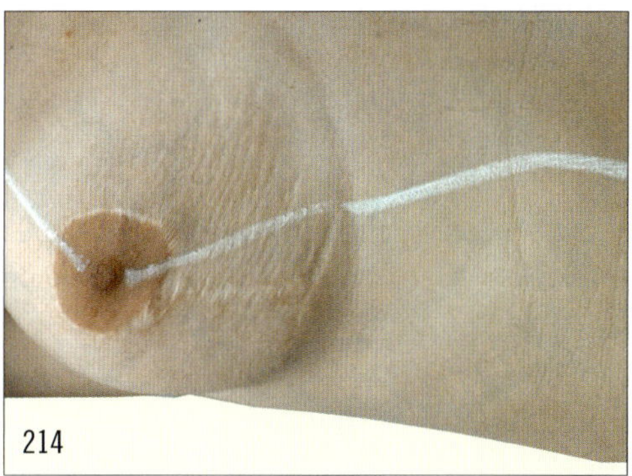
214

Bei dieser Klientin wurde eine Brustverkleinerung gemacht und der Chirurg hat leider exakt am Verlauf des Magen-Meridians geschnitten (Abb. 214). So musste der Meridian in Richtung medial ausweichen und auch der weitere Verlauf am Bauch ist deutlich in Richtung medial verschoben.

Bei dieser Narbe am Sprunggelenk haben sowohl der Milz-Meridian (rot) als auch der Leber-Meridian (blau) alternative Verläufe gewählt (Abb. 215). Nach einer Entstörung könnten sie möglicherweise wieder zu ihren ursprünglichen Verlauf zurückkehren.

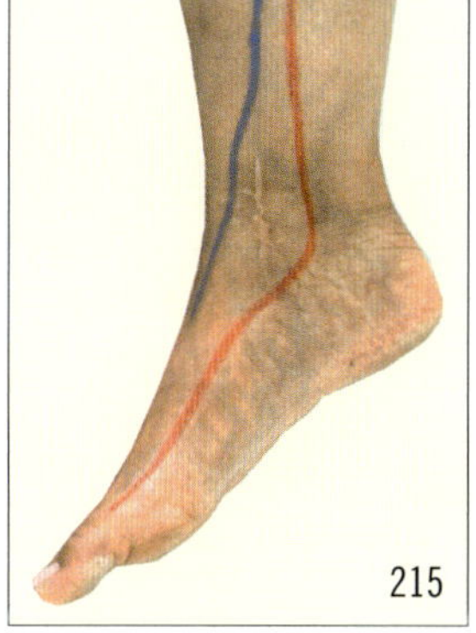
215

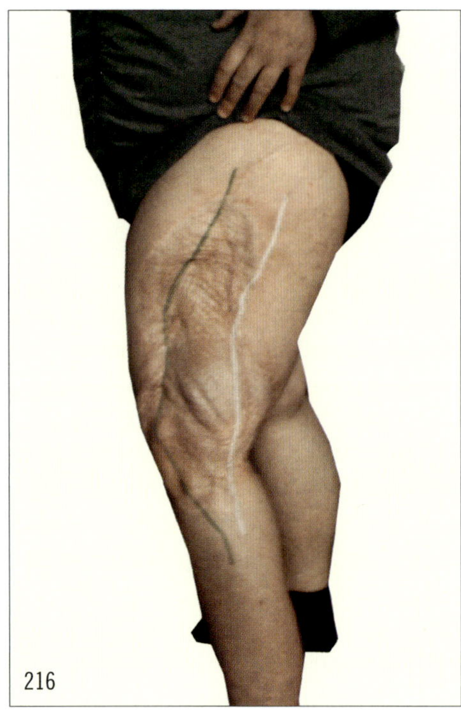

216

Diese Klientin wurde von einem Bernhardiner am Oberschenkel und Unterschenkel gebissen, sie trug tiefe Muskel- und Hautverletzungen davon (Abb. 216). Sowohl Gallen- als auch Dickdarm-Meridian weichen deutlich vom Masunaga-Verlauf ab.

21.3 Schwerwiegende Erkrankungen

Bei oder auch nach Erkrankungen kann es sein, dass die Meridiane den Verlauf ändern, um überlebenswichtige Funktionen zu stärken oder aufrecht zu erhalten. Wie weiter oben schon erwähnt, folgen die Meridiane genau wie das Ki ihres Funktionskreises den Gesetzen der Funktionalität. Das Ki versucht uns also, am Leben zu halten und wird alles Nötige tun, um das zu erreichen.

Manchmal registriert das Ki aber nicht, wann es nicht mehr unbedingt nötig ist, diesen besonderen Verhältnissen Rechnung zu tragen. Die Meridiane könnten bereits gefahrlos in ihre angestammten Bahnen zurückkehren, tun es aber nicht. Dann ist es durchaus hilfreich, mit Behandlungen die Räume weit und offen zu machen und den Meridianen die Möglichkeit zu weisen, anders zu verlaufen.

Bei den ersten beiden Klientinnen sehen wir einerseits eine Abweichung des Gallen-Meridians im Bereich von Galle 30 (Abb. 217), andererseits eine Abweichung des Dünndarm-Meridians im Bereich Dünndarm 9 (Abb. 218). In beiden Fällen liegt eine massive Beeinträchtigung der Organe und auch des Ki-Flusses im Meridian vor.

Auch bei der Klientin, deren Herzkonstriktor am Oberkörper den Verlauf geändert hat, zeigen sich Ki-Probleme (Abb. 219).

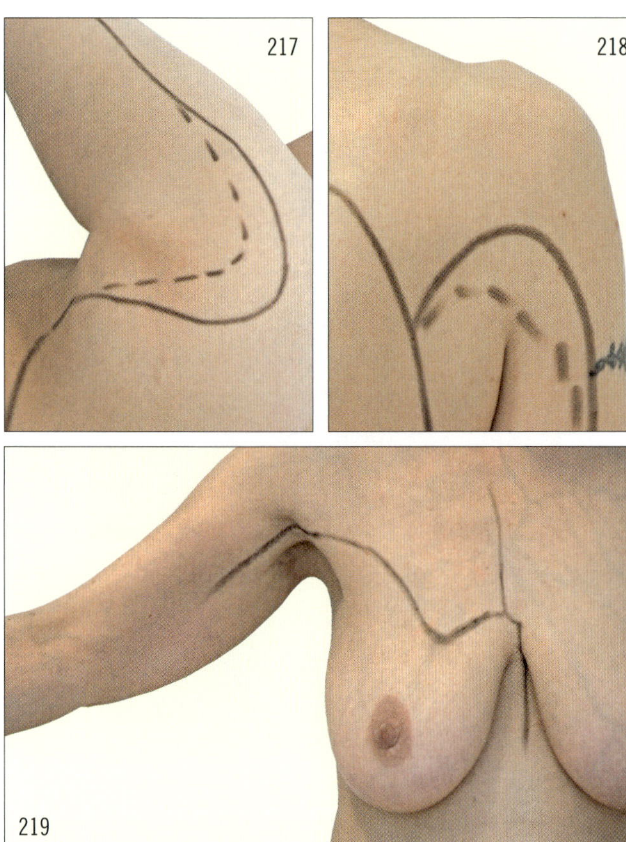

217 218 219

21.4 Pathologische Anomalien

Organsenkungen oder Wandernieren bewirken nicht, dass sich Meridianverläufe ändern, sondern die Änderung des Verlaufs bedingt die Änderungen der anatomischen Gegebenheiten. Denn die feststofflichen Anteile folgen den Mustern und nicht umgekehrt. Ich hatte es einmal mit einem Klienten mit „situs inversus" zu tun. Etwa 3000 Menschen in Österreich und Deutschland „leiden" darunter. Zwar hat diese Anomalie den Meridianverlauf nicht merklich verändert, jedoch liegen die Diagnosezonen am Hara und am Rücken seitenverkehrt. Diese Veränderung hat auch direkte Auswirkung auf die Verteilung von Yin und Yang im Körper, was sehr schön an der Lage der Feuer- und der Wasserniere zu beobachten ist. Auch sie haben die Plätze getauscht.

Für mich ist ganz klar, dass diese Umkehrung nur durch eine Umkehrung der Funktionskreise möglich ist.

21.5 Schwangerschaft

Um die Nahrung des Fötus zu gewährleisten, ist der Milz-Funktionskreis im Besonderen gefordert (Abb. 220). Auch bildet er mit der Gebärmutter das erste Heim für den neuen Menschen. Er muss den Magen darauf vorbereiten, dass er mit Hilfe der Milchdrüsen in der Brust das Neugeborene ernährt.

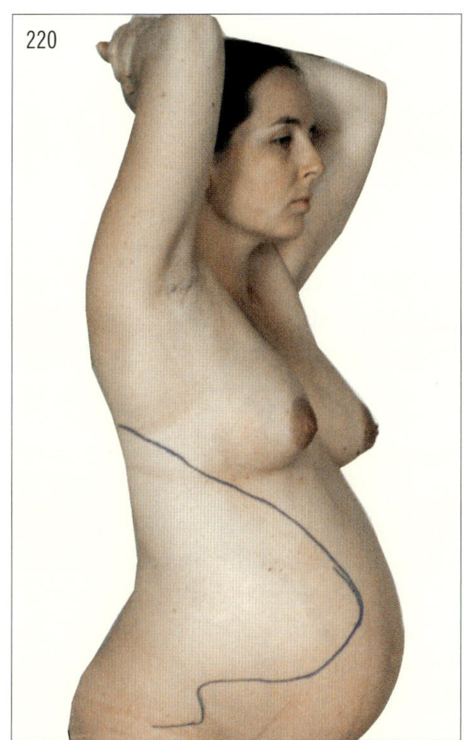
220

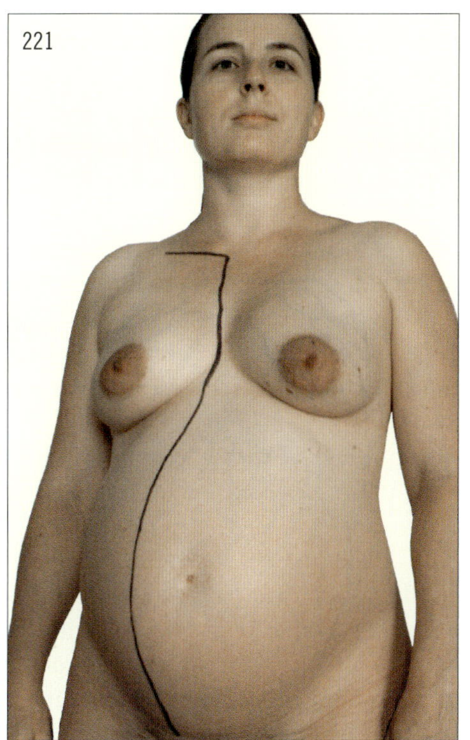
221

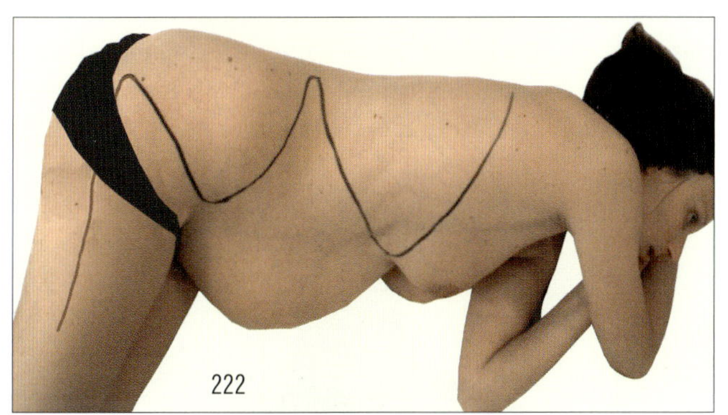
222

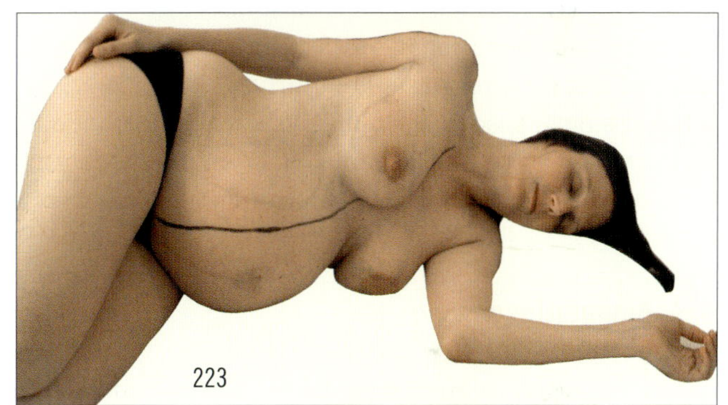
223

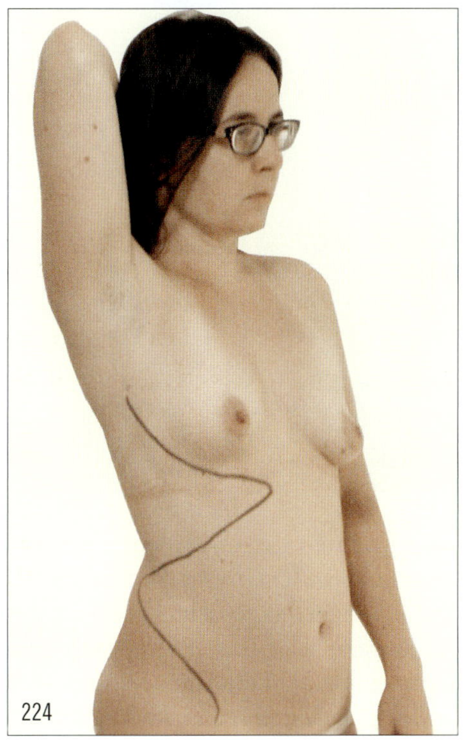
224

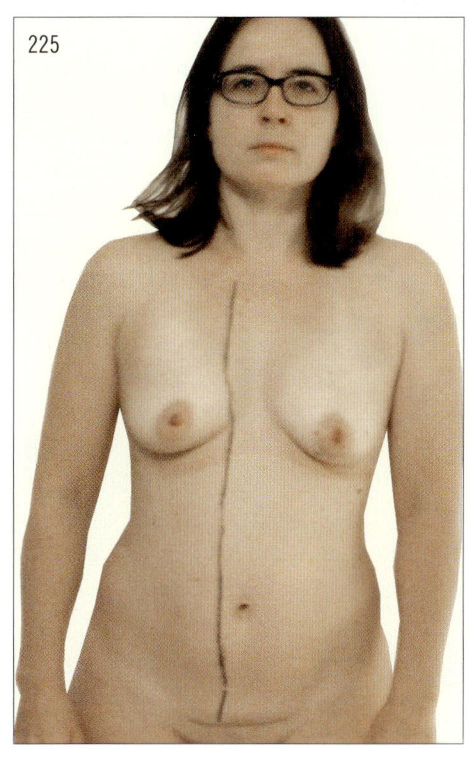
225

Oft ist auch die Niere erschöpft (Abb.221), da der Akt der Befruchtung und das Wachstum des Fötus auch einiges an Yuan-Ki und Jing kostet. Gleichzeitig verlangt die Schwangerschaft aber einige Vitalität. Die TCM empfiehlt, drei Jahre zwischen den Schwangerschaften verstreichen zu lassen.

Leber (Abb. 220) und Galle (Abb. 222) werden für das Wachstum, das im Mutterleib besonders intensiv ist, gebraucht und auch der seitliche Schutz der Galle wird oft etwas ausgedehnt, sodass der Fötus quasi einen Bodyguard hat. Diese Ausdehnung geht über die reine Hautspannung hinaus.

Der Nieren-Meridian wird auch etwas weiter nach außen verlegt, um die Aufrichtung besser zu unterstützen (Abb. 223).

Die Behandlung lässt sich meist am besten in Seitenlage machen. Bei der hochschwangeren Klientin sehen wir, dass der Gallen-Meridian eine wesentlich größere Ausdehnung hat und damit den Körper besser stützt und auch beschützt.

Nach der Schwangerschaft kehren die Meridiane wieder in ihren ursprünglichen Verlauf zurück (Abb. 224/225). Wenn das nicht geschieht, sollte man so lange behandeln, bis es wieder „normal" ist und genau befunden, warum es zu einer bleibenden Abweichung kommt.

21.6 Amputationen

Werden Meridiane mit einem Körperteil amputiert, so haben sie das Bestreben, sich wieder zu einem Kreislauf zu schließen. Erst nutzen sie dafür kleinere Verbindungs-Meridiane, um später einen neuen Meridian nahe der Amputationsnarbe zu bilden. Manche vertreten auch die Idee, dass die Meridiane ungeachtet der feststofflichen Form weiter so verlaufen, als wäre der Körper noch intakt. Ich kann das weder bestätigen noch grundsätzlich verneinen. Ich kann nur berichten, dass ich bei amputierten Menschen die Meridiane dort, wo sie früher waren, nicht gefunden habe, sehr wohl aber neue Äste entdeckt habe, die sich mit dem verbleibendem Verlauf vereinigen, um die Verbindung von innerem und äußerem Verlauf zu gewährleisten.

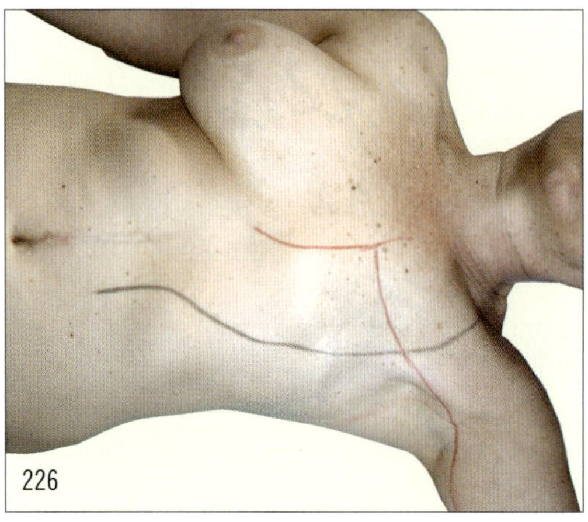
226

Bei dieser Klientin mit einer amputierten Brust sehen wir, dass vor allem der Magen-Meridian und der Herzkonstriktor-Meridian einen abweichenden Verlauf auf der Amputationsseite nehmen (Abb. 226). Auf der rechten Seite, wo die Brust intakt ist, verlaufen sie ganz wie auf der Karte.

21.7 Fallbeispiel

Eine junge Klientin kam mit massiven Rückenbeschwerden und Kältsymptomen in die Praxis. Sie hatte ein sehr großes und sehr düster gefärbtes Tattoo mit Krallen über den ganzen Rücken und das Gesäß (Abb. 227). Sie erzählte, dass sie sich vor Jahren Engelsflügel tätowieren hat lassen, die jedoch sehr mangelhaft ausgeführt waren und sie unglücklich gemacht haben. Als sie dann das Angebot bekam, dass ihr jemand die Flügel covern würde, nahm sie dieses an. Das deckende Tattoo hat ein Motiv, ähnlich den Bildern von Giger, also düstere Mensch-Maschinen-Szenen in dunklem Blau-Gün und Schwarztönen.

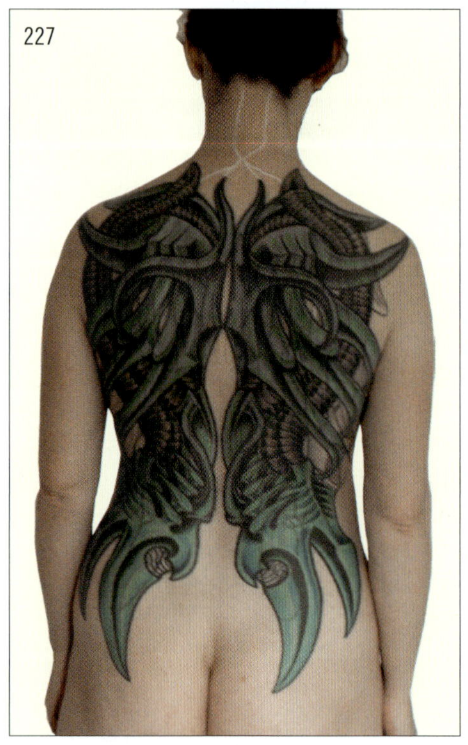
227

Das Tattoo wurde sehr tief gestochen, um die Farbe des anderen nach oben zu holen. Dadurch kam es zu einigen Vernarbungen, die bis heute manchmal Probleme bereiten. Insgesamt waren 8 Sitzungen nötig und bereits bei der letzten begannen massive Probleme mit Bandscheiben in der Lendenwirbelsäule und später auch in der Halswirbel-

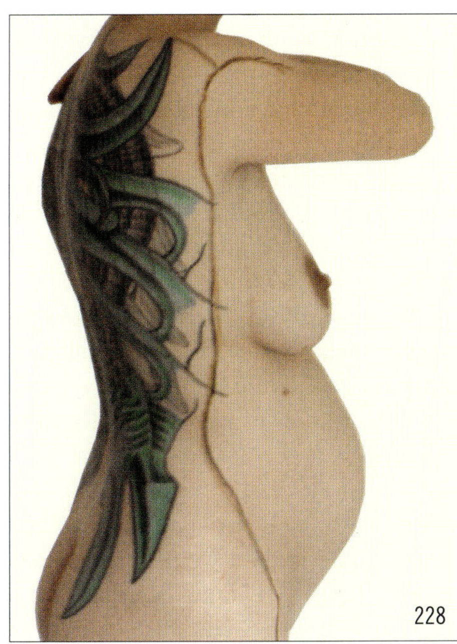
228

säule. Ihre Energie war ganz schnell in der Höhe, dann kam jedoch ein massiver Abfall und große Erschöpfung. Sie hatte das Gefühl, dass ihr eine Rippe tief ins Fleisch bohrte. Die Schmerzen an der Wirbelsäule wurden so massiv, dass sie nicht mehr schlafen konnte, da es ihr unmöglich war, beschwerdefrei zu liegen.

Daneben häuften sich Infekte, sowohl im Magen-Darm-Bereich, als auch in den Bronchien. Dazu kam auch noch eine Pilzinfektion im Darm und massive Blähungen.

Sie hatte mehr und mehr das Gefühl, außerhalb ihres Körpers zu stehen und dass ihre Mitte abhanden gekommen war.

Unterrückenschmerzen, Blasen- und Niereninfekte, Kältegefühl, ständiges Frieren und Verkühlungen. Vor allem den Rücken empfand sie als eiskalt. Fast wie abgestorben. Außerdem wurde ihre Neigung zu Depressionen verstärkt und sie litt unter massiver Unsicherheit. Sie wollte sich und ihr Tattoo keinesfalls in der Öffentlichkeit zeigen.

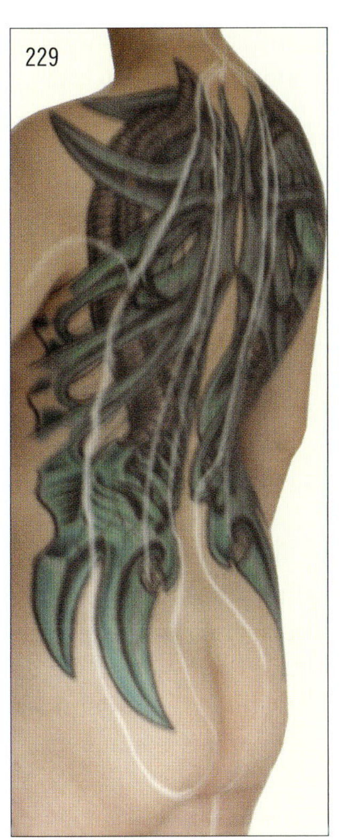
229

Durch diese großflächige Verletzung, die vor allem den Blasen-Meridian, aber auch Teile des Nieren-, Dünndarm- und Dreifacherwärmer-Meridians betrafen (Abb. 228/229), konnte sich das Ki im Unteren-Erwärmer und auch die Verbindung zum Oberen-Erwärmer fast gar nicht mehr entfalten. Das führte zu den oben beschriebenen Symptomen. Bei der ersten Befundung fiel mir der eklatante Temperaturabfall am Rücken auf. Die Haut war eiskalt.

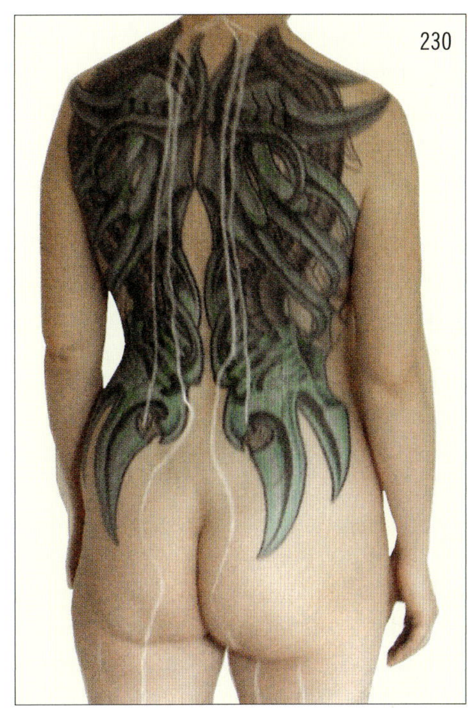
230

Dadurch, dass auch die Shu-Punkte betroffen waren, kam es zu Unregelmäßigkeiten im ganzen System und vor allem in den Funktionskreisen, die von Haus aus nicht so stark waren, wie Milz, Niere und Dünndarm.

Der Blasen-Meridian wich ab dem Prominens in die Tiefe aus und war dadurch nicht mehr an der Körperoberfläche zu finden. Erst in der Mitte des Oberschenkels kam er wieder nahe seinem ursprünglichen Verlauf an die Oberfläche. Dünndarm und Dreifacherwärmer rutschten ein Stück weit nach vorne bis zum Oberkörper.

Ich entschied mich, das Problem erst einmal wie eine Narbe zu behandeln. Also begann ich den Blasenverlauf wie eine Narbe mit Moxa zu entstören. Das war eindeutig nicht zielführend, da nicht klar war, wo der Meridian verläuft.

Dann entschied ich, den Meridian mittels Schröpfen zu öffnen und wieder etwas Durchfluss anzuregen und ihn an die Oberfläche zu bringen. Ich schröpfte praktisch blind, da der Meridian selbst nicht mehr tastbar war. Parallel dazu behandelte ich erst Niere, in weiterer Folge dann auch Blase und Dreifacherwärmer und Milz. Zum Abschluss behandelte ich Leber, um etwas Ordnung in das emotionale Chaos zu bringen und um ihr zu helfen, sowohl den Anlass der Tätowierungen, als auch die Folgen besser zu verarbeiten. Kombiniert mit der Milz-Behandlung gelang es, eine stimmigere Selbstwahrnehmung und Akzeptanz zu erreichen (Abb. 230).

Die Klientin beschreibt ihre Erfahrungen mit der Behandlung wie folgt:

„Als ich die Flügel stechen ließ, sah ich um mich nur mehr Engel und dachte, auch ich stamme von ihnen ab und wollte das zeigen. Leider wurde die Tätowierung sehr schlecht gemacht.

Ich war mit dem Resultat sehr unglücklich und dachte, sie verschandeln meinen Körper. Die Entscheidung für das zweite Motiv folgte eher der Notwendigkeit, die Flügel zu überdecken. Da meinte der Tätowierer, entweder das oder ein indisches Motiv. Das war mir zu verspielt, also Krallen und Aggression. Eher das ganze Gegenteil von Engelsflügeln. Die acht Sitzungen waren schrecklich und schmerzhaft. Bei der letzten hatte ich das Gefühl von extremen Schmerzen vom Steißbein aus die Wirbelsäule hinauf zu den Bandscheiben.

Bereits nach der ersten Shiatsu-Behandlung hatte ich das Gefühl, dass die Energie runterfährt und die Mitte stärkt. Auch die Verbindung zum Boden war besser und ich konnte endlich wieder einmal gut Schlafen. Der eiskalte Rücken wurde langsam wärmer, vor allem nach dem Schröpfen. Po und Oberschenkel machen immer noch Probleme. Es wurde auch während der Schwangerschaft noch besser. Durch die Tätowierung versuchte ich aus meinem Körper zu gehen.

Die Behandlung und das Schröpfen brachten mich wieder in meine Mitte. Ich konnte meinen Körper wieder wahrnehmen. Auch konnte ich mich besser abgrenzen, was vorher gar nicht mehr möglich war. Der Rücken fühlte sich an wie ein großes Loch. Das hat sich durch die Behandlung wieder geschlossen. Ich konnte mich auch nicht auf mehrere Dinge konzentrieren und war gleich überfordert. Das hat sich deutlich gebessert.

Bei der ersten Behandlung hatte ich das Gefühl großer Umstellung - alles hat sich geändert, sowohl in der Umgebung als auch in mir selbst. Es war irgendwie ein Neuanfang. Das hat sicher meine Einstellung geändert und mir Mut gemacht."

In diesem Fall zeigte sich deutlich, dass eine Verletzung vielleicht nicht die geeignete Methode ist, um sich besser zu schützen oder einem Ideal nachzustreben. Und Tätowierungen sind in jedem Fall Verletzungen. Die Folgen können ganz anders als gewünscht sein. Die Behandlung der in Unordnung geratenen Energie ist langwierig und ob sie anhaltenden Erfolg hat, ist fraglich.

22. Zusammenfassung

Ich habe versucht, die wichtigsten Punkte bei der Arbeit mit Meridianen noch einmal herauszuarbeiten. Unser Verständnis für Meridiane ist ganz wesentlich damit verbunden, dass wir uns immer wieder vor Augen führen, was sie tun. Daraus ergibt sich, wie sie sind.

- Meridiane sind Ki-Leitbahnen, die transportieren, schützen, verbinden usw.
- Je harmonischer sich das Ki in den Meridianen bewegt, desto besser geht es uns.
- Neben der Unterscheidung in Yin- und Yang-Meridiane hat jeder Meridian, gemäß seines Funktionskreises eine eigene Qualität und unverwechselbare Energie.
- Qualität und Zustand des Meridians unterscheiden sich grundlegend. Beides hat maßgeblichen Einfluss auf die Art, ihn zu berühren.
- Meridian-Behandlungen sind wie ein Dialog, in dem wir auf die Bedürfnisse des Ki eingehen.
- Energiearbeit ist viel mehr Begleitung als Manipulation. Manipulierte Muster haben die Tendenz, sich gegen die Veränderung zu wehren und alsbald wieder den ursprünglichen Status herzustellen. Begleitete Veränderungen sind nachhaltig.
- Die Meridiane passen sich den Mustern der Menschen an. Je länger diese Muster bestehen, umso gravierender sind ihre Auswirkungen.
- Meridiane folgen den Gegebenheiten und müssen nicht dort verlaufen, wo sie auf der Karte eingezeichnet sind. Sie hängen von den energetischen Zuständen des Funktionskreises und auch von externen patogenen Faktoren ab, wie etwa Verletzungen, Narben oder Tätowierungen.
- Der Verlauf folgt immer den Aufgaben des Meridians und ist nicht zufällig. Auch dann nicht, wenn er ausweicht.
- Deshalb und auch, weil es den Zugang zu und das Verständnis für Ki erleichtert, sollten wir die Meridiane spüren und begreifen.
- Meridiane liegen nahe an den Geweben, die ihrem Funktionskreis entsprechen. Nieren-Meridian also nahe der Knochen, Leber-Meridian nahe der Muskulatur usw.

In der Praxis ist es jedes Mal spannend, Ki zu begreifen und sich damit zu beschäftigen, da es immer anders und neu ist. Wenn wir uns unser Interesse und unsere Neugierde am Ki erhalten, steht uns ein spannendes Leben bevor. Jeden Tag lerne ich etwas Neues und entdecke spannende Dinge. Ki ist Bewegung und wenn wir uns mit dem Ki bewegen, wird jeder Tag zu einem neuen Abenteuer.

Ich bin immer dankbar für Anregungen und Erfahrungsberichte und bemühe mich, etwaige Fragen zu beantworten. Also schreibt mir „info@shiatsu-do.net"

Workshops zum Thema Meridiane findet ihr unter „www.shiatsu-do.net"

23. Begriffserklärung

Cun	Maßeinheit: Ein Daumenbreit (der Klientin), 2 Finger sind 1 ½ Cun
Da Chang	Funktionskreis Dickdarm
Dan	Funktionskreis Galle
Dao	Weg
Do (Dao) In	Meridiandehnungsübungen von Masunaga
Fei	Funktionskreis Lunge
Gan	Funktionskreis Leber
Gu-Ki	Ki der Nahrung
Ja-Ki	Schmutzige Energie, energetischer Abfall
Jin-Je	Körpersäfte
Jing	Vorgeburtliche Essenz
Jitsu	Energiefülle
Ki	Energie im weitesten Sinn. Alles, was existiert.
Kong-Ki	Ki der Atmung
Kyo	Energiemangel
Mai	Meridian (Ki Leitbahn)
Ming Meng	Tor des Yin am Rücken zwischen 2. und 3. Lendenwirbel
Pang Guang	Funktionskreis Blase
Pathogen	Krankheitserregend
Pi	Funktionskreis Milz
Qi Gong	Bewegte Energie; Übungen, die Ki gezielt lenken
Sei-Ki	Saubere, reine Energie
Shen	Geist / Funktionskreis Niere
Tai Qi	Die ganze oder große Energie
Tan Dien	Tor des Yang an der Vorderseite 2 cun unter dem Nabel
Tsubo	Akupunkturpunkt mit spezieller energetischer Wirkung
Wei-Ki	Abwehr-Ki, äußerer und innerer Schutz gegen externe pathogene Faktoren
Wei Wu Wei	Tun im Nichtstun. Eine Bezeichnung für absichtslose Haltung
Wei	Funktionskreis Magen
Xiao Chang	Funktionskreis Dünndarm
Xin	Funktionskreis Herz
Xin Bao	Funktionskreis Herzkonstriktor
Xue	Blut
Yang	Männliches Prinzip
Yang-Ki	Versorgt das Wei-Ki
Yin	Weibliches Prinzip
Yin-Ki	Ki der inneren Organe und Emotionen
Yuan-Ki	Vorgeburtliches Ki
Ze-Ki	Umfassendes Ki
Zhong-Ki	Ki des Oberen-Erwärmers

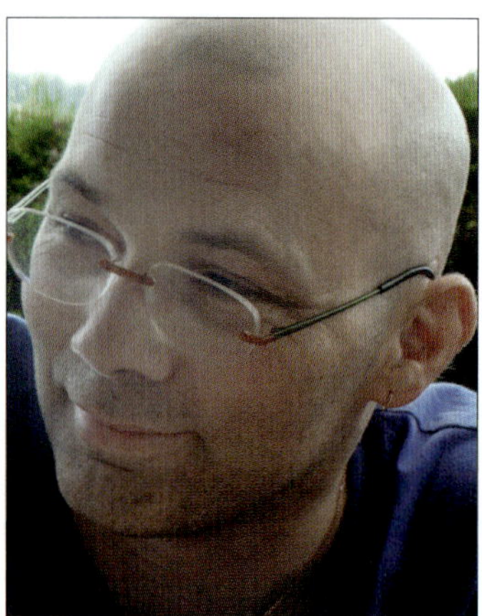

24. Zur Person **Dieter Lehner**

1960	geboren in Linz, OÖ
1979	Matura
	(Nicht abgeschlossenes) Studium der Kunstgeschichte und Publizistik in Wien. Studium der Malerei in verschiedenen Instituten
	Diverse Tätigkeiten
1983 - 1993	Tätigkeit beim Radio des Österreichischen Rundfunks
1994 - 1997	Shiatsu Ausbildung in der Hara Shiatsu Schule, Wien
1996	Eröffnung der Shiatsu Praxis in Wien
1996	Heirat
1999 - 2002	Ehrenamtliche Tätigkeit im Vorstand des Österreichischen Dachverbands für Shiatsu
2001 - 2009	Ausbildung zum teacher und senior teacher an der Kiatsu Schule für Shiatsu in Wien. Abgeschlossen mit der Anerkennung des ÖDS
1995 - 2013	Weiterbildungen in 5-Elemente Ernährungslehre, Osteokinetik, Korrektive Manipulationen der Gelenke, Shin Tai Shiatsu, Shinso Shiatsu, Seiki Soho, Wunder-Meridiane, Zazen Meditation, Shin Tai Shiatsu, 5 Wandlungsphasen Theorie und Praxis sowie Verständnis für die Elementargeister, u.v.m.
1996 - 2008	Entwicklung der SHIATSU DO Form von feinenergetischen, kommunikativen Shiatsu Techniken
2009	Gründung der SHIATSU DO, Schule für Shiatsu
Seit 2001	Abhalten von Weiterbildungen zu den Themen Energiebezogene Ernährung, Fünf Wandlungsphasen Theorie und Befundung, Ki und Meridiane begreifen – der bewusste Umgang mit Energien und ihren Ausprägungen, Korrektive Techniken mit energetischem Bezug, Ki Kommunikation, Shiatsu Haltung, Verändern ohne Manipulation, Shiatsu Haltung.
2009 - 2016	Arbeit an dem Buch *Meridiane Begreifen*